ALICIA JOE
MIT SABINE WINKLER

FALSCHE VORBILDER

ALICIA JOE
MIT SABINE WINKLER

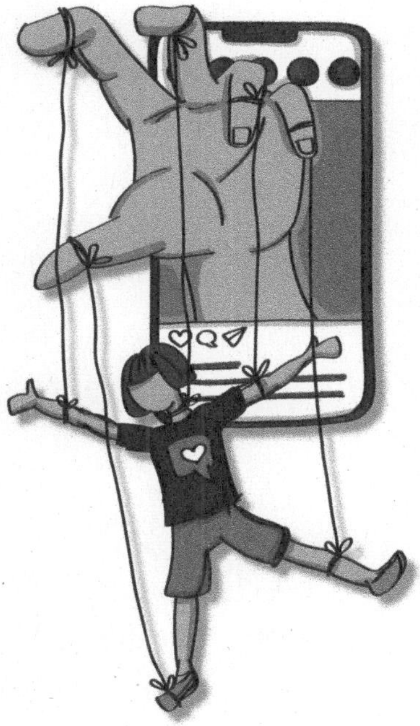

FALSCHE VORBILDER

Wie Influencer uns und unsere Kinder manipulieren

YES

Originalausgabe
1. Auflage 2022

Türkenstraße 89, 80799 München
info@yes-publishing.de

Redaktion: Matthias Teiting
Umschlaggestaltung: Ivan Kurylenko (hortasar covers)
Umschlagabbildung: Cornelia Lang
Layout und Satz: abavo GmbH, Buchloe
Druck: GGP Media GmbH, Pößneck
Printed in Germany

ISBN Print 978-3-96905-196-2
ISBN E-Book (EPUB, Mobi) 978-3-96905-198-6
ISBN E-Book (PDF) 978-3-96905-197-9

Inhalt

Vorwort

#follow – Mein Freund im Netz: das Phänomen Influencer

»Wenn ich groß bin, will ich einmal Influencer werden«, diesen Satz aus dem Mund einer Schülerin oder eines Schülers im Jahr 2022 zu hören, ist gar nicht so abwegig. Mittlerweile geben gut 50 Prozent der Menschen zwischen 16 und 29 Jahren an, selbst gern als Influencer arbeiten zu wollen.[1] Längst sind Personen wie Bibi Claßen, Rezo, DagiBee oder die Zwillinge Lisa und Lena die Idole der Jugend, so wie es früher Popstars wie Britney Spears oder Justin Timberlake waren. Sie sind überall: nicht nur im tagesaktuellen Social-Media-Feed, sondern auch in Drogerie- oder Supermarktregalen, mit einer Vielzahl eigener Produkte und Marken, die gekauft werden, weil die meisten User sie aus dem Netz bereits kennen. Influencer zu sein, das ist – man kann es nicht anders sagen – ein echtes Businessmodell. Eines, das allerdings sehr viel weiter geht als ein Start-up-Pitch in der TV-Sendung *Die Höhle der Löwen*. Die Creator-Industrie ist inzwischen so etwas wie der Wirtschaftsmotor des 21. Jahrhunderts geworden. Mit ihren Inhalten wollen die Ikonen der Social-Media-Welt nicht nur Kohle machen, sondern auch Einstellungen verändern – so sehr, dass eben alles am Ende nach ihren Regeln läuft und ihre Mechanismen von jedem angenommen werden. Dass dabei einige Influencer selbst zum Opfer dieser Spielregeln werden, fällt den meisten zu spät auf. Dazu später mehr.

Eine Studie[2] der Consulting-Agentur Goldmedia schätzte, dass es im Jahr 2018 insgesamt rund 30.000 hauptberufliche Influencer im deutschsprachigen Raum gab. Mittlerweile dürfte die Zahl höher sein. Die Höhe ihrer Erlöse durch Werbung und Kooperationen wird für das Jahr 2020 auf rund 990 Millionen Euro geschätzt. Zum Vergleich: Im Jahr 2017 waren es noch 560 Millionen Euro. Eine enorme Summe, die das Berufsziel Influencer umso attraktiver erscheinen lässt. Wenngleich insgesamt nur gut 4 Prozent aller Influencer angeben, von den Einnahmen durch ihre Accounts leben zu können.[3] Doch was genau ist das eigentlich, ein Influencer? Höchste Zeit, sich diesem Begriff anzunähern.

Wie wird man im Netz eigentlich berühmt?

Das, was die meisten heutzutage unter Berühmtsein verstehen, hat sich im Gegensatz zu früheren Jahrzehnten eindeutig gewandelt. Vor einigen Jahren kannte man die Stars noch hauptsächlich aus Filmen, dem Radio, oder sie waren auf einem von zwei TV-Sendern zu sehen. Ihre Zahl war dementsprechend klein, und sie waren meistens generationenübergreifend bekannt. Heute ist das anders. Nach dem Start des Privatfernsehens in Deutschland am 2. Januar 1984 etablierten sich immer mehr TV-Sender in der Medienlandschaft, in den späten Neunzigerjahren eroberte das Internet die deutschen Privathaushalte – infolgedessen wurden diverse Streamingdienste wie Netflix, Amazon-Prime-Video oder Disney Plus und vor allem die sozialen Medien populär. Das Internet war nicht mehr nur etwas für Nerds, sondern entwickelte sich zum Massenmedium für die breite Bevölkerung, dank dieser Entwicklung gibt es Celebritys mittlerweile wie Sand am Meer – und die meisten von ihnen sind eher Zielgruppen-spezifisch berühmt. Während Oma Schlagersänger Heino liebt, Papa Auto-Journalist Jeremy Clarkson verfolgt und der Sohn den Rapper Capital Bra feiert, schaut die Tochter Videos auf dem YouTube-Kanal *BibisBeautyPalace*. Es gibt deutsche Influencer, die über eine Million Abonnenten haben, aber von Menschen, die über 30 sind, nicht auf der Straße erkannt werden.

Über die Hälfte der Menschheit nutzt soziale Medien. In Deutschland beträgt die durchschnittliche Nutzungszeit 89 Minuten[4] am Tag – das klingt nach viel, damit landen die Bundesbürger im weltweiten Vergleich aber eher im Mittelfeld auf Platz 45. Die größten Social-Media-Junkies der Welt leben der Statistik nach in Nigeria, dort nutzen die Menschen ungefähr 247 Minuten lang täglich Instagram, Facebook und Co. Am wenigsten hängen die Japaner in den sozialen Netzwerken ab: Mit gerade einmal 51 Minuten Nutzungsdauer am Tag belegen sie den letzten Platz. Allerdings sind Social-Media-Inhalte auch schnelle Happen: Einen Post anzuschauen dauert dort selten länger als ein paar Sekunden. 89 Minuten Instagram am Tag sind also sehr viel Zeit für uns Deutsche, um viele Posts zu sehen. Neben dem, was unsere Freunde machen, beobachten wir eben auch gern Menschen, die wir nicht unbedingt persönlich kennen. Lustige Videos, interessante Talks, Tipps für Rezepte oder das eigene Make-up fesseln uns an die Plattformen. Bei Accounts von Menschen, die wir schon mal in einem TV-Format gesehen haben, oder aber solchen, die man über Social Media auf Anhieb als besonders sympathisch oder hilfreich erachtet hat, lassen wir auch gern mal ein Abo oder ein Follow da. Manche von uns »verfolgen« bestimmte Influencer und ihre Postings jahrelang. Wir erleben ihre Höhen und Tiefen, und für jeden besonders authentischen Post mögen wir sie ein bisschen mehr.

Neben menschlichen Qualitäten wie dem Unterhaltungsaspekt, der Kreativität oder der Glaubwürdigkeit spielen aber auch technische Faktoren eine Rolle bei der Frage, wie erfolgreich ein Influencer in den sozialen Medien ist und wird. Denn eine weitere entscheidende Komponente, um sich auf Instagram, YouTube oder TikTok durchzusetzen, ist, dass man den Algorithmus versteht. Im

Internet und auch in den Social Media werden Algorithmen verwendet, um Daten und Informationen auf Websites zu sammeln und auszuwerten – beispielsweise das Klick-, Such- oder Kaufverhalten der Besucher. Das kennen wir alle: Wenn wir wie wild online nach Koffern googeln, bekommen wir auf einmal jede Menge Anzeigen von Koffern und Reiseutensilien beim weiteren Surfen angezeigt. Doch Algorithmen können auch implementiert werden, um Personen bestimmte Inhalte besonders häufig anzuzeigen: Wenn jemand Hundewelpen mag, dann mag er vielleicht auch Kochvideos – weil viele andere, die ein ähnliches Nutzungsverhalten und dieselben Merkmale an den Tag legen, diese Kombination auch gut finden. Zugegeben, das ist eine recht einfache Erklärung für das, was in sozialen Medien »im Hintergrund« passiert, um jedem User die besten Posts und Videos vorzuschlagen. Aber selbst die Mitarbeiter von YouTube können teilweise nicht erklären, wie und warum genau der Algorithmus welche Inhalte vorschlägt, weil sich das Vorgehen auch permanent und je nach Nutzer ändert. Aber sofern man den Algorithmus als Influencer einigermaßen gut bedient und seine eigenen Inhalte gut darauf abstimmt, kann man im Netz eine gewisse Reichweite aufbauen.

Auf der Suche nach dem goldenen Algorithmus und ein wenig Internet-Berühmtheit geben Social-Media-User, welche die Influencer-Stars von morgen werden wollen, einiges auf. Bereits bei der Akzeptanz der Nutzungsbedingungen werden sie selbst zu Marionetten der Konsumwelt, die sie selbst mitprägen und gestalten wollen: Wer etwa den AGBs von Instagram zustimmt – das muss übrigens jeder, der die App nutzen will –, gibt automatisch die Lizenzen für seine dort geposteten Bilder an Instagram ab. »Wenn du Inhalte, die durch geistige Eigentumsrechte geschützt sind (wie Fotos oder Videos), (...) mit unserem Dienst teilst, postest oder hochlädst, räumst du uns hiermit eine nicht exklusive, übertragbare, unterlizenzierbare und weltweite Lizenz ein, deine Inhalte (...) zu hosten, zu verwenden, zu verbreiten, zu modifizieren, auszuführen, zu kopieren, öffentlich vorzuführen oder anzuzeigen, zu übersetzen und abgeleitete Werke davon zu erstellen, damit wir den Instagram-Dienst zur Verfügung stellen können«, steht in den Nutzungsbedingungen der beliebten Fotoplattform. Die User der App werden also selbst zum Teil des Produktes, welches sie partiell selbst mit Geld füttern, um sich für ihre Zwecke – nämlich gesehen zu werden – zu positionieren. Denn bei einigen sozialen Netzwerken wie etwa Instagram kann ein Beitrag von Influencern gezielt gepusht werden, wenn dafür bezahlt wird. Der Algorithmus bekommt den Befehl: Wenn dafür Geld bezahlt wird, dann sollen ihn mehr Nutzer sehen. Mehr Sichtbarkeit bedeutet auch mehr Einfluss in der breiten Masse.

Aber nicht nur Geld spielt eine Rolle beim Algorithmus. Bei einigen Apps, wie etwa denen des chinesischen Konzerns ByteDance, zu dem auch die Anwendung TikTok gehört, übernehmen auch die politische Agenda sowie moralische Aspekte eine führende Rolle. Ein Beispiel dafür ist die Rolle der App bei den politischen Protesten in Hongkong im Sommer 2020. Die Hafenstadt hat, seitdem sie 1997 nach 156 Jahren britischer Kolonialzeit wieder an die Volksrepublik China übergeben wurde, eine Sonderrolle inne. Als sogenannte Sonderverwaltungszone auf chinesischem Staatsgebiet soll die Millionenmetropole weitestgehend autonom bleiben – ausgeschlossen von dieser Regelung sind die Außen- und Verteidigungspolitik. Ein Schlupfloch, mit dem die chinesische Zentralregierung immer wieder versucht, an Einfluss in der wirtschaftlich wichtigen Region zu gewinnen. So trat am 30. Juni 2020 ein neues Sicherheitsgesetz in Kraft.[5] Chinesische Sicherheitskräfte bekamen damit das Recht auf direkte Befugnisse in Hongkong. Die internationale App von ByteDance, also TikTok, stellte ihren Dienst daraufhin in Hongkong ein. Zuvor war sie einer der wichtigsten Kommunikationskanäle der Bürgerrechtsproteste in der Region gegen das neue Gesetz gewesen. ByteDances chinesische Version von TikTok, die nahezu funktionsgleiche App Douyin, die durch die Behörden in Peking zensiert wird, konnte in Hongkong jedoch weiterhin verwendet werden. Das zeigt, wie groß die Macht und Gatekeeper-Funktion von Social Media und Influencern inzwischen eingeschätzt wird. Ein Leak, den das Onlinemagazin *The Intercept*[6] im Frühjahr 2020 offenlegte, zeigte zudem, dass die Moderatorenteams von TikTok, die Inhalte bewerten und einordnen und damit die künstliche Intelligenz des Algorithmus noch weiter füttern, darauf geschult wurden, Inhalte von Menschen, die nicht dem gängigen Schönheitsideal entsprechen, weniger sichtbar zu machen – und so ihre Reichweite einzuschränken, sollten sie auf gut Deutsch nicht schlank, attraktiv und jung sein. Gleiches galt für Personen, die offensichtlich aus sozial benachteiligten und ärmeren Schichten stammen. TikTok-User, die sich in Livestreams politisch und vor allem China gegenüber kritisch äußern, sollten gesperrt oder gebannt werden. Mit diesen Maßnahmen wollte TikTok möglichst viele neue Mitglieder anlocken. User, die sich für die Plattform interessieren, sollten ein möglichst »glattes« Bild von der App bekommen: hübsche, attraktive sowie erfolgreiche Menschen, die keine schwierigen beziehungsweise polarisierenden Meinungen vertreten.

Das passt zu den Gründen, wegen denen Jugendliche in Deutschland Social Media nutzen, wie eine Umfrage der Vodafone Stiftung zeigt: Es geht vor allem um Unterhaltung; Informationen über politische Entscheidungsprozesse hingegen oder der Einsatz für Themen, die einem persönlich als wichtig erscheinen, werden am wenigsten oft genannt.[7] Die Guidelines von TikTok sollen nach Angaben des Unternehmens jedoch nur bis Ende 2019 gültig gewesen sein, aktuell seien sie es nicht mehr. Allerdings hat ein Team des Australian Strategic Political Institutes[8] aufgedeckt, dass die

App Hashtags zum Thema LGBTQ+-Themen, also alles, was gleichgeschlechtliche und queere Liebe betrifft, in russischer und arabischer Sprache zensiert – und zwar weltweit. Damit werden durch die App bestimmte Weltbilder in bestimmten Kultur- sowie Sprachräumen gezielt gesteuert und verstärkt. Wer also glaubt, Algorithmen und Social Media seien überwiegend unterhaltendes Beiwerk in unserer virtuellen Welt, täuscht sich gewaltig. Sie bedeuten ganz im Gegenteil auch politische Macht und Einfluss.

Wie verdienen Influencer Geld?

Zu sagen, wie viel ein Influencer pauschal verdient, ist etwa so unmöglich wie bei einem Unternehmer, Künstler oder Musiker. Die Gehälter reichen von Hungerlöhnen, die nie zum Überleben reichen, bis hin zu Jahresgewinnen in Millionenhöhe. Je nachdem, wie bekannt man ist, welche Ströme an Nebeneinkommen zur Verfügung stehen, wie viele treue Follower man um sich schart und wie man diese monetarisiert, kann es besser oder weniger gut laufen. Da wäre zum einen die bloße Bereitstellung von Inhalten, die von den jeweiligen Plattformen bezahlt werden. Auf YouTube verdient man, sobald man in das YouTube-Creator-Programm aufgenommen wurde. Mit einem hochgeladenen Video sind das pro Klick schon ein paar Bruchteile von einem Cent. Dieses Geld bezahlt YouTube an die »Creator«, weil vor und nach den Videos beziehungsweise währenddessen wie im Fernsehen Werbeanzeigen geschaltet werden. Bei Videos mit Millionen Aufrufen läppern sich diese Centbeträge zu Eurozahlen im vier- bis fünfstelligen Bereich. YouTube ist die einzige Social-Media-Plattform, die es bislang geschafft hat, Inhalte auf diesem Weg effizient und lukrativ für die Influencer zu gestalten. Auf TikTok verdient man allein durch Inhalte kaum etwas, bei Instagram und Facebook gar nichts. Wer also regelmäßig einigermaßen erfolgreiche YouTube-Videos hochlädt, kann auch allein von seinen geposteten Inhalten leben. Der Nachteil ist, dass man sich hierbei extrem abhängig von einer einzigen Plattform macht, die im Ausland sitzt und weder Gewerkschaften noch gesicherte Arbeitsverträge anbietet. Daher vereinbaren viele YouTuber zusätzlich Werbekooperationen. Ein Beauty-YouTuber kann zum Beispiel von einem Konzern dafür bezahlt werden, in einem Video die aktuelle Lippenstift-Kollektion vorzustellen. Ein Reisevlogger kann von einer Hotelkette bezahlt werden, um diese Unterkunft im Video als Empfehlung an seine Follower weiterzugeben.

Über genau solche Placements (Deutsch sinngemäß: Werbeplatzierungen) – also das Vorstellen und Verlinken von Produkten – finanzieren sich auch die meisten Instagram- und TikTok-Stars. Sie sind, aufgrund der mangelnden Monetarisierung ihrer Posts auf der originären Plattform, besonders auf die Zusammenarbeit mit Konzernen angewiesen. Die YouTuberin Pocket Hazel führte im September 2021 ein Selbstexperiment[9] durch. Einen Monat lang nahm sie jede Kooperation an, die ihr angeboten wurde, und setzte diese in ihren Inhalten auf den sozialen Netzwerken um. Zugegeben, mit damals etwa 430.000 Abonnenten und eigenem Management gehörte sie bereits zu den größeren deutschsprachigen Creators auf der Plattform und war wahrscheinlich gut im Geschäft. In jenem Monat postete sie fast täglich Instagram-Storys mit Werbeinhalten und produzierte drei YouTube-Werbevideos. Allein durch diese beiden Aktivitäten verdiente sie 53.200 Euro, welche sie allerdings noch vollumfänglich in Deutschland versteuern musste.

Zusätzlich ist anzumerken, dass solche ertragreichen Monate langfristig unrealistisch sind. Influencer, die ihre Follower jeden Tag mit einer anderen Werbung »nerven«, verlieren über kurz oder lang ihre Authentizität. Weniger ist also mehr, um dauerhaft erfolgreich im Business zu bleiben. Influencer, die länger im Geschäft sind und einen gewissen Bekanntheitsgrad erreicht haben, entwickeln wie bereits erwähnt häufig zusätzlich eigene Fan-Artikel und Produkte, um ein sicheres Einkommen zu erzielen. Dieser sogenannte Merch kann eine Modekollektion mit den Lieblingsdesigns des Influencers sein, eine eigene Eistee-Marke, Duschschaum oder Gaming-Zubehör. Manche Influencer verkaufen auch Dienstleistungen wie Fotobearbeitungskurse oder Mindset-Coachings. Grenzen gibt es hier, wie im ganz »normalen«, klassischen Unternehmertum der freien Wirtschaft, quasi keine.

Welche Arten von Influencern gibt es?

Influencer konzentrieren sich zum Start ihrer Karriere meist auf eine Social-Media-App. YouTuber produzieren auf ihrer Plattform gern längere Videos im Querformat. Twitch-Streamer gehen live und lassen ihre Zuschauer in Echtzeit dabei zusehen, wie sie zocken, kochen oder andere Dinge in ihrer Freizeit unternehmen. TikToker spezialisieren sich auf Kurzvideos im Hochformat. Diese werden mittlerweile auch gern von Instagrammern produziert und heißen dort Reels. Instagrammer posten aber zusätzlich vornehmlich noch Fotos und informieren ihre Follower in sogenannten Storys, die nach 24 Stunden wieder verschwinden, mit kurzen Videos über ihren Tag. Auf all diesen Plattformen sammeln die Influencer ihre Fans und Anhänger, die man je nach App als Abonnenten oder Follower bezeichnet.

Zu jeder erdenklichen Nische finden sich heute ein oder mehrere passende Influencer. Ob die Tierschutz- oder Anglerszene, die Minimalismus- oder Shopping-Fanatiker, die Heimwerk- oder Reiseenthusiasten, sie alle haben ihre eigenen Idole im Netz, bei denen sie Inspiration, Unterhaltung oder einfach nur ein Zugehörigkeitsgefühl erhalten. Wer als Influencer allerdings große Bekanntheit im

Mainstream erlangen möchte, sollte sich auf Bereiche fokussieren, mit denen die Mehrheit der Menschen etwas anfangen kann. Allzeit beliebte Inhalte sind Reisen, Fashion, Beauty, Gaming, Fitness, Comedy, Kinder oder Familie. Eben jene Themen, für die besonders viele Menschen, egal welcher Couleur, Interesse haben.

Der Einfluss, den ein Influencer auf seine Zielgruppe und unsere Gesellschaft im Allgemeinen hat, hängt dabei neben der Größe seiner Anhängerschaft auch von anderen Aspekten ab. Ist der Influencer besonders persuasiv in seiner Art der Kommunikation, prägt er eine ganze Stilrichtung oder Bewegung und gilt er vielleicht auch als Vorbild für andere Influencer? Kim Kardashian ist beispielsweise nicht allein wegen ihres massiven Followings von über 320 Millionen Usern auf Instagram so einflussreich. Sie prägte auch eine gewisse Art zu posen, einen Schönheitsstandard und ein Körperideal, dem viele andere Influencer heute nacheifern. Man muss als Follower Kim Kardashian nicht einmal kennen, um von ihr indirekt beeinflusst zu werden. Es reicht, zwei oder drei kleineren Influencern zu folgen, die ein berufliches Vorbild in ihr sehen. Ein klassischer Schneeballeffekt. Dies ist einer der Gründe, warum dieses Buch die größten und einflussreichsten Influencer ihrer jeweiligen Art als Beispiele anführen wird. Es handelt sich dabei nicht um einfaches Namedropping. Der tiefere Sinn soll darin bestehen, gesellschaftliche Trends von ihrer Wurzel aus zu ergründen. In den Onlinemedien werden des Öfteren besonders absurde Fälle von Mikro- oder Mini-Influencern thematisiert, die nicht wirklich viele Follower haben und deren »Einfluss« erst durch die Medien künstlich aufgebauscht wird. Langfristig sind solche Schlagzeilen jedoch nicht zielführend. Fälle, in denen Mini-Influencer sich einen Fauxpas erlauben, erwecken immer wieder besonders großes Interesse, eben weil sie eine kuriose Ausnahmeerscheinung im großen Kosmos der sozialen Medien darstellen. Subtilere, aber enorm einflussreiche Trends, die vor allem auf große Influencer zurückgehen, werden hingegen nur selten in den Medien thematisiert und analysiert. Vermutlich, weil es sich hierbei einfach nicht um die besten Schlagzeilen handelt. Artikel wie »Fast 45.000 Euro die Woche: Influencerin verkauft ihre Fürze im Glas«[10] performen einfach besser als eine komplexe, kritische Auseinandersetzung über den Einfluss von Schönheits-OP-Werbung bei Beauty-Bloggern auf eine ganze Generation junger Teenager. Oder eine Analyse der Bedeutung von Familien-Vloggern für einen gesellschaftlich unbedarften Umgang mit sensiblen Daten der eigenen Kinder. Was jedoch im virtuellen Mainstream ankommt, wirkt sich wirklich auf die breite Masse im echten Leben, dem Real Life, aus.

Wieso können Influencer uns beeinflussen?

Influencer ist eine aus dem Englischen eingedeutschte Berufsbezeichnung, welche man am besten mit »Beeinflusser« übersetzen könnte. Um die Frage zu beantworten, warum Influencer in unserer heutigen Generation – wie ihr Name schon sagt – einen so großen Einfluss haben, muss man sich in die Psychologie begeben. Das Zauberwort lautet: parasoziale Beziehungen. Dieser häufig in der Medienpsychologie verwendete Begriff beschreibt eine Form der einseitigen sozialen Interaktion, bei der eine Person viel über die andere weiß und sich ihr wie einem Freund oder Bekannten verbunden fühlt, die andere Partei jedoch nichts über diese Person weiß und häufig nicht mal Kenntnis über deren Existenz hat.

Diese unerwiderte Art der Beziehung gab es schon lange vor den ersten Smartphones in anderen Medien. Die frühesten Formen fanden zwischen Buchlesern und den Protagonisten oder Autoren der jeweiligen Werke statt. Wer einen Roman oder Thriller liest, fühlt sich mit den Charakteren verbunden, fiebert mit, spürt Zuneigung gegenüber dem Helden oder verabscheut den Antagonisten. Ins Zentrum der Aufmerksamkeit gerieten parasoziale Beziehungen aber erst mit der Einführung von Radio und Fernsehen. Der Begriff »Para-Social Interaction« wurde 1956 in einem Aufsatz[11] des Soziologen Richard Wohl und des Anthropologen Donald Horton geprägt. Dieser Essay gilt heute als eine der meistzitierten Publikationen der Medienwirkungsforschung.[12] Besonders Hosts von Late-Night-Shows waren in den Fünfziger- und Sechzigerjahren beliebte Subjekte parasozialer Beziehungen, da sie durch ihre kontinuierliche Wiederkehr im Abendprogramm und die direkte Ansprache der Zuschauer quasi als Lebensbegleiter verstanden wurden.[13] Es gibt Anekdoten, dass Menschen zu Beginn der Einführung des Fernsehempfangsgeräts die TV-Hosts nach einer Begrüßung zurückgrüßten und an den entsprechenden Stellen vor dem Fernseher applaudierten.

Selbst wenn wir heute wissen, dass die Seriencharaktere auf Netflix und Co. nicht unsere wirklichen Freunde sind, kennen einige von uns doch das Gefühl von Traurigkeit und des Verlassenwerdens, wenn unsere Lieblingsserie abgesetzt wird. Überdies erfahren viele erfolgreiche Musiker oder Schauspieler in ihrer Karriere, was es bedeutet, die Zielscheibe von einseitigen Beziehungen zu sein, die über Freundschaften hinaus bis hin zu einer Art fanatischer Liebe gehen. Für großen Wirbel sorgte 1996 beispielsweise die Trennung der Boyband Take That. Weinende und deprimierte Teenager, die teilweise vermutlich nie persönlichen Kontakt zu ihren Stars hatten, lagen sich verzweifelt in den Armen. Die Jugendzeitschrift *Bravo* richtete in Deutschland sogar eine Notfall-Hotline für suizidgefährdete Fans ein.[14] Warum dieses Phänomen der einseitigen Beziehungen auch heute noch so stark ist und stellenweise erschreckende Züge annimmt, erklärt Sozialpsychologe Prof. Dr. Erb in seinem Podcast.[15] Der Mensch glaube tatsächlich, dass er die Personen aus den Medien in einer gewissen Art und Weise kenne, was vor allem daran liege, dass die Menschheit seit Tausenden von Jahren nur Beziehungen im Gehirn hergestellt habe, die auch in der Realität stattgefunden hätten. Da die Medien in Relation zu dieser langen Zeit extrem neu seien, müssten wir eine gewisse Kraftanstrengung aufbringen, um der Illusion, Menschen aus Film- und Fernsehen zu kennen, nicht zu unterliegen. »Wir müssen uns also bewusst machen, dass diese Personen tatsächlich so [wie wir sie wahrnehmen] real gar nicht existieren.«

Bei einem Nachrichtensprecher ist die Distanzierung für viele von uns wohl noch recht einfach. Das Ganze scheint aber schwieriger zu werden, wenn wir das Gefühl haben, besonders viel von der jeweiligen Person zu wissen. In Zeiten von Internet und vor allem Social Media erreichen parasoziale Beziehungen ein neues Level. YouTube-Stars, Twitch-Streamer und diverse Influencer haben heute einen ähnlichen Bekanntheitsgrad wie die Popstars der Neunzigerjahre. Mit dem Unterschied, dass sie ihre Follower viel stärker an ihrem Leben teilhaben lassen können, da sie jederzeit ein Smartphone und die entsprechende Technik dabeihaben, um ihre Erlebnisse sofort mit der ganzen Welt zu teilen. Vom Toilettengang über das Mittagessen bis hin zur Familienfeier: Auch intimere Momente in den eigenen vier Wänden lassen sich heutzutage viel häufiger und vor allem authentischer teilen. In Zeiten einer globalen Pandemie mit Ausgangssperre und Quarantäne können diese parasozialen Beziehungen ein wahrer Lebensretter sein. Dr. Nicole Liebers, die ihren Interessen- und Forschungsschwerpunkt in genau diesem Zweig der Medienkommunikation hat, beschreibt in der ZDF-Sendung *37 Grad*, dass eine solche intime Bindung, selbst wenn sie eingebildet ist, dazu führen kann, dass Menschen sich sozial eingebunden fühlen. Auch hebe die vermeintliche soziale Interaktion beim Schauen einer Lieblingsserie die Laune und verbessere das psychische Wohlbefinden. Dies sei ein wertvolles Mittel bei Einsamkeit durch Social Distancing, wie es etwa 2020 und 2021 bei der Mehrheit der Bevölkerung zwangsweise der Fall war.[16]

Natürlich birgt ein solches psychologisches Phänomen aber auch Tücken und Gefahren. Wer glaubt, seinen parasozialen Freund in den Medien gut zu kennen und ihm die Treue halten zu müssen, kann vor einen echten Konflikt gestellt werden, wenn der vermeintliche Freund etwas tut, das nicht den eigenen Werte- und Moralvorstellungen entspricht. Dies verdeutlichte zuletzt der Betrugsskandal um Musiker und Do-it-yourself-Influencer Fynn Kliemann. Kliemann hatte jahrelang als der nette, leicht verpeilte Heimwerker-Typ von nebenan Bastel-, Bau- und Spaß- Videos auf seinem Hof, dem selbst ernannten »Kliemannsland«, produziert. Er war dafür bekannt anzupacken, immer wieder Organisationen mit Spenden zu unterstützen und erworbenes Geld direkt ins nächste Herzensprojekt zu stecken. Während der Coronapandemie erregte er weiterhin positive Aufmerksamkeit, da er während der Krise zum vermeintlich größten Maskenproduzenten in Europa und dafür mit dem Sonderpreis des Next Economy Awards ausgezeichnet wurde.[17] Im April 2020 kritisierte er sogar einen anderen Maskenhersteller für seine hohen Preise: »Klar kann man die Produktion in Deutschland als Argument anführen, aber wir produzieren auch in Europa zu fairen Löhnen.« Außerdem sagte er: »... zu diesem Preis trägt sich die Produktion gerade so, und das ist okay, wir wollen damit nichts verdienen.«[18] Später sollte sich herausstellen, dass Kliemann selbst nicht in Europa, sondern in Vietnam und Bangladesch produzieren ließ, eine ordentliche Marge mit jeder Maske einfuhr, defekte Masken medienwirksam spendete und hinter den Kulissen eher wie ein durchtriebener Geschäftsmann und nicht wie ein selbstloser Heimwerker aus Leidenschaft agierte. Aufgedeckt wurde dies im Mai 2022 in einer Folge des *ZDF Magazin Royale*,[19] das seine investigativen Recherchen auf Lieferscheine und interne Chats stützte. Der Aufschrei in den sozialen Medien war entsprechend groß. Langjährige Follower sprachen in über 16.000 Kommentaren auf seinem Instagram-Account davon, ihr »Vertrauen in ihn« verloren zu haben oder »persönlich enttäuscht« worden zu sein. Gefühle, die man so auch gegenüber einem Freund äußern würde, der sich konträr zu den eigenen Werten und der eigenen Moral verhält.

Aber wie kommt es überhaupt so weit, dass man einer fremden Person, die regelmäßig von ihren guten Taten in den Social Media postet, ein moralisch einwandfreies Leben und auch privat die allerbesten Attribute und Charakterzüge zuschreibt? Prof. Dr. Erb[20] erklärt dies wie folgt: Mit allen Informationen, die ein Influencer oder Star über sich preisgebe, werde ein Grundstock für Sympathie gelegt, wenn der jeweilige Follower diese als positiv empfinde. Dennoch blieben viele Leerstellen. Ein Beispiel: Auch wenn ein Influencer 20 je 15-sekündige Instagram-Storys an einem Tag postet – das ergibt insgesamt fünf Minuten Videomaterial –, bleiben mehr als 99,6 Prozent seines Tages ungefilmt. Laut Erb fülle ein Follower, der sowieso schon Sympathie für seinen Star empfinde, diese Leerstellen lediglich mit positiven Assoziationen, die mit seinen eigenen Charaktereigenschaften und Werten in Zusammenhang stünden. Wer selbst beispielsweise eine liberale Weltanschauung hat, projiziert diese automatisch auch auf seine Lieblingsinfluencer, findet diesen Aspekt vielleicht sogar durch seine Weltanschauungsbrille in einem der nächsten Posts bestätigt, was die Bindung erneut verstärkt. Das Gegenteil sei übrigens bei Politikern der Fall. Da diese ihre politische Meinung, ihre Werte und Einstellung regelmäßig kommunizierten, bestünde gar nicht die Gefahr, dass Menschen sie diesbezüglich missinterpretierten und überidealisierten.

Wer hingegen Influencer überidealisiert, kann, wie im Fall Kliemann, herb enttäuscht werden. Allerdings entsteht noch eine weitere, sehr perfide Gefahr, wenn Influencer durch parasoziale Beziehungen für den Follower zu einem »echten Freund« werden. Sie erhalten einen Vertrauensvorschuss, den sie geschickt für die eigene Agenda (aus)nutzen können und im schlimmsten Fall dafür, die eigene Zuschauerschaft aktiv zu manipulieren. Besonders, wenn aufseiten des Influencers monetäre Interessen im Vordergrund stehen, ist es im Rahmen der einseitigen Freundschaft viel einfacher, Werbung und Produkte an die eigenen Follower zu verkaufen. Das ist den meisten schon einmal passiert: Selbst wenn ein Restaurant von außen nicht so gut aussieht, sobald die eigene Freundin vom Essen dort schwärmt, ist man geneigt, dieses Restaurant ebenfalls zu besuchen. Auch eine leicht überteuerte Anti-Pickel-Creme wird eher gekauft, wenn ein Freund damit gute Erfahrungen gemacht hat. Diese Mechanismen funktionieren genauso eben auch bei einseitigen Freundschaften.

Influencer, Algorithmen und Follower: Die sozialen Medien bringen, neben jeder Menge neuer Phänomene, auch neue Vokabeln mit sich. Am Ende dieses Buches findet sich daher ein Glossar mit diversen Begriffserklärungen zur besseren Orientierung im Social-Media-Dschungel. Hauptsächlich soll dieses Buch aber aufzeigen, inwiefern Influencer uns schon seit Jahren in diversen Bereichen manipulieren. Teilweise unbewusst und unverschuldet, teilweise aktiv und kalkuliert. Im Prinzip sind Influencer die modernen Gatekeeper unserer Zeit, die dafür sorgen, wie wir die Welt wahrnehmen und gestalten wollen. Auch die Plattformen tragen mit ihrem jeweiligen Aufbau, ihren Algorithmen und Vorschlägen zur Beeinflussung unserer Gesellschaft bei. Ob der Trend, sich die Lippen aufspritzen zu lassen, der Trend, Urlaubsfotos für das Posting auf Instagram zu optimieren, oder der Trend, sich in jungen Jahren für Markenklamotten zu verschulden: Sie alle entspringen zu großen Teilen der lange unkritisch betrachteten Welt der sozialen Medien und Influencer.

Kapitel 1

#challenge – Die dunkle Seite von Social Media: Warum Hass, Mobbing, Gewalt und toxische Einflüsse in sozialen Medien auf fruchtbaren Boden treffen

Das eigene Kind zu verlieren, ist wohl das schrecklichste Szenario, welches Eltern sich vorstellen können. Besonders tragisch sind diese Schicksalsschläge, wenn es sich um vermeidbare Unfälle handelt. In den vergangenen Jahren gelangen derartige Unglücke immer häufiger im Zusammenhang mit sozialen Medien in die Schlagzeilen. Tragische Fälle, in denen Kinder eine sogenannte Challenge (Herausforderung) nachahmen und sich dabei verletzen oder sogar zu Tode kommen. Oft wird in Zeitungsartikeln anschließend geschrieben, dass eine gewisse Medienkompetenz bei Eltern und Kindern extrem wichtig sei, das erste Mittel der Wahl, um solchen Unglücken vorzubeugen. Doch auch den jeweiligen Plattformen wird immer häufiger vorgeworfen, sich der Verantwortung zu entziehen. So auch im Fall der »Blackout Challenge«, die über die Video-App TikTok verbreitet wurde. Bei dieser Challenge ging es darum, sich selbst bis zur Ohnmacht zu würgen, dabei zu filmen und den Clip nach dem Erwachen online zu stellen. Ein hohes Risiko für ein paar Sekunden Internetberühmtheit. Ein besonders tragischer Fall, der womöglich im Zusammenhang mit der »Blackout Challenge« steht, ist der des zwölfjährigen Archie Battersbees aus Southend-on-Sea in Großbritannien. Seit April 2022 lag der Junge in einem Londoner Krankenhaus im Koma. Er hatte sich bei einem häuslichen Unfall schwere Hirnverletzungen zugezogen. Seine Mutter hatte ihn regungslos zu Hause aufgefunden – neben ihm lag eine Stoffbinde. Ein Indiz, aus dem die Eltern und Behörden ableiten, dass auch Archie sich einer Internet-Mutprobe stellen wollte. Nach einem wochenlangen Rechtsstreit mit den englischen Behörden bis hin zum Obersten Gerichtshof in Großbritannien wurden die lebenserhaltenden Maßnahmen am 6. August 2022 abgestellt und Archie starb.[21] Es ist nicht der einzige Vorfall dieser Art. Im Jahr 2021 kamen zwei Kinder aus den USA dabei ums Leben. Ein neunjähriges Mädchen aus Wisconsin und eine Achtjährige aus Texas hatten sich mit einer Hundeleine und einem Seil bei dem Versuch stranguliert, für einen kurzen Moment ohnmächtig zu werden. Auch in anderen Ländern wie Italien oder Australien soll es bei diesem Internettrend zu Todesfällen gekommen sein. Ob die tragischen Unfälle tatsächlich mit einer Teilnahme an der »Blackout Challenge« im Zusammenhang stehen, lässt sich im Nachhinein nur schwer rekonstruieren. Nun gehen die Eltern mit einer Klage vor einem Gericht in Los Angeles gegen die Social-Media-Plattform vor. TikTok wird vorgeworfen, die Challenge »absichtlich und wiederholt« verbreitet zu haben, statt dafür zu sorgen, dass diese gefährlichen Videos nicht weitergeleitet und geteilt werden, geschweige denn eine Plattform bekommen.[22]

Ob diese Klage Erfolg haben wird, bleibt fraglich. Laut den Allgemeinen Geschäftsbedingungen ist TikTok in Deutschland erst für Nutzer ab 13 Jahren erlaubt. In den USA gibt es diese Altersgrenze ebenfalls, User, die jünger als 13 Jahre sind und ihr korrektes Alter angeben, werden bei *TikTok for Younger Users* (TikTok für jüngere Benutzer) einsortiert.[23] Laut Plattform handelt es sich hierbei um eine abgespeckte Version der eigentlichen Anwendung mit zusätzlichen Sicherheits- und Datenschutzmaßnahmen, die speziell für ein Publikum unter 13 Jahren entwickelt wurden.[24] Das Problem:

Ob die Kinder ihr korrektes Alter angeben, ist oft unklar. In Ländern wie Deutschland[25] gibt es die sicherere Funktion für jüngere User sowieso nicht. Hier müssen Eltern auf andere Sicherheits-Features der App vertrauen, etwa dass Profile von unter 16-jährigen Usern standardmäßig auf privat gestellt sind. Obwohl es laut Nutzungsbedingungen nicht erlaubt ist, geben einige Kinder bei der Anmeldung daher ein falsches Alter an, um die App in vollem Umfang nutzen zu können. Die Vorlage eines Ausweisdokumentes ist nicht nötig. Oftmals ist auch unklar, inwiefern die Eltern über die Internetaktivitäten ihrer Kinder Bescheid wissen. Kinder können heutzutage besser mit Smartphones umgehen als ihre Eltern – und der Gruppendruck sowie der Wunsch dazuzugehören sind in dieser Altersstufe besonders ausgeprägt.

Und alle machen mit – die Faszination von Challenges

Zugegeben, auf den ersten Blick wirken Plattformen wie TikTok unfassbar harmlos und sogar spaßig. Die im September 2016 herausgebrachte App des chinesischen Unternehmens ByteDance ist mittlerweile die am häufigsten heruntergeladene Social-Media-Anwendung der Welt und hat weltweit rund 1,6 Milliarden aktive Nutzer. Man kann auf TikTok kurze Videos drehen, bei denen man zu einem Lied oder einem Audiomitschnitt tanzt, lippensynchron singt oder einfach kocht, bastelt oder etwas anderes Witziges unternimmt. Als Zuschauer werden einem diese Videos den eigenen Interessen entsprechend vorgeschlagen – die App lernt diese innerhalb kürzester Zeit aus dem Verhalten der Nutzer. Man kann, wie bei vielen anderen Plattformen, liken, also Posts mit einem Herz versehen, kommentieren oder die Inhalte an Freunde weiterleiten. So bleibt es unvermeidbar, dass sich durch Videos, die besonders gut beim Nutzer ankommen, Trends entwickeln. Kommt ein bestimmter Tanz zu einem speziellen Lied gut an, machen ihn Hunderte von Influencern und Privatpersonen nach, um mit ihrer Version des Tanzes und ihrem eigenen Kurzvideo vielleicht auch ein bisschen Aufmerksamkeit und Anerkennung auf der App zu bekommen. Trends, die eine besondere Herausforderung an den User stellen, werden als Challenges bezeichnet und mit einem Hashtag versehen.

Die bislang wohl bekannteste Social-Media-Challenge war die »ALS Ice Bucket Challenge«. Sie veranschaulicht das Prinzip einer Challenge in den sozialen Medien recht gut: Die Aktion schuf im Sommer 2014 erfolgreich viel Aufmerksamkeit für die Nervenkrankheit Amyotrophe Lateralsklerose (ALS). Eine gesunde Person sollte sich einen Eimer voll Eiswasser über den Kopf schütten und so für einige Sekunden ein Gefühl der Lähmung im Körper spüren, wie sie ein ALS-Erkrankter sein Leben lang erfährt. Ein Clip von der Aktion wurde dann geteilt, mit der Aufforderung, dass im Video nun nominierte Personen die Challenge ebenfalls nachmachen sollten. Viele Prominente beteiligten sich an der Aktion. Bis Ende 2014 waren weltweit 200 Millionen US-Dollar gesammelt.

Aber: Nicht jede Herausforderung, die durch die sozialen Medien wandert, hat altruistische Motive. Einige Nachmach-Aktionen dienen einfach nur der Unterhaltung oder sind sogar absolut schwachsinnig. Durch schnelllebige Apps wie TikTok entstehen neue Challenges quasi im Minutentakt. Besonders schnell verbreiten sich meist jene, die von Stars und großen Influencern gestartet werden. So auch im März 2020 zu Beginn der Covid-19-Pandemie, als die Sängerin und TikTokerin Ava Louise mit der »Coronavirus-Challenge«[26] viral ging. Das entsprechende Kurzvideo zeigt sie dabei, wie sie einen Flugzeug-Toilettensitz mit der Zunge ableckt. In einem Interview[27] mit dem US-amerikanischen Psychologen sowie Fernsehmoderator Dr. Phil begründet sie ihr Video damit, dass sie wirklich genervt davon gewesen sei, dass Corona mehr Aufmerksamkeit bekomme als sie. Auch wenn sie selbst später betonte, dass es sich um einen gründlich desinfizierten Sitz in einem Privatflugzeug gehandelt habe, fand die Challenge sofort viele Nachahmer. Ein Mann aus Missouri beispielsweise leckte im Rahmen der Challenge Produkte aus einem Supermarktregal ab und filmte sich dabei. Währenddessen stellte er zur Kamera gerichtet die Frage »Wer hat Angst vor'm Coronavirus?«. Kurze Zeit später wurde er verhaftet.[28] Während es mittlerweile einen Impfstoff gegen das Coronavirus gibt und eine Infektion dadurch seltener schwere Symptome auslöst, war die Situation zu der Zeit, als die »Coronavirus-Challenge« auf TikTok viral ging, sehr viel bedrohlicher: Niemand wusste genau, wie das Virus wirkte, welche Symptome es genau auslösen konnte, und die Zahl derer, die aufgrund eines schweren Verlaufs ins Krankenhaus kamen und künstlich beatmet werden mussten, wuchs rapide. Bis Ende 2020 starben in den USA knapp 396.000 Menschen an dem Virus, die Zahl der bestätigten Infektionen lag bei circa 21,5 Millionen, die Dunkelziffer war aufgrund des US-Gesundheitssystems, zu dem nicht alle Bürger des Landes gleichermaßen Zugang haben, hoch.[29] Die Challenge fand aber nicht nur in den USA etliche Nachahmer, sondern es nahmen weltweit Menschen an ihr teil. Bis Ende des Jahres 2020 waren weltweit mehr als 1,9 Millionen Menschen im Zusammenhang mit einer Covid-19-Infektion gestorben.[30] Auch wenn an einer öffentlichen Toilette zu lecken im ersten Moment skurril, eklig und vielleicht sogar irgendwie witzig erscheinen mag, haben die Möchtegern-Influencer für Klicks auch in diesem Fall ihre Gesundheit und die anderer aufs Spiel gesetzt.

Weitaus offensichtlicher und weniger abstrakt erscheinen da die Risiken der »Tide Pod Challenge«, die zum Jahresbeginn 2018 von sich reden machte. Namensgebend sind die bunten, mit Flüssigwaschmittel gefüllten Gel-Caps, die normalerweise in die Trommel der Waschmaschine gegeben werden, um damit eben Wäsche zu waschen. Die wohl bekannteste Waschmittelmarke im US-amerikanischen Raum, Tide, wird vom Unternehmen Procter & Gamble verkauft. In Deutschland ist die Marke vergleichbar mit Ariel, die ebenfalls vom Hersteller Procter & Gamble stammt. Sie genießt also einen gewissen Bekanntheitsgrad und Kultstatus. Die bunt aussehenden Flüssigwaschmittel-Pods sind seit dem Jahr 2012 im Handel erhältlich und seitdem auch Gegenstand zahlreicher Memes. So berichtete etwa das Onlinemagazin *Mashable*,[31] dass bereits zur Markteinführung des damals neuartigen Waschmittels Tweets auftauchten mit Kommentaren wie »Warum sehen Tide-Pods zum Anbeißen gut aus?«. Im Jahr 2015 verfasste der *The-Onion*-Autor Dylan DelMonico zudem einen satirischen Artikel mit dem Titel »So wahr mir Gott helfe, ich werde eines dieser bunten Reinigungs-Pods essen«.[32] In dem satirisch angehauchten Text konzentrierte sich DelMonico vor allem auf die tatsächlichen Gefahren, nämlich dass Kleinkinder eher aus Versehen die Waschmittel-Kapseln für Süßigkeiten halten und sich fatalerweise vergiften könnten. Auf Basis dieses Artikels bahnten sich jedoch immer mehr Memes ihren Weg ins World Wide Web, welche die Überschrift von DelMonicos Artikel spielerisch verarbeiteten. Die »Tide-Pod-Challenge« griff nun diese einst satirischen Kommentare von Usern, die ganz genau wussten, dass die Inhaltsstoffe der Pods gesundheitsschädlich sind, auf: Teilnehmer der Challenge steckten sich eines der Pods in den Mund, bissen auf der Kapsel so lange herum, bis die wasserlösliche Gelhaut sich auflöste oder platzte und die bunte Flüssigkeit seitlich aus dem Mund herausströmte. Dabei filmten sie sich und stellten die Videos online. Genau dieser optische Effekt kam besonders gut bei den Usern an. Dass sie sich dabei womöglich vergiften, gar sterben könnten, scheint in diesem Moment eher zweitrangig zu sein – oder macht womöglich sogar den Reiz der Challenge aus. Die Waschmittelkapseln enthalten hochgiftige Chemikalien, die den Mund verätzen können. Neben anionischen und nichtionischen Tensiden enthalten sie Phosphonate, Enzyme sowie die Stoffe Tetrahydrolinalool und Isoeugenol, die schwere allergische Reaktionen hervorrufen können. Nicht umsonst ist auf dem deutschen Pendant, den Ariel-Pods, gut sichtbar das Gefahrensymbol für Verätzungen abgebildet: eine viereckige Raute mit rotem Rahmen und einem Piktogramm in der Mitte, welches links eine Oberfläche und rechts eine Hand zeigt, auf die ein Reagenzglas ausgekippt wird und von der Dampfschwaden aufsteigen. Zudem die Hinweise: »Verursacht Hautreizungen. Verursacht schwere Augenschäden. Schädlich für Wasserorganismen, mit langfristiger Wirkung. Darf nicht in die Hände von Kindern gelangen. BEI VERSCHLUCKEN: Mund ausspülen. KEIN Erbrechen herbeiführen. BEI BERÜHRUNG MIT DER HAUT: mit viel Wasser waschen. BEI KONTAKT MIT DEN AUGEN: einige Minuten lang behutsam mit Wasser spülen. Sofort GIFTINFORMATIONSZENTRUM/Arzt anrufen.«[33] Ähnliche Warnhinweise sind auch auf den US-Produkten vermerkt.

Dennoch wagten viele Teenager weltweit die »Tide Pod Challenge«, weil der Spaß und das Zugehörigkeitsgefühl einfach zu verlockend waren. Laut einem Bericht der *Washington Post*[34] vom 17. Januar 2018 hatte die US-amerikanische Giftnotzentrale bereits zu diesem Zeitpunkt 37 Fälle gemeldet, in denen Teenager mit starken Vergiftungserscheinungen nach dem Verschlucken einer Waschmittelkapsel in einem Krankenhaus behandelt werden mussten. Zum Vergleich: Im gesamten Vorjahr 2017 waren es 53 solcher Fälle.[35] Auch in diesem Fall waren sich viele der Social-Media-User anscheinend nicht über die konkreten Folgen ihres Handelns im Klaren. Tide-Hersteller Procter & Gamble startete daraufhin eine umfassende Aufklärungskampagne, die vor dem Verschlucken der

Pods und der Teilnahme an der Tide Pod Challenge warnte. Dafür produzierten sie unter anderem ein Werbevideo mit dem American-Football-Spieler Rob Gronowski,[36] in dem er seine Fans dazu aufruft, mit den Pods nur Wäsche zu waschen. Dem Profisportler folgen auf TikTok immerhin 2,4 Millionen Menschen. Plattformen wie YouTube und Facebook, auf denen die Tide-Pod-Challenge-Clips ebenfalls häufig geteilt wurden, begannen damit, Inhalte dieser Art konsequent zu sperren, um weitere Nachahmungsfälle zu verhindern. Bis heute enthalten die meisten Werbespots für diese Art von Waschmittel weltweit eine deutliche Warnung, dass sie sicher verschlossen außerhalb der Reichweite von Kindern aufbewahrt werden sollen.

In der noch jungen Geschichte der sozialen Medien gibt es bereits derart viele gefährliche Challenges, dass es nahezu unmöglich ist, sie alle aufzuzählen. Neben der bereits eingangs zu diesem Kapitel erwähnten Blackout Challenge sorgte allerdings die sogenannte Bird Box Challenge für ein großes mediales Echo. Das mag auch daran liegen, dass der popkulturelle Ursprung dieser sehr gefährlichen Internetherausforderung beim Streamingdienst Netflix lag. Im Dezember 2018 veröffentlichte der Streamingdienst den Thriller *Bird Box – Schließe deine Augen* mit Schauspielerin Sandra Bullock in der Hauptrolle. Der Film basiert auf dem gleichnamigen Roman des Autors Josh Malerman, der vier Jahre zuvor erschienen war, und hat in Deutschland laut FSK eine Altersempfehlung ab 16 Jahren.[37] Kurz nach dem Start des Films etablierte sich auf TikTok und YouTube der Hashtag #BirdBoxChallenge. Die Teilnehmer dieser Challenge versuchten, in Anlehnung an den Inhalt des Films, mit verbundenen Augen Alltagssituationen zu bewältigen. Solange es dabei nur um das Fangen eines Balls geht oder darum, ein Glas Wasser blind zu trinken, mag das vielleicht lustig sein. Doch viele User begaben sich, auf der Suche nach einem möglichst spektakulären Videoinhalt mit Wow-Effekt, in ernsthafte Gefahr – was wiederum auch den Inhalt des Films aufgreift, in dem Sandra Bullock in einer Schlüsselszene mit verbundenen Augen in einem Boot einen Fluss mit gefährlichen Stromschnellen überquert. Eine 17-jährige Teenagerin aus Utah verursachte nun bei ihrer Teilnahme an der Challenge einen gefährlichen Unfall, als sie mit verbundenen Augen ins Auto stieg und in den Gegenverkehr geriet.[38] Knapp drei Wochen nach der Veröffentlichung des Films auf Netflix mahnte der Streaminganbieter in einem Tweet zur Vorsicht: »Verletzt euch nicht bei dieser Bird Box Challenge.«[39]

Viel harmloser erscheint da die auch in Deutschland populäre #scaringcowchallenge: eben Kühe auf der Weide erschrecken. Doch die augenscheinlich witzige Idee, die zunächst an einen Streich auf dem Land erinnert, ist nicht nur unangenehm für die Tiere, sondern kann auch für die User richtig gefährlich werden, wie der Landwirt Georg Doppler aus Österreich auf seinem Instagram-Account erklärt.[40] Im besten Fall würden die Kühe einfach wegrennen, wenn sie sich erschreckt fühlen. Es kann aber auch ganz anders kommen: Kühe verteidigen ihre Jungtiere, egal, was passiert. Wenn sie merken, dass ihre Kälber in Gefahr sind, attackieren sie auch Menschen. Es kann also schnell passieren, dass ein Muttertier einen TikToker umrennt, der für sein cooles neues Video gerade versucht, ein Kalb zu erschrecken – und eine ausgewachsene Kuh wiegt immerhin zwischen 600 und 700 Kilogramm.[41]

Auch Beauty- und Wellness-Hacks auf TikTok, bei denen andere User zum Mitmachen animiert werden, haben ihre Tücken. So kursierte im Frühjahr 2020 auf der App der Mythos, Eiswürfel in der Vagina könnten von Depressionen und Angstzuständen befreien – und ganz nebenbei das Liebesleben bereichern, weil die Vagina enger werde. Vor allem in Sachen Sexualität und Identitätsfindung noch unsichere junge Frauen fühlten sich von dieser Art

Versprechen angesprochen und probierten den Tipp aus. Wahrscheinlich waren Clips dieser Art auch aufgrund der unterschwelligen Sexualisierung überaus erfolgreich in den sozialen Netzwerken. Die meisten Frauen filmten nämlich ihren Gesichtsausdruck, während sie den Tipp ausprobierten. Aber: Nur weil einige Clips Millionen Aufrufe haben und auf der For-You-Page, also der personalisierten Startseite eines TikTok-Users landen, bedeutet das nicht automatisch, dass diese Tipps hilfreich, sinnvoll oder nachahmenswert sind. Ganz im Gegenteil: So warnt der Sextoy-Hersteller EIS.de in einem Blogeintrag vor den gesundheitlichen Risiken. Durch die extremen Temperaturunterschiede zwischen Körper und Eiswürfel könnten die Würfel im Inneren festfrieren und Verletzungen der Schleimhäute hervorrufen. Zudem können über das Wasser Keime in den Vaginaltrakt eintreten – bakterielle Infektionen, Pilze oder Blasenentzündungen können die Folge sein.[42]

Die Challenges tauchen häufig in den medialen Schlagzeilen auf, und auch wenn letztlich nur wenige Jugendliche und junge Erwachsene an ihnen teilnehmen, kennt sie ein Großteil und weiß auch, worum es dabei geht. Zu diesem Ergebnis kam eine globale Umfrage des Marketing-Beratungsunternehmens The Value Engineers (TVE) im Auftrag von TikTok aus dem Jahr 2021.[43] An der repräsentativen Onlinebefragung nahmen insgesamt 5400 Jugendliche im Alter von 13 bis 19 Jahren teil sowie 4500 Eltern der Jugendlichen und 1000 Erzieher aus dem Vereinigten Königreich, Deutschland, Australien, Italien, Brasilien, Mexiko, Indonesien, Vietnam und Argentinien. Nur 21 Prozent der befragten Jugendlichen gaben an, überhaupt schon einmal irgendeine Form von Challenge in den Social Media ausprobiert zu haben. 2 Prozent von ihnen haben an einer, ihrer subjektiven Einschätzung nach, »gefährlichen« Challenge mit Verletzungsrisiko oder Risiken für die mentale Gesundheit teilgenommen – und nur 0,3 Prozent der Jugendlichen gaben an, bei einer sehr gefährlichen Challenge partizipiert zu haben, bei der man sein Leben und psychisches Wohlbefinden extrem in Gefahr bringt. Aber wieso wollen die jungen Social-Media-User überhaupt auf den Challenge-Zug mit aufspringen? 64 Prozent derjenigen, die sich bereits einmal an einer Challenge versucht hatten, gaben an, dass dadurch ihr Ansehen in der eigenen Peergroup verbessert wurde – kurzum: Sie waren in ihrer Clique beliebter. Das deckt sich mit der Angabe zum häufigsten Motiv, wieso sie den Entschluss fassen, eine virale Challenge nachzuahmen: Die meisten, rund die Hälfte, erhoffen sich mehr Likes und Aufrufe auf TikTok. Ebenfalls eine Währung, die heutzutage indirekt Auskunft darüber gibt, wie beliebt jemand ist.

Wenngleich nur wenige Heranwachsende direkt an einer TikTok-Challenge partizipieren, bekannt sind die meisten Challenges allemal. 73 Prozent aller befragten Jugendlichen und Eltern haben davon schon gehört, bei den Lehrern sind es sogar 77 Prozent. Die meisten erfahren davon durch Social Media: Bei den Jugendlichen sind es 83 Prozent, bei den Eltern 68 Prozent. Über klassische Medien wie Zeitung, Fernsehen oder Webpages der jeweiligen Medien, die ohnehin meistens erst über ein Phänomen berichten, wenn es bereits viral gegangen ist, nehmen nur 43 Prozent der jugendlichen Befragten Kenntnis von den Challenges. Bei den Eltern und Lehrern sind es immerhin 59 beziehungsweise 52 Prozent. Die meisten Challenges werden zudem nicht als besorgniserregend eingestuft, was in einem Kontrast zu den zumeist negativen Schlagzeilen in der Presse steht. Die meisten bekannten Challenges wurden von den jungen Social-Media-Usern in die Kategorie »lustig« eingeordnet (48 Prozent). 14 Prozent gelten als riskant und gefährlich, nur 3 Prozent wurden als sehr gefährlich eingestuft. Über die negativen Auswirkungen der gefährlichen und sehr gefährlichen Challenges auf die eigene mentale Gesundheit sind sich die meisten Jugendlichen ebenfalls bewusst: 63 Prozent gaben an, dass sie nach dem Anschauen einer solchen Challenge eine negative Veränderung an sich bemerkt hätten.

Das grundsätzliche Problem dieser *dangerous challenges*, wie TikTok sie intern selbst benennt, ist, dass viele von ihnen eigentlich Fakes sind und nicht auf echten Tatsachen beruhen. Entweder weil die Storyline dahinter komplett erfunden ist oder weil die Videos mithilfe von Bearbeitungsprogrammen manipuliert wurden und in der Realität gar nicht zu verwirklichen sind, ohne dass es zu schweren Unfällen kommt. Deswegen werden sie auch Hoax-Challenge (*hoax* ist das englische Wort für Schwindel) genannt. Sie werden trotzdem nachgeahmt, weil den noch jungen Usern die nötige Medienkompetenz fehlt, um den Fake einzuordnen. Die jungen Menschen haben schlichtweg noch nicht die nötige Erfahrung, um zu erkennen, was ein Schwindel ist und was nicht. Doch wie reagiert TikTok, die Plattform, auf der sich die Challenges am meisten verbreiten, auf dieses Problem? Wer in der App zum Beispiel nach dem Hashtag #blackoutchallenge sucht, bekommt keine Suchergebnisse angezeigt. Stattdessen erscheint ein Warnhinweis mit Links zu Präventionsangeboten: »Deine Sicherheit ist wichtig. Einige Online-Challenges können gefährlich, verstörend oder sogar inszeniert sein. Informiere dich darüber, wie du gefährliche Challenges erkennst, damit du deine Gesundheit und dein Wohlbefinden schützen kannst.«

Laut Alexandra Evans, Head of Safety Public Policy bei TikTok in Europa, würden Usern unter 16 Jahren zudem gezielt im Auftrag von TikTok produzierte Clips im Feed eingespielt, die die jungen Leute in ihrem Nutzerverhalten schulen sollen – natürlich im klassischen TikTok-Stil mit einer direkten, humorvoll angehauchten Ansprache an die User durch andere Creator. TikTok-Creator blondminh etwa, der inzwischen mehr als 31,5 Millionen Likes auf

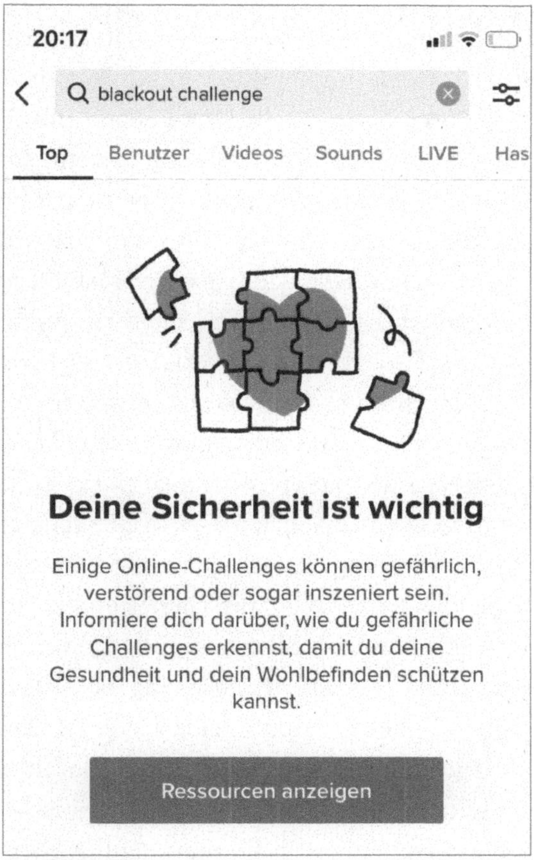

Screenshot aus der TikTok-App – das erscheint, wenn User nach der Blackout Challenge suchen

der Plattform sammeln konnte, fragt in einem dieser Clips seine Zuschauer: »Sei ehrlich – warst du schon mal online und hast dich währenddessen gefragt, wie deine emotionale Lage ist und ob du dich wirklich wohlfühlst? (...) Oftmals kann es sein, dass wir unsere innere Stimme ignorieren, obwohl wir genau wissen, dass uns etwas gerade nicht so gut tut.«[44] Ob solche zielgruppennahen Clips tatsächlich dabei helfen können, sehr gefährliche Challenges wie die »Blue Whale Challenge«, bei der die Teilnehmer angeblich 50

Tage lang täglich eine neue Aufgabe vollbringen müssen, von denen die letzte der Suizid ist (es gibt weltweit keinerlei offizielle Fälle bei polizeilichen Behörden, die im Zusammenhang mit dieser Hoax-Challenge bekannt sind, bis auf eine Festnahme in Russland, bei der ein User ein Fake-Video zur Challenge verbreitet haben soll),[45] oder die gruselige »Momo Challenge« (in der Jugendliche durch Cybermobbing zu gefährlichen Aufgaben angestiftet worden sein sollen) einzudämmen, ist fragwürdig. Allerdings helfen sie zweifelsohne dabei, die User zu sensibilisieren. Sie werden gezielt darauf aufmerksam gemacht, dass sie sich etwas nicht anschauen müssen, wenn sie sich mit den Inhalten nicht wohlfühlen.

Allerdings stellt gerade dieser Thrill auch eines der Hauptmotive für den Konsum solcher Clips dar, wie eine Untersuchung der niederländischen TIM-Stiftung aus dem Jahr 2018 zeigt.[46] Eine Fokusgruppe mit Jugendlichen im Alter zwischen 13 und 18 Jahren gab an, dass die Hauptmotive, warum sie eine Challenge verfolgten, Spannung, Sensationslust, Neugierde, Stärkung von Freundschaften und eine Steigerung der eigenen Popularität seien. Dabei stellten die Medienpädagogen, die die Untersuchung durchführten, fest, dass Kinder, die im realen Leben eher Außenseiter waren, einen größeren Drang verspürten, sich in ihrem Onlineleben in den Social Media in Challenges beweisen zu müssen. Die Studie betont auch, dass manchmal erst Sorgen der eigenen Eltern oder Medienberichte dazu führten, dass Kinder auf bestimmte, vor allem sehr gefährliche Challenges aufmerksam würden.

Doch wieso sind vor allem Jugendliche so anfällig für Challenges? Die Ursachen dafür liegen zum Teil in der physiologischen Entwicklung. In der Pubertät, insbesondere im Alter zwischen zehn und zwölf Jahren, verändern sich das limbische System im Gehirn sowie die Interaktion mit dem präfrontalen Kortex, der für das Urteilsvermögen und die Risikobereitschaft zuständig ist.[47] Ideale Voraussetzungen also, um möglichst sorglos bei einer Onlineherausforderung in den Social Media einzusteigen. Nach einer Einschätzung des Kinder- und Jugendpsychologen Dr. Richard Graham, klinischer Direktor der Tavistock-Klinik in London, muss eine Beschäftigung mit Hoax-Challenges bei Weitem nicht zwangsläufig zu einer Nachahmung führen.[48] Vielmehr gehe es hierbei auch um einen kathartischen Effekt, vergleichbar mit dem Ansehen eines Horrorfilms – da geht die breite Masse auch nicht davon aus, dass jeder, der sich *Schweigen der Lämmer* im Kino anschaut, ebenfalls zum Psychopathen und Massenmörder wird. Jugendliche, die sich mit einem Hoax auseinandersetzen, würden, so Dr. Graham, zum Beispiel ihre Fähigkeiten schulen, Fakes besser erkennen zu können, und versuchen, komplexe emotionale und psychische Zustände zu verstehen.

Zum anderen haben nicht nur die Plattformen selbst eine Verantwortung gegenüber den Usern. Auch die mediale Berichterstattung über solche viralen Ereignisse beeinflusst, wie populär eine Challenge wird. Interessanterweise sind in Deutschland die Auswirkungen von Hoax-Challenges am geringsten.[49] Experten vermuten, dass dies an den strengen Richtlinien des deutschen Pressekodexes liegen könnte, der eine Berichterstattung über Kinder, Verletzungen und Suizide einschränkt und genauen Regeln unterwirft. So heißt es etwa in Richtlinie acht, Punkt sieben: »Die Berichterstattung über Selbsttötung gebietet Zurückhaltung. Dies gilt insbesondere für die Nennung von Namen, die Veröffentlichung von Fotos und die Schilderung näherer Begleitumstände.«[50]

Bleibt die Frage, wie Eltern mit Challenges umgehen sollten. Ähnlich wie bei der Sexualaufklärung sind Tabuisierungen und Verbote wenig zielführend. Eine genaue Aufklärung über positive Effekte – Spaß, Gruppengefühle und Bestätigung – sowie über negative Auswirkungen – negativer Einfluss auf die mentale Gesundheit,

Gruppenzwänge, Angstzustände und die Gefahr von Unfällen – ist viel sinnvoller. Die TVE-Umfrage brachte außerdem ans Tageslicht, dass viele jugendliche TikTok-User gern mehr über die finalen Folgen einer Challenge und die tatsächlichen Gefahren aufgeklärt werden würden. Viele fänden es nicht leicht zu erkennen, welche Risiken eine Challenge tatsächlich habe. Auch wenn das auf den ersten Blick banal erscheint – wir gehen zum Beispiel davon aus, dass eigentlich jeder wissen sollte, dass Waschmittelkapseln nicht zum Verzehr geeignet sind, weil sie giftig sind –, können einige Kinder und Jugendliche, je nach Bildungsstand, diese Risiken tatsächlich nicht abschätzen. Eine offene Kommunikation ist daher umso wichtiger.

TikTok-Tics? Wie Social-Media-Plattformen zu Selbstdiagnose-Tools wurden

Im World Wide Web liegen Licht und Schatten nah beieinander. Auf TikTok, Instagram und YouTube boomen derzeit Clips, die einen aufklärerischen Ansatz haben. Sie wollen zeigen, wie es ist, mit einer neurologischen oder psychischen Erkrankung zu leben. Unverblümt, direkt, offen und ehrlich. Egal, ob es sich dabei um Depressionen, Angststörungen, Autismus oder ADHS handelt. Userin tomboymani zeigt auf ihrem TikTok-Account in einem 48-sekündigen Clip etwa »Things You Didn't Realize Could Be ADHD« (Dinge, von denen du nicht geahnt hast, dass ADHS dahinterstecken könnte): Ärger über kleine Dinge, Angst-Zittern, Wutausbrüche, Probleme mit Zurückweisungen, unbewusstes Geräusche-von-sich-Geben, extremer Ehrgeiz, starker Fokus auf die eigenen Interessen und übertriebene Selbstlosigkeit.[51] Die Liste dieser Dinge könnte auf so ziemlich jeden irgendwann mal mehr, mal weniger stark ausgeprägt zutreffen. 2,4 Millionen Likes hat der Clip bislang – darunter versammeln sich viele Kommentare mit den Worten: »Das bin ich.« Solche Videos sind auf der einen Seite positiv zu bewerten, weil soziale Netzwerke hier ihren Zweck erfüllen: Sie erweitern den Horizont und ermöglichen Menschen soziale Teilhabe, die sie zuvor nicht hatten. Social Media macht Randgruppen sichtbar und klärt eventuell auch über diese auf.

Auf der anderen Seite können diese Art von Videos aber auch zu Problemen führen: nämlich dann, wenn die Funktionsweise der Algorithmen Filterblasen verstärkt. Je häufiger jemand also Videos in seinem Feed eingespielt bekommt, die vermeintliche ADHS-Symptome auflisten, desto wahrscheinlicher wird es irgendwann, dass der User denkt: »Hmm, so bin ich auch manchmal drauf!« – und desto eher könnte er oder sie auch zu dem Schluss kommen, an einer Form des Aufmerksamkeits-Defizit-Hyperaktivitäts-Syndroms zu leiden. Anschließend könnte er oder sie, ohne diese Vermutung von einem Experten abklären zu lassen, auf die Idee kommen, einen Clip mit diesem Verdacht zu posten: »Ich glaube, ich habe auch ADHS!« – weil das Kreieren von Content über den eigenen Lebensalltag und das, was einen beschäftigt, für die Generation Z so alltäglich ist, wie es für frühere Generationen ein Telefonat mit Freunden war. Nicht nur im Hinblick auf Autismus oder ADHS ist dieses Phänomen zu beobachten: Auch die Zahlen der Tourette-Verdachtsfälle hat insbesondere seit Frühjahr 2020, pünktlich mit dem Beginn der Coronapandemie, stark zugenommen. In einer Zeit, in der durch Lockdowns und Schulausfall viele Jugendliche besonders viel Zeit mit Social Media verbrachten. Schnell schmückten Schlagzeilen à la »TikTok löst Tourette aus« die Medien. Das Tourette-Syndrom ist eine neuropsychiatrische Erkrankung, die durch das gemeinsame Auftreten von motorischen und vokalen Tics gekennzeichnet ist. Weltweit leiden laut Angaben der Medizinischen Hochschule Hannover etwa 0,5 bis 1 Prozent der Bevölkerung an einem Tourette-Syndrom.[52] Angesichts dieser geringen Fallzahlen verwundert der Bericht des Neurologen Donald Gilbert vom Cincinnati Children's Hospital Medical Center gegenüber dem *Wall Street Journal*.[53] Er untersuchte demnach in seiner Praxis seit März 2020 jeden Monat bis zu zehn neue Patienten. Vor der Coronapandemie handelte es sich um etwa einen Fall monatlich. Das Johns Hopkins Tourette Center in Baltimore vermeldete um die 10 bis 20 Prozent mehr Verdachtsfälle, die vorsprachen, und alle gaben an, plötzlich unter Tic-Störungen zu leiden. Die Experten waren ratlos, denn bei einer Tourette-Erkrankung tauchen die Symptome eigentlich nicht schlagartig auf und äußern sich zudem meist in einem früheren Alter. Erst nach Monaten der Recherche und Rücksprache mit Kollegen kamen sie auf die verbindende Gemeinsamkeit: Die meisten hatten sich auf TikTok Videos von Tourette-Betroffenen angeschaut. Ob diese Creator wirklich an der neurologischen Störung oder selbst eher an einer Tic-ähnlichen Störung leiden, die ganz andere Ursachen als das Tourette-Syndrom hat, kann ein normaler Social-Media-User selbstverständlich nicht beurteilen. Doch die Fülle dieser Clips ist immens: Eine Studie von Medizinern des Great Ormond Street Hospital for Children in London fand heraus, dass im Januar 2021 bis zu 1,25 Milliarden Klicks für Clips mit dem Hashtag #tourettes auf TikTok verzeichnet wurden.[54] Mittlerweile sind es mehr als 6,4 Milliarden.

Die 30-sekündigen Clips auf TikTok oder ein 60-Sekunden-Reel auf Instagram sind zwar verständlicher als ein Fachgespräch beim Arzt oder eine wissenschaftliche Studie. Sie sind dafür aber auch unvollständig. In den medizinischen Praxen werden immer häufiger Jugendliche vorstellig, die mit Selbstdiagnosen am liebsten direkt eine Therapie starten würden, berichtet die Psychologin Yvonne Fische aus Baden bei Wien etwa der österreichischen Zeitung *Der Standard*:[55] »Im Bereich des Autismus-Spektrums haben fast 80 Prozent (...) schon einen Verdacht.« Als Anstoß für ihre Vermutung nennen die Jugendlichen oft Serien wie *The Good Doctor*, in denen die Hauptfigur an dem Asperger-Syndrom, einer besonderen Form des Autismus mit Inselbegabungen, leidet, oder aber, dass sie TikTok-, Instagram- oder YouTube-Videos gesehen hätten, in denen sie sich wiedererkennen würden.

Doch das Problem: Die dort häufig beschriebenen Symptome stimmen nicht mit den Diagnosekriterien der WHO überein. »Nur weil jemand herumschreit, hat er nicht Tourette«, sagt Prof. Dr. Alexander Münchau, Direktor des Instituts für systemische Motorikforschung an der Universität zu Lübeck.[56] Viele der Symptome, die Laien mit dem Tourette-Syndrom verbänden, seien in Wirklichkeit Tic-ähnliche funktionelle Bewegungsstörungen. Auch in Münchaus Praxis häufen sich seit Beginn der Coronapandemie die Fälle mit solchen Selbstdiagnosen. Im September 2021 veröffentlichte er gemeinsam mit Kollegen eine Studie in der Fachzeitschrift *Movement Disorders*,[57] in der die eindeutigen Unterschiede zwischen echtem Tourette und dem Tic-ähnlichen Verhalten festgehalten werden. Darin werden insgesamt 13 Patienten im Alter zwischen 13 und 24 Jahren untersucht. Die meisten Menschen mit einem Tic-ähnlichen Verhalten bewegten sich eher komplex und personenbezogen. Auch ihre Laute und eventuelle Schimpfwörter richteten sich an bestimmte Personen, sie seien nicht willkürlich, und ihr Repertoire wandele sich stark. Zudem verschlimmerten sich die Symptome, wenn sich die Betroffenen in Gesellschaft befänden, und würden häufig besser, wenn sie allein seien. Beim Tourette-Syndrom sei eher das Gegenteil der Fall. Meistens beginne eine Tourette-Erkrankung im Kindes- oder Jugendalter und entwickle sich langsam. Plötzliche, extrem einsetzende Schübe seien untypisch. Wieso nun diejenigen, die von dem Tic-ähnlichen Verhalten betroffen sind, dieses Verhalten ausgerechnet entwickeln, nachdem sie in den Social Media verstärkt Inhalte zum Thema Tourette geschaut haben, ist nicht abschließend geklärt. Viele hätten in der Vergangenheit als Kind ein Tic-Verhalten an den Tag gelegt, etwa plötzlich Geräusche von sich gegeben, mit den Augen gerollt oder Ähnliches. Diese Verhaltensmuster verschwänden allerdings bei vielen wieder von selbst. »Aber es scheint so, als hätten diese Menschen eine Neigung zu Echoverhalten«, erklärt Münchau. Viele Patienten hätten sich aufgrund der Corona-Situation unter Stress gesetzt gefühlt oder Angstgefühle entwickelt, die mit dem Tic-ähnlichen Verhalten kanalisiert würden, wie der Neurologe Jon Stone in einem Beitrag für das Magazin *The Conversation*[58] festhält.

Fairerweise sollte also betont werden: Die meisten, die nach einem TikTok-Video, einem YouTube-Clip oder Ähnlichem bei einem Experten vorsprechen, leiden tatsächlich an einem Problem, das durch einen Facharzt abgeklärt werden muss. Häufig geht es aber nicht um die Verdachtsdiagnose, mit der sie ursprünglich gerechnet hatten. Dass diese Personen sich Hilfe suchen, ist an sich also eine gute Sache, Schlagzeilen wie »TikTok verursacht Tourette« helfen allerdings nicht weiter – und viele Darstellungen in den sozialen Medien vermitteln ein überzeichnetes bis falsches Bild der Krankheitsmerkmale, die tatsächlich Betroffene sogar als kontraproduktiv im Hinblick auf Aufklärung über und das Verständnis für ihre Krankheit empfinden.

So etwa auch bei dem YouTube-Kanal *Gewitter im Kopf* mit mehr als 2,14 Millionen Followern. Dort hält Jan Zimmermann seinen Alltag mit dem Tourette-Syndrom humoristisch fest. Er wolle aufklären und den Umgang mit der Krankheit normalisieren. Zimmermann leidet nach eigenen Angaben seit dem 18. Lebensjahr an Koprolalie, einer krankhaften Neigung zum Aussprechen unanständiger, obszöner Wörter. Auf YouTube fällt er daher häufig durch verbale Grenzüberschreitungen in seinen Videos auf. Dabei handle es sich aber eher um inszenierte Verhaltensweisen, findet Münchau. Die Mehrheit der User würde nicht hinterfragen, ob das, was sie auf YouTube oder TikTok sehen, eine realistische Darstellung von Tourette sei oder nicht. Im Zusammenhang mit dieser mangelnden Skepsis spielen auch die klassischen Medien eine entscheidende Rolle. Häufig wird die Krankheit nur in ihren Extremformen thematisiert: Patienten, die etwa an einer ausgeprägten Koprolalie leiden. So sieht man etwa in dem Video »Tourette im Flughafen / Flugzeug – Kok* in der Sicherheitskontrolle«,[59] wie sich Zimmermanns Krankheit in der stressigen Situation besonders äußert: An Bord des Fliegers schreit er zum Beispiel plötzlich: »Allahu akbar!«, arabisch für »Allah ist groß«, das islamische Glaubensbekenntnis, das aber auch islamistische Terroristen vor der Ausübung eines Attentats rufen – an Bord eines Ferienfliegers keine schöne Situation. Dass Zimmermann in seinem Alltag auch ganz normale Momente erleben kann, wie er in einem Interview erzählt, wird in seinen YouTube-Videos kaum thematisiert, geschweige denn dargestellt. So sagt er etwa selbst: »Wenn ich auf Englisch rede, passiert nichts. Und wenn ich Fahrrad fahre, ist auch alles ganz normal.«[60] Aus der Sicht des Creators ist es natürlich verständlich, dass er vor allem Videos zeigt, die eine Extremform seiner Krankheit repräsentieren, da sie augenscheinlich mehr Klicks und Aufrufe bringen. Andererseits verzerren sie das Bild in der Öffentlichkeit davon, was Tourette eigentlich ist. Auch das kann die Symptome von Tic-ähnlichen Verhaltensweisen verstärken. In der bereits zitierten Studie, an der Münchau mitgewirkt hat, gaben die meisten Betroffenen an, die Videos des Channels *Gewitter im Kopf* gesehen zu haben. Dass Zimmermann als eine Art Vorreiter in Sachen Tourette in den sozialen Medien gilt, spiegelt sich auch darin wider, welches Geschlecht in Deutschland das durch Social Media ausgelöste Tic-ähnliche Verhalten zeigt. Während in Großbritannien, USA und Kanada eher

Frauen in den Clips auf TikTok und Co. ihre vermeintlichen Tourette-Syndrome präsentieren, sind dort auch eher Frauen betroffen. In Deutschland ist die Verteilung ausgeglichener. »Das ist eine Art *role model*: Während in den englischsprachigen Ländern eher Frauen betroffen sind, sind es in Deutschland sowohl Frauen als auch Männer«, so Münchau.

Einer der prominentesten Fälle dieser plötzlich auftretenden Tic-ähnlichen Verhaltensweisen ist der des YouTubers Dillan White. Im Sommer 2021 veröffentlichte er ein Video mit dem Titel »Ich habe auf einmal Tourette – wtf«.[61] Darin schildert er, wieso er sich, nach einer langen Pause ohne Videos, nun zurückmeldet. Der YouTuber mit rund 368.000 Abonnenten erzählt, wie die Krankheit auf einmal in seinem Leben aufgetaucht sei. Zwar erklärt er auch, dass er davor schon seit etwa drei Jahren Tic-ähnliche Verhaltensweisen gezeigt habe, sie aber nicht mit einem Tourette-Syndrom in Verbindung gebracht werden konnten, er nun aber diagnostiziert sei. Allerdings ist ein so heftiger, plötzlicher Ausbruch mit 23 Jahren laut Experten ziemlich untypisch für das klassische Tourette-Syndrom. White berichtet selbst, dass er quasi nonstop Tics gehabt habe, als er versuchte, einen Termin in einem Tourette-Zentrum zu bekommen. Auch diese Intensität ist für ein Tourette-Syndrom atypisch. Die letztendliche Diagnose »Tourette« habe er von einem nicht weiter spezifizierten »Arzt« bekommen. Da er aber mehrmals in dem Video betont, er sei nicht bei einer spezialisierten Tourette-Abteilung untergekommen, ist nicht klar, wie fachlich abgeklärt diese Diagnose ist. Einen Monat später veröffentlichte der YouTuber ein zweites Video, in dem er seine Krankheit thematisiert: »Eure Fragen zu meinem Tourette.«[62] Darin erklärt er, dass sich sein Zustand nach der Diagnose verschlechtert und er sich für eineinhalb Monate in eine psychiatrische Klinik begeben habe. Ein verschriebenes Psychopharmakon habe bei ihm als Nebenwirkung eine Panikattacke ausgelöst. Ganz so plötzlich sei das Tourette auch nicht aufgetreten. Seit seiner Kindheit habe er immer wieder mildere Tics gehabt, die aber nie diagnostiziert worden seien.

Diese Schilderung passt zu den von Münchau festgehaltenen Dispositionen für Menschen, die später eine funktionelle Tic-Störung entwickeln können. White betont in dem Video aber, dass er nicht an den »TikTok Tics« leide. Im Oktober 2020 habe er zum ersten Mal davon gehört: »Meine Mutter hat mir ein Video geschickt. Sie hatte den Fernseher abgefilmt, in dem ein Beitrag dazu auf einem Privatsender lief. (...) Die ahmen das doch nur nach.« Das habe ihn wütend gemacht. Welche Ursachen Whites Tics auch immer haben mögen, sei dahingestellt.

Die Gründe dafür, dass junge Menschen sich vermehrt selbst diagnostizieren und Hilfe unter Gleichgesinnten in den Social Media suchen, könnten aber auch mit dem schweren Zugang zu psychotherapeutischen Angeboten zu tun haben. Auch Dillan White erzählt in seinem ersten Video, wie schwierig es gewesen sei, einen Termin zu bekommen. In einem Zentrum habe er bis zu einem Jahr warten müssen. Die Auswertung von über 300.000 Patientendaten der Bundespsychotherapeutenkammer aus dem Jahr 2019 zeigt, dass über 40 Prozent zwischen drei und neun Monate auf einen Behandlungsplatz warten mussten.[63] Die Coronapandemie hat die Lage zusätzlich verschärft. Dabei können die Folgen zum Beispiel bei einer nicht abschließend durch einen Experten bestätigten Selbstdiagnose im Fall von Tourette fatal sein, wie der Mediziner Münchau erklärt: Es würden durch den Hausarzt unter Umständen Medikamente verschrieben, meistens Psychopharmaka, die zwar bei Tourette helfen könnten, nicht aber bei Tic-ähnlichen funktionellen Bewegungsstörungen. »Oder noch schlimmer: Bei einigen Patienten mit funktionellen Bewegungsstörungen, die fälschlicherweise als Tourette diagnostiziert wurden, werden Operationen am Gehirn erwogen«, so der Neurologe. Auch diese Beispiele, in denen Social-Media-Beiträge als Mittel zur Selbstdiagnose verwendet werden, verdeutlichen einmal mehr, wie problematisch ein unreflektiertes Userverhalten sein kann, welches durch die Algorithmen noch verstärkt wird – und auch, dass Medien zwar über diese viralen Phänomene berichten, sie aber nur selten direkt in die richtigen Kontexte bringen. Vor allem in Zeiten, in denen viele Rezipienten nur Überschriften oder den Inhalt einer Texttafel in Instagram-Storys lesen, nicht aber den ganzen Artikel, sollten Schlagzeilen unmissverständlich sein.

Die Macht der Kommentare ist unendlich

Unmissverständlich sind hingegen leider viel zu oft die täglichen Hasskommentare im Netz. Der Fachbegriff dafür ist Cybermobbing – und es nimmt immer mehr zu. Während 2017 laut einer gemeinsamen Befragung des Bündnisses gegen Cybermobbing und der Techniker Krankenkasse in Deutschland rund 12,7 Prozent der Schüler zwischen 8 und 21 Jahren schon einmal Erfahrungen mit Hass, Hetze und Drohungen im Internet machen mussten, waren es 2020 bereits 17,3 Prozent.[64] Unter dem Deckmantel der vermeintlichen Anonymität fallen für einige Internetuser anscheinend jegliche Hemmschwellen. Die Folgen sind immens für die noch jungen Persönlichkeiten: Viele Betroffene reagieren laut einer Umfrage mit Selbstverletzungen sowie Wut- und Angstgefühlen auf das Cybermobbing. Allerdings verzeichnet die Befragung einen weiteren alarmierenden Trend. Fast jedes fünfte Opfer von Cybermobbing konsumiert infolgedessen Alkohol oder Tabletten. Das ist ein Anstieg von 29 Prozent im Vergleich zu 2017. Ein Viertel der Opfer entwickelt sogar Suizidgedanken.[65]

Auch vermeintlich beliebte Influencer werden in den sozialen Netzwerken immer wieder mit Hasskommentaren konfrontiert und erhalten nicht selten Drohungen in Form von Direct Messages, Erpresserschreiben per Post oder von waschechten Stalkern. Der Rapper und YouTuber LIONTTV, der aktuell auf YouTube rund 1,7 Millionen Abonnenten hat, machte bereits im Jahr 2015 die gegen ihn gerichteten Drohungen in einem Video publik: In *BRING DICH UM*[66] erzählte der sonst so gut gelaunte damals 22-Jährige, mit welchen Bedrohungen und Hassbotschaften er klarkommen muss, weil manche User glauben, in der Anonymität des Internets alles sagen zu dürfen, ohne mit einer Strafe rechnen zu müssen. »Es ist zum Normalfall geworden, dass man mir schreibt, ich solle mich umbringen«, so der Influencer. Er zitiert einige wortwörtlich: »Wenn ich dich auf der Straße sehe, töte ich dich« oder »Ich werde dich abstechen« sowie »Du hast keine Berechtigung zu leben«. LIONTTV appelliert an seine Zuschauer, dass dieses Verhalten nicht akzeptabel und vielen wohl nicht klar sei, welche Auswirkungen die Kommentare auf andere hätten.

Dabei drohen in der Theorie harte Strafen, und das Internet ist kein gesetzloser Raum. Zwar gibt es in Deutschland kein eigenes Gesetz zum Strafbestand »Cybermobbing«. Jedoch können folgende Straftatbestände nach dem Strafgesetzbuch eins infrage kommen: Beleidigung (§ 185 StGB), Üble Nachrede (§ 186 StGB), Verleumdung (§ 187 StGB), Verletzung der Vertraulichkeit des Wortes (§ 201 StGB), Verletzung des höchstpersönlichen Lebensbereichs durch Bildaufnahmen (§ 201a StGB), Nötigung (§ 240 StGB), Bedrohung (§ 241 StGB) und Gewaltdarstellung (§ 131 StGB).[67] Kinder unter 14 Jahren sind jedoch schuldunfähig, für Verfehlungen von Jugendlichen von 14 bis 18 Jahren und Heranwachsenden von 18 bis 21 Jahren ist das Jugendgerichtsgesetz maßgebend. Allerdings ist es in der Praxis schwer, einen User ausfindig zu machen, da die meisten Trolle, so der Fachausdruck für die Verfasser der Hassnachrichten, meistens nicht unter ihrem Klarnamen agieren und anonymisierte E-Mails und VPNs verwenden. Seit 2017 sind die sozialen Netzwerke immerhin per Gesetz dazu verpflichtet, rechtswidrige Inhalte zu löschen, wenn sie ihnen gemeldet werden. Also auch Hatespeech. Seit Februar 2022 müssen die Unternehmen potenziell rechtswidrige Posts, die als Verstoß gegen das Netzwerkdurchsuchungsgesetz gemeldet wurden, prüfen und, wenn sie sie ebenfalls als strafbar einschätzen, ans Bundeskriminalamt weiterleiten – inklusive der letzten bekannten IP-Adresse des Post-Absetzers.[68] Die Aufklärungsrate des Bundeskriminalamtes, wenn ein Fall von Hatespeech im Internet zur Anzeige gebracht wird, ist seitdem relativ hoch: 2021 waren es 76 Prozent der Beleidigungen im Internet, 82 Prozent der Fälle von Volksverhetzung und 85 Prozent der Bedrohungen.[69] Allerdings wird noch nicht einmal annähernd jeder Fall von Beleidigung im Internet bei der Polizei gemeldet. Privat angezeigte Fälle von Hassrede im Netz scheitern zusätzlich oft schon daran, dass die örtlichen Polizeibehörden diese nicht ernst nehmen oder keine Expertise im Bereich der IT- und Cyberkriminalität haben. Dies deckte unter anderem das *ZDF Magazin Royale* in einer Folge aus dem Mai 2022 auf.[70] So versuchte eine Investigativjournalistin, sieben Fälle von Hassrede und Volksverhetzung auf Social-Media-Plattformen bei einer Wache in Sachsen-Anhalt zur Anzeige zu bringen. Abgewimmelt worden sei sie mit Phrasen wie »Die [Hasskommentare im Netz] treten hundertfach auf, was sollen wir da machen?« und »Haben Sie keine anderen Sorgen?«. Die Dunkelziffer von unaufgeklärten Hassreden im Netz ist also vermutlich extrem hoch.

Eine Influencerin, die das stark zu spüren bekam, ist die ehemalige *Germany's-Next-Topmodel*-Kandidatin Lijana Kaggwa. Schon während der ersten Ausstrahlungen ihrer Staffel von Heidi Klums

TV-Show im Jahr 2020 musste sie mit den extremen Auswirkungen ihrer plötzlichen Bekanntheit auch in den sozialen Medien umgehen. Lijana wurde in der Show vom Produktionsteam die Rolle der »Zicke« zugeschrieben. Viele Szenen und Schnitte ließen sie für den Zuschauer extrem unsympathisch wirken. Das Problem in Zeiten von Social Media wird schnell ersichtlich: Jeder, wirklich jeder Zuschauer konnte seine Abneigung ihr gegenüber auf Lijanas Instagram-Profil in Kommentaren oder Direktnachrichten verewigen. So überrollte sie eine Welle des Hasses. Nachrichten wie »Wenn ich dich sehen würde, würde ich dir mal erstmal 'ne Runde deine Fresse einschlagen du respektloses Stück Scheisse! Deine Mutter ist eine Hure, die von drei Männern mehrere Kinder hat und du bist der größte Fick-Fehler von allen« landeten in ihrem Postfach. Weniger kriminelle Nachrichten hagelte es zu Tausenden. Sogar eine Instagram-Seite mit dem Namen *Lijana wir hassen dich* wurde ins Leben gerufen. Den negativen Höhepunkt fand das Cybermobbing in einem Angriff im realen Leben. Eine Gruppe Jugendlicher beschimpfte sie auf der Straße und verfolgte sie bis nach Hause, zusätzlich fand sie Giftköder in ihrem Garten, die an ihren Hund gerichtet waren.[71] Heute bezeichnet Kaggwa sich selbst als Anti-Cybermobbing-Aktivistin und setzt sich für Betroffene von Hassrede und Hetzjagden im Netz ein.

Die düsteren Seiten von todbringenden Challenges und Mobbingfällen wie dem von Kaggwa bestimmen häufig die Schlagzeilen und die Außensicht auf soziale Medien und sind damit ein nachvollziehbarer Grund, warum viele sie verteufeln. Die Mehrheit der User beschäftigt sich in den sozialen Medien allerdings mit anderen Dingen, und das gleich mehrere Stunden am Tag. Dass auch scheinbar harmlose Inhalte wie Beauty-Blogs, Fitnessgurus, Mami-Influencer oder Reisevlogs ebenfalls einen großen Einfluss auf Millionen junge Menschen haben, gerät dabei oft in Vergessenheit.

Diese subtileren, aber gesamtgesellschaftlich durchaus relevanten Phänomene lassen sich teilweise sogar auf ganz konkrete Gruppen von Influencern und Trends im Netz zurückführen.

Kapitel 2

#instabeauty – Warum Beauty-Influencer immer gleich aussehen

Pralle Lippen, akzentuierte Wangen, perfekte sonnengebräunte Haut, ein durchtrainierter Körper, dazu eine schmale Taille und ein voluminöser Hintern – so präsentieren sich zahlreiche weibliche Influencer in ihren Posts. Bei Männern sieht es ähnlich aus: durchtrainierte Muskeln, das Gesicht babyglatt und der ideale Tan, also der richtige Bräunegrad. Überhaupt ist der Glow bei beiden Geschlechtern sehr wichtig. Ein Strahlen nach außen, das die innere Laune reflektieren und zum perfekten Gesamtbild beitragen soll. Es ist nicht zu leugnen, dass die Schönheitsideale, die Milliarden von Usern in den sozialen Medien vorgesetzt bekommen, die Gesellschaft prägen.

Das Dilemma ist schnell ersichtlich: Der Wunsch nach Individualität und einem möglichst einzigartigen Look, den viele Beauty-Influencer präsentieren, ist mit dem Wachstum der sozialen Netzwerke viel mehr zu einer Art Uniformierung verkommen – egal, ob auf Instagram, TikTok oder YouTube. Immer öfter sieht man auf den Plattformen Influencer, die nahezu identisch aussehen. Kein Wunder, schließlich entspricht das den Mechanismen der digitalen Massenmedien: Die ständige Wiederholung von altbekannten Erfolgsmustern, die bereits Likes generiert haben, befriedigt die Menschen. Die Gründe dafür sind ein Produkt der Evolution: Sobald das menschliche Gehirn bekannte Muster erkennt, schüttet es Glückshormone wie Endorphin und Serotonin aus. Einfach, weil es sich weniger anstrengen musste, etwas Neues zu erfassen. Aus demselben Grund bevorzugt jeder Mensch lediglich ein bestimmtes Musikgenre.[72] Die Werbeindustrie hat das längst erkannt.

Kardashian kills the social media star

Seit der »Ära Kardashian« ist vor allem ein Typ angesagt: ein faltenfreies jugendliches Gesicht, eine dezente Nase, zugleich volle Lippen, große Brüste und eine im Verhältnis dazu extrem schmale Taille sowie ein enormer Hintern. Natürlich ohne zu dicke Oberschenkel oder Cellulite. Kim Kardashian, geboren 1980 im kalifornischen Los Angeles, der Stadt, in der jeder Traum wahr werden kann, gilt als Pionierin in Sachen Instagram. Bekannt wurde sie ursprünglich im Jahr 2007 durch die Reality-TV-Show *Keeping up with the Kardashians*, die den Alltag ihrer Großfamilie begleitete. Parallel dazu baute sie ihren Instagram-Account auf. Sie hat es geschickt verstanden, die Ästhetik und Regeln der Plattform zu ihren Gunsten auszuspielen. Aktuell hat sie über 327 Millionen Follower. Tendenz: steigend.[73] Kim Kardashian ist mithilfe ihres Influencer-Daseins zu einer einflussreichen Unternehmerin aufgestiegen: Mit eigenen Make-up- und Beauty-Produkten sowie ihrer Bekleidungsmarke Skims, die Shapewear für alle Körper- und Hautfarben anbietet, um im Netz sowie im echten Leben möglichst makellos auszusehen, baute sie sich ein ganzes Imperium auf. Das US-Magazin *Forbes*[74] schätzte ihr Vermögen im Frühjahr 2022 auf rund 1,8 Milliarden US-Dollar. Dass die Unternehmerin also einen gewissen Einfluss auf ihre Zielgruppe hat, dürfte klar sein.

Doch Kim Kardashian selbst sieht das etwas anders. In einem Interview mit der Modezeitschrift *Vogue*[75] im März 2022 äußerte sie sich über die vorherrschenden, teilweise unrealistischen Schönheitsideale auf Instagram und überlegte, inwiefern sie diese Standards geprägt habe. Ihre Antwort liest sich weise: »Es gibt definitiv einen Einfluss, sowohl positiv als auch negativ, wie eine ganze Gruppe Menschen sich selbst sieht, wegen Social Media. Das sehe ich.« Gleichzeitig wies sie jede Schuld von sich, Menschen zu Schönheitsoperationen oder anderen kosmetischen Behandlungen zu motivieren. Ihr Körper sei das Produkt harten Trainings. Im Interview mit der *Vogue*[76] wurde die Influencerin von der Journalistin Jen Wang jedoch mit der Aussage konfrontiert, dass 30 Prozent aller Frauen, die einen namentlich nicht genannten Schönheitschirurgen im Nobelstadtteil Beverly Hills in Kardashians Heimatstadt L. A. konsultiert hätten, deren Körper als Wunschziel der plastischen Eingriffe angegeben hätten. Sei es die Nase, der Busen oder der Hintern. Vielleicht ist Kim Kardashians Körper, der auf Millionen Frauen und Männer auf der ganzen Welt attraktiv wirkt, tatsächlich das Produkt von sehr viel Sport und gesunder Ernährung – wenngleich die enormen Veränderungen ihres Po-Umfangs in den vergangenen Jahren sowie das Verhältnis zwischen Taillen- und Hüftumfang die meisten Experten an dieser Aussage zweifeln lassen. Aber auch die Tatsache, dass sie und ihre Schwestern sich in einer sehr privilegierten Situation befinden, in der sie sich Personal Trainer, gesundes Essen und teure kosmetische Behandlungen mit Seren, Massagen und Lymphdrainagen leisten können, ist für viele ihrer Follower leider nicht offensichtlich. Ebenso wenig wie der Fakt, dass die Kardashians ihre Fotos massiv mit Bildbearbeitungsprogrammen wie Photoshop nachbearbeiten. Unwissende Follower sehen nur die Posts im Netz und denken: »Das will ich auch!« Die perfekte Selbstinszenierung hat somit zu einem Boom des Immergleichen geführt.

Schnell wird klar: Um die unterschiedlichen Körper-Attribute von Kardashian und Co. zu vereinen, brauchen 99,9 Prozent aller Menschen eben nicht nur Sport, sondern auch drastischere Eingriffe in Form von Operationen, Hyaluron-Unterspritzungen oder Botox. Was vor ein paar Jahren in Hollywood noch als Tabuthema galt, wird heute unter Influencern offen thematisiert und sogar als feministische Handlung der Selbstliebe zelebriert. So begleiten die Fans ihre Instagram-Lieblinge in Storys auf dem Weg zum Beauty-Doc des Vertrauens, werden live Teil der Beratung und des Unterspritzens. Manchmal gibt es sogar Rabattcodes à la »Ihr bekommt 15 Prozent Rabatt, wenn ihr euch mit meinem Code die Lippen bei Dr. XY machen lasst. Traut euch! *You go Girls!*«. Die Bezeichnung von Schönheitseingriffen und OPs als selbstbestimmter feministischer Akt erscheint gefährlich: Letztendlich spiegeln die Schönheitsideale, die der Gesellschaft in den sozialen Medien vorgesetzt werden, auf keinen Fall das reale Leben wider. Mehr noch: Im eigentlichen Sinne wirken viele der Top-Beauty-Influencer als Verstärker einer Vorstellung von dem, was »schön« und »ideal« sein soll – eine Vorstellung, die nach wie vor stark durch die kulturellen Standards und den *male gaze* geprägt ist. Der Begriff wurde unter anderem durch die Filmtheoretikerin Laura Mulvey in den Siebzigerjahren geprägt. Sie bezeichnet damit die Tatsache, dass viele Regisseure und Drehbuchautoren Frauen und die Welt eher von einer männlichen, heterosexuellen Perspektive aus darstellen. Diese kulturelle Praxis, dieser Blick auf die Welt ist inzwischen so tief in uns verankert, dass er sich auch auf Instagram manifestiert. Doch hier setzen nicht Männer die Beauty-Influencer in Szene, sondern Frauen sich selbst, so, wie sie denken, dass sie anderen – und der Konsumwelt von Instagram – gefallen, um somit letzten Endes mehr Likes, Kooperationen und Aufträge zu gewinnen. Häufig ist diese Form der Selbstinszenierung ein voyeuristischer Akt, der eben jene Erwartungshaltung erfüllt, die zum Teil direkt der Pornoindustrie entspringt. Wer hat schon darüber nachgedacht, warum viele Frauen auf Instagram, insbesondere auf Bikini-Fotos, ihren Mund leicht geöffnet haben? Diese Art der eigenen Darstellung ist nur ein Symptom.

Des Weiteren gibt es die Theorie des sogenannten Mixed-Race-Ideals, also des Phänomens, dass sich eine globalisierte Gesellschaft die vermeintlich »besten« Attribute jeder Ethnie zusammensucht und diese vereint. Das kann als rassistisch aufgefasst werden, zum Beispiel wenn sich Popstars wie Ariana Grande, die eigentlich US-Amerikanerin mit italienischen Wurzeln ist, bestimmte Attribute anderer Ethnien aneignen. Dann werden etwa dunkle Haut durch exzessives Spray-Tanning und große Lippen betont, aber andere Attribute der »fremden« Kultur, die nicht so gefallen, einfach weglassen.

Käme ein Kind ganz allein, ohne Medien, ohne Gesellschaft, ohne äußere Einflüsse auf diese Welt, würde es vermutlich niemals den Wunsch entwickeln, etwas an seinem Körper durch eine Operation zu verändern. Der Satz »Ich mache das für mich« ist daher, logisch betrachtet, ungültig. Klar, wenn man eine Operation durchführen lässt, dann, um sich selbst besser zu fühlen. Aber nur, weil jeder in Wechselwirkung mit äußeren Einflüssen existiert. Die ästhetische Diskussion um Schönheit setzt sich hauptsächlich aus drei Komponenten zusammen. Erstens, der biologische Aspekt: volles Haar, ein gebärfähiges Becken – eben alles, was für Gesundheit im Sinne der effektivsten Art, sich fortzupflanzen, steht. Der zweite Punkt ist die kulturelle Prägung unserer Gesellschaft. Dabei gibt es Trends, die teilweise Jahrhunderte zurückreichen. Im asiatischen Raum steht helle Haut für Wohlstand, da sie vermeintlich zeigt, dass eine Person nicht der Sonne ausgesetzt auf Feldern arbeiten muss. Sie geht also keiner »niederen« Tätigkeit nach. In Europa war das bis zum Anfang des 19. Jahrhunderts ähnlich. Aktuell ist es jedoch andersrum: Gebräunte Haut verkörpert Freizeit sowie Urlaub und somit Luxus. Als dritte Komponente kommt der Kapitalismus mit hinein. Makel spielen eine große Rolle in Sachen Schönheit. Wer sie hat, ist eben nicht perfekt. Allerdings: Viele Makel werden von der Industrie absichtlich kreiert und in unser Bewusstsein gebracht, um daraus Profit zu schlagen. Die Marketingbranche erzählt, was falsch und was richtig zu sein scheint. Sie benennt ein Problem, das dem Konsumenten vorher vielleicht gar nicht bekannt war – oder eigentlich gar nicht als Problem existierte. Wen stören schließlich schon die Mini-Lachfältchen am Augenwinkel? Doch genau daraus machen die großen Beauty-Konzerne, darunter die drei globalen Marktführer L'Oréal, Unilever und Procter & Gamble, ein Geschäft. Sie entwickeln Produkte, welche das Problem augenscheinlich lösen: etwa eine Faltencreme, speziell für die Augenpartie. Unabhängige Hautpflege-Experten betonen hingegen regelmäßig, dass für die Augenpartie die ganz normale feuchtigkeitsspendende Gesichtscreme absolut ausreichend ist. Die Kreation dieser vermeintlichen Makel kann sogar so weit gehen, dass ehemalige Makel paradoxerweise zum Schönheitsideal graduiert werden. Ein Beispiel für so einen sehr kurzfristigen Trend der jüngsten Vergangenheit, der hauptsächlich aus dem Marketing von Produkten hervorgeht, sind die Fake Freckles, also die falschen Sommersprossen. Diese malten sich vor allem Make-up-Gurus als letzten Schritt eines Looks mit teilweise extra dafür entwickelten Beauty-Stiften ins Gesicht.

Alle drei Faktoren existieren parallel und in Wechselwirkung miteinander – und sorgen für unrealistische Vorstellungen von Schönheit beziehungsweise darüber, was eigentlich »normal« ist. Auch wenn Entwicklungen wie etwa die #Bodypositivity-Bewegung an diesen Vorstellungen vermeintlich etwas ändern wollen, sind diese mehr Schein als Sein. Die von zahlreichen Unternehmen betonte Diversität von Schönheitsidealen abseits des Mainstreams ist am Ende auch nur ein billiger Marketing-Trick, um den Schönheitskapitalismus auf eine neue Art und Weise zu bedienen. In den

Neunzigern lautete der Duktus in Werbespots häufig: »Du hast ein Problem, das dich unglücklich macht. Kauf dieses Produkt, und du wirst endlich glücklich.« Das fanden immer mehr Menschen anmaßend. Sie waren inzwischen geprägt durch die feministische Bewegung während der zweiten Hälfte des 20. Jahrhunderts. Daraufhin mussten sich die Firmen dieser Welt etwas Neues überlegen. Jetzt heißt es: »Du musst unser Produkt nicht kaufen. Du bist eine unabhängige Person, die dieses Produkt selbstbestimmt kauft, weil es ihr gefällt.« Trotzdem läuft es am Ende auf das Gleiche hinaus. Die Konzerne vermitteln nur die Illusion, dass die Konsumenten eine Wahl hätten. Noch schlimmer: Sie vermitteln die Illusion, dass die Produkte im Namen »feministischer Selbstbestimmung« gekauft würden – und dieser Mechanismus wird durch die Strukturen sowie Filterblasen der Social-Media-Welt zusätzlich verstärkt.

Zurück zu den Beauty-Influencern und ihren kosmetischen Eingriffen: Die deutsche Influencerin und Rapperin Shirin David (5,9 Millionen Follower auf Instagram) macht keinen Hehl daraus, diverse Eingriffe hinter sich zu haben. Dabei ist sie erst 27. In einer Fragerunde im Herbst 2021 auf Instagram[77] redete sie ganz offen mit ihren Fans darüber: »60 Prozent Doc – 40 Prozent Gym.«[78] Bereuen tue sie keinen einzigen Eingriff, sie habe sich vorher intensive Gedanken gemacht. Dass dieses Statement heute nicht mehr der Wahrheit entspricht, dazu später mehr. Auch Shirin David präsentiert ihre Operationen als ihre eigene Entscheidung und damit als eine Form von Feminismus. Tatsächlich lassen sich Auswirkungen dieser in den Social Media verbreiteten Meinungen auf das reale Leben feststellen: Immer mehr Patienten in deutschen Praxen für plastische Chirurgie sind unter 30 Jahre alt.[79] Also genau die Altersgruppe, die auf den einschlägigen Social-Media-Apps besonders aktiv ist. Kein Wunder: Ihre gleichaltrigen Influencer-Vorbilder machen es doch auch. Es erscheint sogar ungefährlich, wenn etwa die

29-jährige Bibi Claßen, die mit *BibisBeautyPalace* einen der reichweitenstärksten YouTube-Kanäle Deutschlands führt, zeigt, wie ihre Brust-OP ablief.

Rapperin Eunique, mit immerhin fast 100.000 Followern auf Instagram und mehr als 500.000 Fans auf TikTok, hat im Sommer 2021 sogar einen Twerk-Wettbewerb veranstaltet, bei dem der Gewinn eine Nasen- oder Brust-OP war. Je nachdem, worauf der Gewinner oder die Gewinnerin mehr Bock hatte. Der Einfluss dieser Art von Posts ist immens: Eine Studie[80] aus dem Jahr 2019 hat eine Gruppe von 59 weiblichen Probanden mit Fotos in den Social Media konfrontiert, die Frauen zeigten, die bereits kosmetische Eingriffe hinter sich hatten. Die Kontrollgruppe mit ebenfalls 59 Frauen sah sich hingegen Fotos von Reise-Bloggern an. Das Ergebnis: Teilnehmerinnen, die kosmetisch verbesserte Frauen sahen, und jene, die häufig soziale Medien nutzten, wünschten sich signifikant häufiger eine Schönheitsoperation im Vergleich zu denen, die Reisebilder betrachteten. Mehr noch: Die Nutzung sozialer Medien war ein stärkerer Prädiktor für den Wunsch der Teilnehmerinnen nach Schönheitsoperationen als die körperliche Unzufriedenheit. Daraus lässt sich auch für den Laien recht offensichtlich schließen: Je mehr Frauen mit aufgespritzten Lippen und kleinen Nasen in den Social-Media-Feeds angezeigt werden, desto eher wird dieses Körperbild als Standard angesehen – und der Wunsch verstärkt, dieser neuen Norm zu entsprechen. Influencer haben, zumindest in Anbetracht dieser Studie, eine Art Verantwortung und Vorbildfunktion.

Zwar dokumentieren die Influencer akribisch jeden Schritt und erklären scheinbar transparent, was passiert. Über Risiken oder eine tatsächliche Notwendigkeit der Eingriffe wird aber nur selten vor der Kamera gesprochen. Mehr noch: Schmerzen werden zum Teil verharmlost oder als notwendiges Übel dargestellt. So wie etwa im Fall des Familien-Bloggers Dominic Harrison, der sich seine

Zähne durch eine Kombination aus Veneers und Kronen bei einem einschlägig bekannten Beauty-Doc in Dubai »verschönern« ließ.[81] Dieser vermeintlich kürzere Weg zum perfekten Gebiss wird von bekannten Influencern immer häufiger anstelle von Zahnspangen und Bleachings genutzt. Zahnärzte wenden Kronen eigentlich nur in seltenen Fällen an, beispielsweise, wenn der ehemals gesunde Zahn stark beschädigt oder verloren ist. Für eine Krone muss der Zahn stark abgeschliffen werden – eine schmerzhafte Wurzelbehandlung ist im Grunde vorprogrammiert. Einige seiner Schneidezähne hat Dominic Harrison laut eigener Aussage sogar vorsorglich einer Wurzelbehandlung unterzogen. Er – und Dutzende andere TikToker – schädigen also wissentlich massiv ihre gesunden Zähne. Nur für ein etwas geraderes Lächeln. TikTokerin Lena Glams erzählt in einem YouTube-Video[82] davon, dass auch sie einen solchen Eingriff in der Türkei durchführen ließ. Im Gegensatz zu einigen ihrer Kollegen gibt sie offen zu, dass sie die Zahnbehandlung vor allem deshalb habe durchführen lassen, weil bereits andere bekannte Influencer dafür geworben hätten und die Praxis ihr aufgrund ihres Promi-Status eine kostenlose Behandlung angeboten habe. Sie habe sich zuvor überhaupt nicht gut informiert, und das Ganze sei ein Resultat ihrer »eigenen Dummheit«. Die 18-Jährige wisse jetzt, dass sie aufgrund des starken Abschleifens der gesunden Zähne im Laufe ihres Lebens sicher nicht um weitere Wurzelbehandlungen und Implantate herumkommen werde.

So reflektiert ist allerdings kaum ein Influencer. Die meisten berichten lediglich über die positiven Aspekte und zeigen die schönen Ergebnisse. Risiken werden unter den Tisch gekehrt. Durch solche vermeintlich authentischen Erlebnisberichte entsteht der falsche Eindruck, es sei ganz normal, sein Aussehen im Eilverfahren per Operation oder Unterspritzen zu verändern. Egal, wie viel es kostet – finanziell, psychisch oder gesundheitlich. Dieser Verantwortung sind sich vermutlich einige der Influencer gar nicht bewusst. Ihr eigenes Interesse ist vor allem wirtschaftlicher Natur. Ihr Körper und ihr Gesicht sind ihr Kapital. Das macht die Sache nicht besser – denn harmlos sind diese Eingriffe bei Weitem nicht.

Brazilian Butt Lift: Mit einer OP zum Traum-Hintern für Instagram

In der Zeit vor Social Media konnte der vermeintlich ideale weibliche Körper noch durch entsprechende Kleidung, Ernährung, Sport und Make-up erreicht werden. Die heutigen Foto-Ideale auf Instagram rufen jedoch geradezu dazu auf, sich operieren zu lassen. Eine schmale Taille und ein enormer Hintern, ohne zu dicke Oberschenkel, dafür mit Thigh Gap, der sichtbaren Lücke zwischen beiden Oberschenkeln bei geschlossenen Beinen, entsprechen selbst bei intensivem Fitnesstraining nicht dem natürlichen Körperbau des Menschen. Wenn jemand nicht genetisch diese Merkmale in sich trägt, lassen sie sich nur mit Unterspritzungen, ästhetisch-plastischen Operationen oder ganz viel Photoshop erreichen. Ein Blick auf die Zahlen und Statistiken der größten Berufsverbände aus dem Bereich der plastischen Chirurgie bestätigt, dass die Nachfrage steigt. Grundlage sind die Angaben der International Society of Aesthetic Plastic Surgery,[83] des weltweit führenden Berufsverbands für zertifizierte ästhetisch-plastische Chirurgen aus über 100 Ländern. Der Verband wurde 1970 gegründet und veröffentlichte mit Ausnahme des Jahres 2012 seit 2010 jährlich die Zahl der Eingriffe, die in verschiedenen Ländern durchgeführt wurden. Bei den operativen Eingriffen unter Vollnarkose, die welt- und deutschlandweit vorgenommen wurden, lässt sich ein Anstieg feststellen.

Vor allem Gesäßvergrößerungen boomen:[84] Von allen Eingriffen verzeichnen sie das höchste Wachstum. Seit 2015 gibt es in diesem

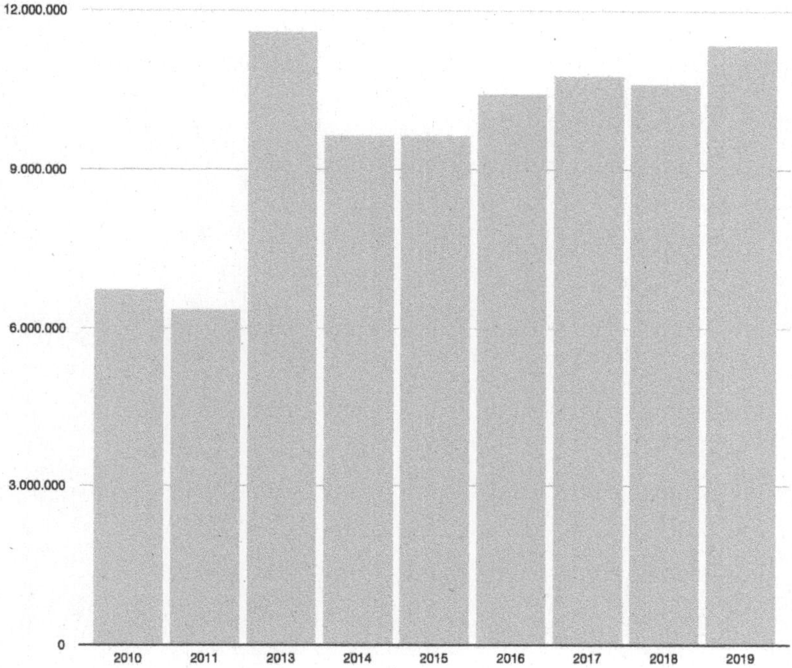

Operative Eingriffe weltweit

Bereich eine weltweite Zunahme an Eingriffen von circa 66 Prozent. Gesäßstraffungen scheinen sich, mit einem Wachstum von 78 Prozent, noch größerer Beliebtheit zu erfreuen. Gleichzeitig steigt auch die Zahl der Todesopfer. Als sich der deutsche Reality-TV-Star Sophia Vegas, früher bekannt als Sophia Wollersheim, 2017 die unteren Rippen entfernen ließ, um eine schmalere Taille zu bekommen, gab es einen riesigen Aufschrei unter ihren 402.000 Followern. Sie habe ihre Gesundheit gefährdet, nur um schöner auszusehen. Gleichzeitig lässt sich insbesondere auf TikTok der Trend beobachten, dass Tausende Mädels ihr Brazilian Butt Lifting, also den operativen Transfer von Eigenfett in den Po zur Gesäßvergrößerung, mit Storys und Posts in den Social Media begleiten. Fast

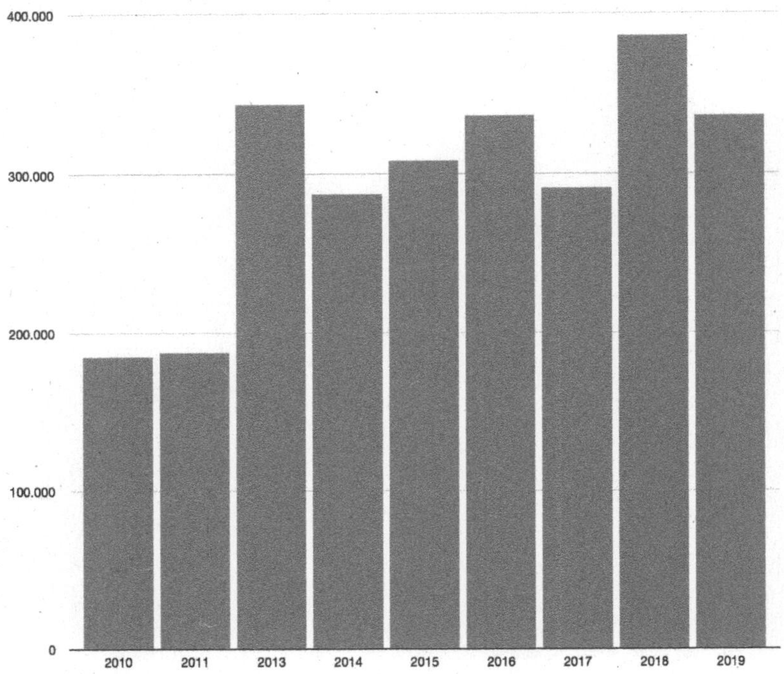

Operative Eingriffe in Deutschland

140 Millionen Aufrufe verzeichnet der Hashtag #bbl dort. Diese Operation ist überaus schmerzhaft. Nach der Behandlung kann die Patientin drei Wochen lang nicht richtig sitzen und muss auf dem Bauch schlafen. Zugleich geht dieser Eingriff mit Komplikationen einher – von denen die schwerwiegendste der Tod ist. Dieser tritt ein, wenn das Eigenfett versehentlich durch eine Verletzung in die Vene gelangt und eine Embolie auslöst. Eine Studie[85] aus dem Jahr 2017, in der fast 5000 Chirurgen weltweit anonyme Fragebögen zugesandt bekamen, ermittelte, dass etwa eine von 3000 Frauen bei dieser OP stirbt. Und das nicht nur in Ländern mit weniger guten medizinischen Standards. Auch in Düsseldorf starben bereits zwei Patientinnen bei dem Eingriff.[86] Ein weiteres prominentes Beispiel

dafür, dass Schönheits-OPs im Extremfall tödlich sein können, ist Kanye Wests Mutter. Sie starb an Herzproblemen infolge eines Beauty-Eingriffes, für den der Rapper selbst gezahlt hatte.

Auch minimalinvasive Eingriffe bergen Gefahren. Botox, ein Nervengift, kann zu Muskellähmungen im Gesicht führen, wenn es falsch gespritzt wird. Auch das Allergierisiko ist hoch. Sogar die vermeintlich harmlosen Hyaluron-Injektionen, die von vielen Influencern unbedacht beworben werden und die für die Insta-typischen Kusslippen sorgen, bergen ein Gesundheitsrisiko. So können sich etwa Nekrosen bilden, wie der Düsseldorfer Schönheitschirurg Dr. Alexander Hilpert in einem YouTube-Clip des öffentlich-rechtlichen funk-Formates *reporter* erklärt.[87] Bei einer Nekrose sterben die Hautzellen ab – das Gesicht der Patienten ist also entstellt. Gerade bei Menschen, die schon einmal eine Nasen-OP hatten, sei es sehr gefährlich, Hyaluron zu spritzen, da ein erhöhtes Nekrose-Risiko bestehe. Hinzu kommt, dass die Langzeitfolgen von Hyaluronsäurefillern seit der Markteinführung Mitte der Neunzigerjahre noch gar nicht bekannt sein können. Dr. Gavin Chan, ein Schönheitschirurg des Victorian Cosmetic Institute, ist international durch seinen YouTube-Kanal[88] bekannt geworden, in dem er zeigt, dass Hyaluron eben nicht, wie oft vermutet, nach einer gewissen Zeit im Körper von selbst abgebaut wird. Laut ihm sei es vielmehr so, dass selbst Patientinnen, die vor zehn Jahren eine Lippenunterspritzung gehabt hätten, Teile der Hyaluronsäure noch immer im Gesicht trügen. Nur nicht mehr da, wo sie eigentlich platziert worden sei, um für den idealen Look zu sorgen. Der Filler baue sich nicht in den Lippen ab, sondern verlaufe in andere Gesichtsmuskeln und deren Zwischenräume. Langfristig könnten sich so auch Knötchen und Gewebeveränderungen bilden, die noch nicht hundertprozentig erforscht seien.

So viel also zu den »harmlosen« Eingriffen. Trotzdem steigt die Zahl dieser Art von Beauty-Behandlungen enorm. Ab dem Jahr

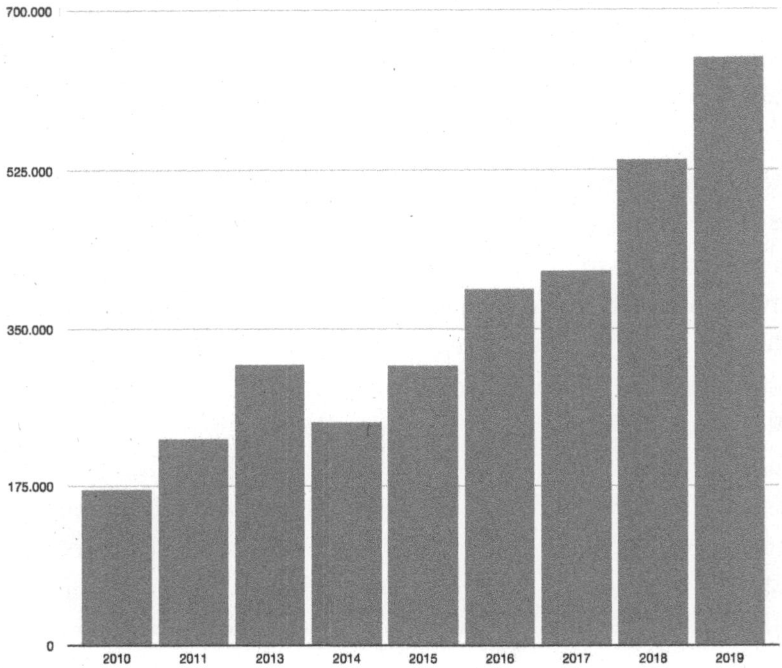

Nicht operative Eingriffe in Deutschland

2010 verzeichnen die nicht operativen Eingriffe wie Botulinumtoxin-Spritzen, Hyaluronsäure-Unterspritzungen und Laserbehandlungen in Deutschland einen deutlichen Schub. Die Zahl der Hyaluron-Unterspritzungen und Botox-Injektionen hat sich in zehn Jahren beinahe versechsfacht.[89] Die Deutsche Gesellschaft für Ästhetisch-Plastische Chirurgie verzeichnet zusätzlich insbesondere seit Beginn der Coronapandemie im Jahr 2020 den Trend zu Faltenunterspritzungen mit Hyaluron, der sich unter anderem auf vermehrtes Homeoffice zurückführen lässt.[90] Die Kurve der nicht operativen Eingriffe läuft in etwa kongruent mit dem User-Wachstum von Instagram seit 2010. Ein Zufall?

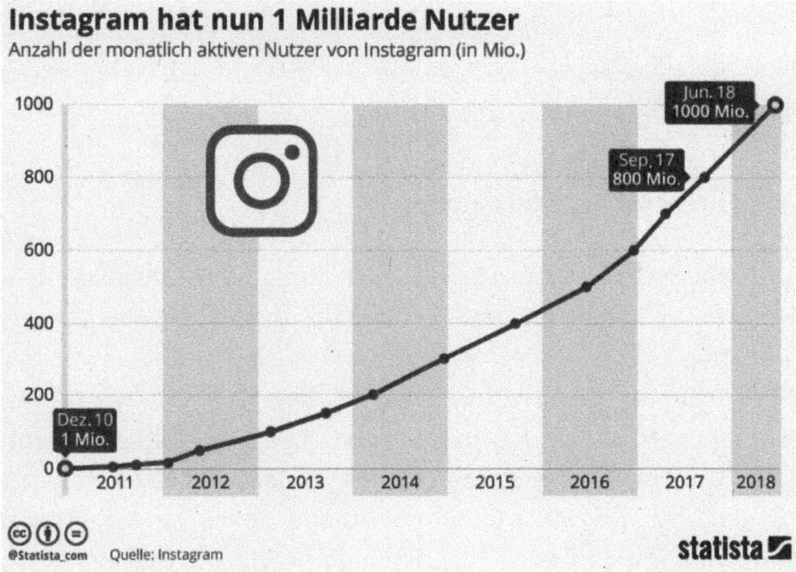

Zahl der monatlich aktiven User auf Instagram weltweit

Der enorme Druck, einem gewissen Schönheitsideal zu entsprechen, hinterlässt auch seelische Spuren. Einige Studien legen nahe, dass die Nutzung von Social Media in gewisser Hinsicht ein Faktor für Unzufriedenheit, Ängste oder gar Depression sein kann. Die tagtägliche Bilderflut auf Portalen wie Instagram zielt besonders stark auf junge Frauen ab – und diese lassen sich davon offenbar beeinflussen, wie die Ergebnisse einer internationalen Studie[91] italienischer und britischer Forscher belegen. Dafür befragten die Psychologen der Universitäten von Padua und Surrey 247 italienische Frauen im Alter zwischen 19 und 32 Jahren zu ihrer Instagram-Nutzung beziehungsweise dazu, wie sie auf die Bilder reagieren. Dabei zeigte sich: Junge Frauen, die häufig ihre Zeit auf Instagram verbringen, sind unzufriedener mit ihrem eigenen Körper. Dieser Effekt wird verstärkt, je öfter die Befragten mit sexualisierten Bildern oder Kommentaren über Äußerlichkeiten konfrontiert werden.

Mehr noch: Diejenigen, die besonders häufig die Plattform nutzten, äußerten dementsprechend öfter den Wunsch, ihren Körper durch einen chirurgischen Eingriff verändern zu wollen.

Jung und schön auf Instagram

Die Gründe dafür, warum insbesondere junge Menschen diese Risiken für ihre körperliche und mentale Gesundheit eingehen, liegen allerdings nicht nur in der Werbung und bei den Influencern selbst. Eine Reihe von Faktoren trägt dazu bei, dass das Verhalten der Influencer eher wie ein Katalysator wirkt – sie sind nicht die eigentliche Ursache der Trends, sondern verstärken und beschleunigen diese. Dabei spielt das Medium selbst eine Rolle. Der Anstieg von Beauty-Eingriffen lässt sich auch auf den leichteren Zugang zu Informationen im Zeitalter der Digitalisierung zurückführen. Ärzte lassen sich schnell googeln, und über die Eingriffe selbst kann sich jeder Laie ausführlich anhand von bebilderten Werbeinformationen im Netz informieren. Finanziell sind Beauty-OPs auch kein Problem mehr. Viele Ärzte bieten Ratenzahlung an. Einige betreiben sogar aktiv Werbung in den Social Media, was nicht grundsätzlich verboten ist. Es gibt aber starke Einschränkungen, die in Paragraf 11 des Heilmittelwerbegesetzes[92] festgehalten sind. So sind etwa Vorher-nachher-Bilder von plastisch-chirurgischen Eingriffe verboten. Das ignorieren viele jedoch. Solange niemand diese Posts und Accounts bei Instagram und Co. meldet, wird fröhlich weitergemacht. Die Bilder sprechen für sich.

Hinzu kommt die Tatsache, dass Social-Media-Nutzer sich via Selfie-Kamera mittlerweile permanent sehen – und die »unperfekten« Fotos dann mit den Bildbearbeitungstools und -filtern von Snapchat, Instagram und anderen Apps vor dem Posten »verschönern«. Daraus geht ein neues Phänomen hervor, für das der Begriff

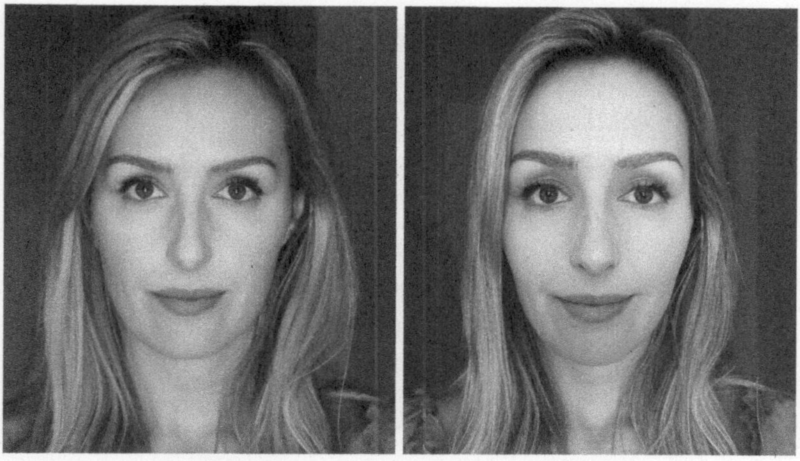

Unterschied Porträt mit normaler Kamera (links) und Selfie-Kamera (rechts)

Selfie- oder Snapchat-Dysmorphie geprägt wurde. Er beschreibt den Wunsch vieler Patienten, sich so zu verändern, wie sie sich in den bearbeiteten Bildern sehen – den Blick in den Spiegel auf ihr »echtes Ich« halten sie hingegen nur noch schwer aus. Die American Academy of Facial Plastic and Reconstructive Surgery[93] hat im Jahr 2019 erhoben, dass ungefähr 75 Prozent der Beauty-Eingriffe gemacht werden, weil die Patienten auf ihren Selfies besser aussehen wollen. Woran liegt das? Erstens an den Filtern selbst, die wir in den Social Media vorgesetzt bekommen. Sie verkleinern die Nase, liften die Augen, zeichnen Falten weich und vergrößern die Lippen. Zudem beeinflusst uns der Fakt, dass die Brennweite einer Selfie-Kamera komplett anders ist als das, was wir in der Realität sehen. Jede Nase sieht in einem Selfie um etwa 30 Prozent[94] größer aus, als sie es eigentlich ist.

In einer Zeit, in der die Werbung, Influencer und die eigene Smartphone-Kamera Social-Media-Nutzern eine ständige Unsicherheit vermitteln, ist es schwierig, rational zu handeln. Viele User landen auf Instagram und YouTube, um dort ihre Einzigartigkeit zu betonen. Ihr Aussehen soll ihre individuelle Persönlichkeit widerspiegeln. So probieren sie aufwendige Make-ups aus, um sich selbst zu verwirklichen, ohne zu erkennen, dass sie nur versuchen zu kopieren – und sind dann enttäuscht, wenn es nach vier Stunden Arbeit nicht so perfekt aussieht wie in den YouTube-Videos oder Insta-Posts der Influencer. Was kein Wunder ist, denn mit großer Wahrscheinlichkeit schaltet kein einfacher User ständig ein grelles Ringlicht ein oder lässt Glattzeichnungsprogramme über die eigene Haut laufen.

In gewisser Hinsicht ist das Streben nach dem perfekten Look, egal, ob mit aufwendigen Make-ups oder gar Beauty-OPs, eine falsch verstandene Selbstverwirklichungsmission. Jeder versucht, sein eigenes, perfektes Leben und den perfekten Look zu kreieren – und am Ende sehen doch alle gleich aus. Die Ursache dafür ist der Wunsch nach Anerkennung durch die Community. Viele User glauben, dass sie, wenn sie nicht der Norm entsprechen, die durch Social Media vorgegeben wird, automatisch weniger beliebt sind und somit auch weniger Likes bekommen – die digitale Währung für Popularität. Eine Schönheits-OP ist eben keine rein persönliche Entscheidung, sondern eine unterbewusst soziale, gesellschaftliche oder trendgesteuerte. Im Jahr 2040 wird man vielleicht ebenso spöttisch auf die Instagram-Beautys zurückblicken wie im Jahr 2022 auf die Nullerjahre-Looks von Britney Spears und Christina Aguilera oder auf dünne Augenbrauen, dunkle Lipliner und blaue Lidschatten.

So bleibt nur die Hoffnung, dass in Zukunft Konzepte wie Body Neutrality, bei denen der Körper nicht im Fokus der Betrachtung steht, an Bedeutung gewinnen. Die bereits erwähnte Rapperin Shirin David hat sich ihre Brust inzwischen wieder verkleinern lassen. In einer weiteren Instagram-Fragerunde auf ihrem Kanal nannte sie als einen der Beweggründe, dass sie in kein Oberteil mehr gepasst habe und bald auf Tour gehen wolle. Über ihre Brüste spricht sie dabei wie über ein Accessoire, das man einfach verändern oder ablegen kann. Als »kleiner und schöner« empfindet sie ihre neue Oberweite jetzt. Sie sei aus *»huge titty babsi* einfach rausgewachsen«.[95] – Na ja, wer sich's leisten kann.

Eine dicke Lippe riskieren

Die durchschnittlichen Follower einer Shirin David und Co. können in der Regel nicht mal eben mehrere Tausend Euro für eine Brust-OP bezahlen und diese dann nach ein paar Jahren wieder rückgängig machen. Auch Lippenunterspritzungen, die immerhin mehrere Hundert Euro pro Behandlung kosten können, liegen für viele Teenager und junge Erwachsene außerhalb des eigenen Budgets. Zudem ist es gerade für Minderjährige ein schwieriges Unterfangen, die eigenen Eltern zum Unterschreiben einer Einverständniserklärung für das Lippenaufspritzen zu bewegen. Aber wo es eine Nachfrage gibt, da ein Angebot. Seit 2019 geistert ein Produkt namens »Secret Lips« durch diverse Influencer-Werbe-Storys. Das Geschäft brummt: Laut dem Jahresabschlussbericht steigerte das Unternehmen seinen Umsatz von geschätzten 1,6 Millionen Euro im Geschäftsjahr 2019 bereits im Folgejahr auf gut 2,6 Millionen Euro. Das Unternehmen rechnet mit einem jährlichen Wachstum von 52,9 Prozent.[96] Im Prinzip soll das Wundermittel so funktionieren: Zunächst rollt sich der Influencer mit einem Handroller über die Lippen, an dem unzählige kleine Mikronadeln befestigt sind. Diesen Schritt soll der Anwender laut Unternehmenswebsite für zwei Minuten mit ausreichend Druck horizontal sowie vertikal ausführen. Im Anschluss wird ein hyaluronsäurehaltiges Serum auf die Lippen aufgetragen und einmassiert. Die zuvor durch die Mikronadeln beschädigte Haut soll wohl bewirken, dass das Produkt besser einziehen kann. Dieses sogenannte Lip Boosting System, bestehend aus Roller und 15 Milliliter Serum, kostet auf der Website des Unternehmens Secret Lips GmbH & Co, KG stolze 99,99 Euro.[97] Immerhin um einiges billiger als eine Lippenaufspritzung bei einem Facharzt – und zum Glück gibt es dafür großzügige Rabattcoupons der Influencer: Bis zu 70 Prozent Nachlass bieten einige von ihnen mit ihren exklusiven Codes.[98] Wie viel das Produkt im Einkauf tatsächlich kostet, damit bei solch hohen Rabatten nach Abzug von Entwicklungs-, Personal- und Marketingkosten noch Gewinn gemacht werden kann, lässt sich erahnen.

Von dem fragwürdigen Vertriebs- und Preismodell einmal abgesehen, sollte man diese Art von Lippen-Boostern generell mit Vorsicht genießen. Auf Bewertungswebsites wie Trustpilot[99] hagelt es für »Secret Lips« schlechte Rezensionen. »Die Leute, die Herpes haben, sollten aufpassen. Der kommt bei mir immer wieder raus sobald ich es benutze, außerdem werden die Lippen davon sehr trocken«, schreibt ein User. Ein anderer postet: »Tut ziemlich weh der Roller ... klar kann man dauerhafte Ergebnisse erzielen, da die Lippen dadurch vernarben.« Ein dritter schreibt: »Hat nichts gebracht, außer eine allergische Reaktion und trockene Lippen.« Aufgrund der vielen Kritiken zu dem in den Social Media flächendeckend beworbenen Lip-Booster stellte sich auch eine Reporterin des öffentlich-rechtlichen YouTube-Kanals *reporter* dem Selbsttest.[100] Sie wendete das Produkt wie vom Hersteller beschrieben an. Davon abgesehen, dass der Roller nach nur wenigen Anwendungen bereits erste schwerwiegende Mängel hatte und regelrecht auseinanderfiel, waren auch ihre Lippen nach einer Woche Nutzung leicht verkrustet. Sie kontaktierte daraufhin eine Ärztin, die ihr dringend von der weiteren Benutzung abriet. Die Hunderte Mikronadeln würden zu kleinen Verletzungen in den Lippen führen und die Haut schädigen. Das Produkt sei keine dauerhafte Lösung, um die Lippen zu vergrößern. Lediglich die Stressreaktion der Haut kurz nach der Anwendung könne zu einem kurzfristigen Vergrößerungseffekt führen. Zusätzlich würden die Mikroverletzungen eine wunderbare Angriffsfläche für Keime, Bakterien und Viren bilden. Dadurch könnten Herpes oder Warzen an den Lippen entstehen. Allzu hoch kann zudem der als Hauptwirkstoff angepriesene Hyaluronsäure-Anteil im Serum nicht sein. In der Inhaltsstoffliste auf der »Secret Lips«-Website taucht die entsprechende Substanz Sodium Hyaluronate erst an neunter Stelle auf.[101]

Es stellt sich zwangsläufig die Frage, ob die Influencer, die dieses Produkt in ihren Storys vorstellen, dieselben Probleme bei der Anwendung verspüren und trotzdem dafür werben. Da viele von ihnen aber bereits aufgespritzte Lippen vom Beauty-Doc haben, liegt die Vermutung nahe, dass sie den Lip-Roller selbst überhaupt nicht nutzen. Ihn dann gegenüber den eigenen Followern dennoch als wirksames Mittel zu bewerben, ist angesichts des Vertrauens, das viele Influencer bei ihren Fans besitzen, fast schon fahrlässig und auf jeden Fall unmoralisch.

Ein positives Beispiel, wie Beauty-Blogger verantwortungsvoll über Inhalts- und Wirkstoffe von Kosmetika aufklären können, ist der Influencer xskincare.[102] Der Biologiestudent hat auf Instagram mittlerweile mehr als 760.000 Follower. In seinen Posts räumt er mit all den Beauty-Mythen auf, die dank diverser nicht fachkundiger Beauty-Influencer dann doch irgendwie populär geworden sind. So setzt er sich etwa in einem Post damit auseinander, dass einige Influencer in ihren Storys behaupten, günstige Nagellacke aus der Drogerie seien ungesund und könnten bei Schwangeren zu Missbildungen des Kindes oder gar Fehlgeburten führen.[103] Stattdessen raten die Influencer eher dazu, teure, »gesündere« Lacke zu verwenden. Dieser These widerspricht xskincare und erklärt, welche Inhaltsstoffe wann genau, in welcher Konzentration schädlich wären – und dass die meisten problematischen Stoffe in einer so niedrigen Konzentration im Nagellack auftauchen, dass es vergleichbar sei mit derselben Menge des Stoffes, der beim Aufwärmen von Spinat entstehe. Allerdings: So vorbildlich das Social-Media-Engagement des Biologiestudenten auf inhaltlicher Ebene ist, völlig frei von geschäftlichen Interessen ist auch er nicht. Auf seinem Instagram-Profil verlinkt er etwa seine eigene Kollektion in Zusammenarbeit mit der Naturkosmetikmarke Nø.[104]

Money makes the beauty world go round

Neuartige Schönheitsprodukte wie der erwähnte Lippen-Roller sind ein weitverbreitetes Phänomen, seitdem es Social Media gibt. Während kleine Beauty-Start-ups aufgrund mangelnder finanzieller Mittel früher noch Investoren oder Drogerieketten überzeugen mussten, das eigene Produkt in den Handel zu nehmen, können sie heute über Instagram und Co. organisch wachsen. Zunächst werden Makro- und Mikro-Influencer genutzt, die bei einer bezahlten Kooperation in das Budget des Unternehmens passen. So auch im Fall von »Secret Lips«. Hat sich das Produkt erst einmal etabliert, können auch größere Influencer für Werbekooperationen genutzt werden. Das Problem: Influencer haben oft nicht die Expertise, um zu bewerten, ob ein Produkt sinnvoll ist. Oft werden Gefühle wie »angenehm auf der Haut« oder »Ich glaube, ich sehe schon einen Unterschied« als Bewertungsgrundlage für die Wirksamkeit eines Produkts benutzt. Klinische Studien? Fehlanzeige. Auch Geld kann das Urteilsvermögen eines Influencers trüben. Wer beispielsweise 5000 Euro bekommt, um eine Creme in einem 60-Sekunden-Clip zu bewerben, hat mit Sicherheit schon allein deshalb ein »gutes Gefühl« bei der Anwendung. Wie ungeniert auf Instagram teilweise für Beauty-Produkte geworben wird, demonstrierte 2021 der YouTuber Marvin Wildhage mit einem von langer Hand geplanten Experiment.[105] Er wollte laut eigener Aussage »beweisen, dass Influencer für Geld wirklich alles sagen und sogar ihre Prinzipien vergessen«. Dafür erstellte er eine vermeintliche Gesichtscreme, in deren Verpackung er lediglich Gleitgel füllte. In der Inhaltsstoffangabe versteckte er Worte wie »Uran«, »Asbest« oder »pipikaka seed oil« – Zutaten, die einen Experten sicher stutzig machen würden. Sein Plan ging auf: Die Influencer Enisa Bukovic, Vanessa Mariposa sowie Leon Machère warben tatsächlich für das Produkt. Die ehemalige *Germany's-Next-Topmodel*-Kandidatin Enisa Bukovic ließ sich sogar zu der Aussage hinreißen, dass die Creme mit »Uran-Gestein gefiltertes Wasser« enthalte. Ein witziges Experiment, welches einige der Reingelegten als oberflächlich und geldgeil diffamierte. Das gesellschaftliche Problem, das damit einhergeht, dass Influencer ohne Fachkenntnisse als neue »Experten« für Schönheit die Beauty-Start-ups großmachen, wurde im Rahmen dieses Experiments allerdings nicht beleuchtet. Dass manch ein Beauty-Influencer für entsprechend hohe Geldbeträge sogar so weit geht, andere Kosmetikprodukte schlechtzumachen, zeigt ein Insiderbericht der US-Amerikanerin Marlena Stell. Die erfolgreiche Beauty-YouTuberin mit mehr als 1,4 Millionen Followern veröffentlichte vor drei Jahren ein Video[106] mit einem erstaunlichen Vorwurf: Mittlerweile sei es in der US-amerikanischen Beauty-Community gang und gäbe, Angebote für negatives Influencer-Marketing zu erhalten. Der Creator soll also ein Konkurrenzprodukt in seinen Inhalten nicht gut dastehen lassen. Dafür zahlen die Agenturen und Firmen einiges an Honorar, wie der Visagist Kevin James Bennett in einem Instagram-Post bestätigt:[107] Ein namentlich nicht genannter, aber renommierter Beauty-Influencer soll für einen Preis zwischen 75.000 und 85.000 US-Dollar dazu bereit gewesen sein, ein Video mit einer gezielten negativen Rezension zu produzieren – und so gegen Bezahlung direkt das Konsumverhalten seiner Follower zu beeinflussen. Das habe er bei einer Anfrage für eine mögliche Kooperation im Auftrag eines Kosmetikunternehmens von dessen Management erfahren. Hochrangige Beauty-Influencer aus den USA wie James Charles (22,8 Millionen Follower auf Instagram) bezweifeln das.[108]

Solch eine Form negativer Werbung ist in den USA durchaus erlaubt und nicht wettbewerbswidrig. In Deutschland wäre so etwas nur dann erlaubt, wenn es nicht gegen das Gesetz gegen den unlauteren Wettbewerb verstößt.[109] Darüber hinaus genießt Negative Campaigning hierzulande bislang kein gutes Ansehen. Dem negativen Influencer-Marketing liegen in Deutschland also sowohl rechtlich als auch moralisch einige Steine im Weg – zumindest bislang.

Immer wieder tauchen jedoch neue Marken im Beauty-Bereich auf, werden inflationär beworben und auch gekauft. Wenn dann nach einigen Monaten die erste Kritik kommt, von Journalisten oder Ärzten, ist es meistens schon zu spät. Es gibt unzählige Beispiele. Eines davon ist ein ominöses Zahnbleaching-Produkt namens »Smile Secret«, welches von Dieter Bohlen, *BibisBeautyPalace* oder Laura Wendler beworben wurde und ohne großen Aufwand schnell strahlend weiße Zähne versprach. Die – laut Eigenbeschreibung – »Zukunft der Zahnaufhellung« wird übrigens von einer Firma vertrieben, die genauso wie »Secret Lips« zu der Secret Verwaltungs GmbH gehört. Zufall? Oder ist das Influencer-Marketing für fragwürdige Beauty-Produkte ein Geschäftsmodell? Zu dem Firmengeflecht der Secret Verwaltungs GmbH unter Geschäftsführerin Vivien Wolter gehören noch andere Artikel, die mittels Rabattaktionen und Influencern an den Mann und an die Frau gebracht werden sollen, wie etwa künstliche Wimpern mit dem Namen »High Lash« oder eine Muskel-Massage-Bürste namens »Gymtastic«, die wiederum Fitnessfans ansprechen soll.

Das Bleachingprodukt »Smile Secret« geriet wegen zahlreicher problematischer Inhaltsstoffe wie Zitronensäure und Chlordioxid jedenfalls heftig in die Kritik. Die Wirkstoffe entziehen dem Zahn Wasser, wodurch dieser zwar zunächst heller erscheint, aber langfristig anfälliger wird, da die Zahnstruktur nachhaltig beschädigt und porös werden kann.[110] Welche Berechtigung ein Dieter Bohlen, eine Laura Wendler oder eine Bibi Claßen haben, ein Bleaching, das bestenfalls von geschulten Zahnärzten ausgeführt werden sollte, an ihre Follower zu verkaufen, ist fraglich.

Dennoch machte die Firma hinter »Smile Secret« laut Jahresabschluss von 2020 rund 4 Millionen Euro Umsatz.[111] Der Vertrauensvorschuss, den Influencer bei ihren Fans haben, scheint auszureichen, um auch im fast medizinischen Bereich genügend Produkte an das entsprechende Publikum zu bringen. Dass sich Influencer als Experten in ihren Nischen etablieren können, obwohl es ihnen an Fachwissen mangelt, ist allerdings nicht nur in der Beauty- und Kosmetikszene zu beobachten – wie das folgende Kapitel zeigen wird.

Kapitel 3

#fitnessaddict – Warum Fitness-Blogger nicht nur an deiner Fitness interessiert sind

Fitness, Motivation, Lifestyle: Das sind die ersten drei Worte, die einem beim Anblick dieses Instagram-Kanals ins Gesicht springen. Der US-Amerikaner Matthias McKinnon hat den Körper, den sich viele Männer erträumen: ausgeprägte Brustmuskeln, einen riesigen Bizeps, kein Six-, sondern ein Eightpack und kein Gramm Fett zu viel am Körper. Ein Adonis der Neuzeit. Auf seinem TikTok-Account propagiert er die Parole: *Be a great champ* – »Sei ein großartiger Gewinner«. Die Botschaft, die er vermitteln möchte, ist eindeutig: Ein Typ mit so einem Körperbau wird niemals verlieren. Doch seine Muskeln sind nicht der einzige Grund, warum dieser Mann über 1,8 Millionen Follower auf TikTok begeistert, darunter auch viele aus Deutschland. Schließlich gibt es von Fitness-Influencern wie McKinnon mittlerweile so viele wie Sand am Meer. Um langfristig Erfolg in dieser Branche zu haben, scheint vor allem ein Motto zu zählen: höher, schneller, weiter. Wer unter Millionen von gleichermaßen durchtrainierten Körpern auffallen will, braucht außergewöhnliche Trainingsmethoden, neuartige Fitnesstricks und vor allem die richtige Portion Entertainment. Die Fitness-Influencer-Szene ist international aufgestellt, Ländergrenzen sind egal – World Wide Web eben. Vor allem auf Plattformen wie TikTok, bei denen der Bildinhalt mehr als Worte zählt, ist den Followern die Herkunft ihres Trainingsvorbildes egal – solange er oder sie gut durchtrainiert ist und allem Anschein nach die krassesten Workouts aushält.

Und so kommt es, dass Matthias McKinnon in seinen 15-sekündigen Clips vor allem zum Zwecke der Aufmerksamkeit auf die absurdesten Arten im Fitnessstudio trainiert.[112] Er missbraucht ein Sofa als Hantel, pumpt wie ein Wahnsinniger, während er ein Spinningrad als Extragewicht an einem Hüftgürtel befestigt und damit einen Klimmzug nach dem anderen macht – wie eine gut geölte Maschine. Sieht alles ziemlich einfach aus für den Zuschauer. Ist es aber nicht. Selbst dann nicht, wenn jemand so viele Muskeln haben sollte wie dieser Mann – der immerhin ein ehemaliger Profi-American-Football-Spieler und Gründer eines eigenen Fitnessstudios namens »I Grind 365 « ist. Die Risiken, sich bei diesen bildstarken Stunts zu verletzen, sind immens. Die selbst konstruierten Trainingsgeräte, die McKinnon nutzt, sind weder normiert noch sicher. Ihr Schwerpunkt und somit ihr Verhalten während einer Übung sind unvorhersehbar. McKinnon geht offen mit solchen Fails um. So postete er beispielsweise ein Video, in dem er eine Hantelstange mit etwa 50 Kilogramm Gewicht auf den Schultern balancierte. Plötzlich fiel sie ihm über den Rücken auf den Boden.[113] Eine Einordnung oder gar Warnung für die teils jungen Zuschauer fehlt auf McKinnons Social-Media-Kanälen trotzdem. Nur bei einigen besonders krassen Videos sehen User die automatisch generierte Anmerkung der Plattform TikTok: »Die Teilnahme an dieser Aktivität könnte dazu führen, dass du dich verletzt oder dass andere sich verletzen.« Kurzzeitig wurde McKinnons TikTok-Account deaktiviert, vermutlich weil er aufgrund dieser gefährlichen Videos von Community-Managern der Plattform gebannt wurde. Mittlerweile wurde der Kanal jedoch reaktiviert. Auch auf Instagram postet McKinnon weiterhin fleißig kurze Clips mit immer absurderen Trainingsgeräten.

Um sich Fitness-Influencer nennen zu dürfen, braucht es keine Ausbildung im Sport- oder Gesundheitswesen. Matthias McKinnon ist vielleicht ein besonders absurdes Beispiel für eine Vielzahl von selbst ernannten Fitnesscoaches und -experten, die auf diversen Plattformen im Netz ihre Trainingsideen und Tutorials an den Mann oder die Frau bringen, ohne über die richtige Ausführung, geschweige denn die sportmedizinischen Hintergründe zu sprechen. Das stellt für ihre Popularität häufig kein großes Problem dar. Die Workout-Profis auf Instagram, YouTube und Co. haben nämlich einen großen Vorteil: ihren Körper. Der spricht für sich und bringt die Kredibilität dafür, dass ihr Weg der richtige zu sein scheint. Wer eine gute Figur hat, der wird wohl auch Ahnung haben. Ein gefährlicher Trugschluss. Besonders das Trainieren im Fitnessstudio kann, wenn Übungen falsch ausgeführt werden, langfristig zu starken gesundheitlichen Schäden wie Gelenkproblemen oder Muskelabrissen führen. Selbst im professionellen Bodybuilding sind Verletzungen keine Seltenheit. Die meisten treten im Schulter-, Ellenbogen-, Lendenwirbelsäulen- und Kniebereich auf.[114]

Obwohl das richtige Trainieren in kaum einer Sportart so komplex und wichtig ist wie beim Bodybuilding, sind Unwissenheit und Selbstüberschätzung stark verbreitet. Denn selbst wenn Kraftsportler keine Schmerzen oder andere Beschwerden empfinden, können sich ihre Gelenke nach jahrelangem Training entzünden, wie die Ergebnisse einer nicht repräsentativen Studie im Rahmen einer Masterarbeit an der Universität Linz mit elf Kraftsportlern nahelegen.[115] Im MRT zeigte sich, dass vor allem ihr Schultereckgelenk nach jahrelangem Gewichtheben, Stemmen, Drücken und Pressen öfter entzündet war als bei einer Vergleichsgruppe, die keinen Kraftsport betrieben hatte. Wenn solche Verletzungen schon bei scheinbar beschwerdefreien Bodybuildern auftauchen, kann sich jeder vorstellen, wie weitverbreitet andere oder ähnliche Verletzungsmuster bei Freizeitsportlern sein müssen. Dieses Fehlverhalten wird nicht zuletzt dank einiger Influencer, deren Tutorials und Tipps weder von Physiotherapeuten noch von Medizinern kontrolliert werden, verstärkt.

Die schmerzhafte Erfahrung eines Muskelabrisses im Brustbereich – im Fachjargon ein Abriss der Pectoralis-Major-Sehne vom Brustmuskel – musste YouTuber Kevin Wolter bereits zwei Mal erfahren.[116] Typischerweise tritt diese seltene Verletzung beim Bankdrücken auf. So auch im Fall des YouTubers, als er mit 190 Kilogramm Gewicht trainierte. Nach der Verletzung zierte ein riesiger lila-blauer Fleck seinen Oberkörper und Brustkorb. Die Folge: starke Schmerzen, zahlreiche Arztbesuche, sogar eine komplizierte Operation, Physiotherapie und drei bis sechs Monate Krafttrainingsverbot. Bitter für jemanden, der über 650.000 Follower hat, die ihm regelmäßig beim Trainieren zuschauen. Nun begleiten die Fans seinen Reha-Prozess.

Kevin Wolter ist vor einigen Jahren vor allem dadurch bekannt geworden, dass er als einer der ersten Bodybuilder in den Social Media offen zugab, Steroide zu nehmen. Im Interview mit dem funk-Format *deep und deutlich*[117] sagte er: »Diese ganze Fitness-Welt ist mir so auf den Pisser gegangen, (...) dass sich da irgendwelche Leute hinstellen und den Kiddies eine Illusion vorgaukeln, die sie aber mit einer Lüge erschaffen. (...) Die Jugendlichen in Gyms werden mit 13 bis 14 schon auf diese Schiene gebracht, und die sind noch gar nicht reif genug, auch vom Kopf her, das zu entscheiden, diese Substanzen zu nehmen. Die machen das dann irgendwo heimlich, oder teilweise sogar in den Studios werden da die Spritzen gesetzt.« Durch seinen offenen Umgang mit der Thematik will Wolter seine Follower über Steroid- und Dopingmissbrauch im Kraftsport aufklären. Ein Exempel statuieren, indem er sich selbst immer wieder als Negativbeispiel inszeniert. Ob er dadurch ein besseres Vorbild ist, bleibt offen.

Es zeigt jedoch sehr eindrucksvoll: Ein extrem muskulöser Body mit niedrigem Körperfettanteil ist noch lange kein Garant für einen gesunden Körper.

Fake it and you'll make it

Dennoch sind es häufig die Fitnessprogramme der besonders gut aussehenden Influencer, die sich am besten verkaufen. Eine der angesagtesten Deutschlands ist Lisa del Piero. Ihr Markenzeichen ist ihr Po. Diesen setzt die ehemalige *Germany's-Next-Topmodel*-Kandidatin in zahlreichen Instagram-Postings gekonnt in Szene. Mal in hautengen Jeans, mal in Sportleggins und ab und zu sogar im String-Bikini. Del Piero sah nicht immer so aus. In der Tat hat sie sich seit ihrem Auftritt in Heidi Klums Modell-Show optisch stark verändert. Das wird besonders durch ein Vorher-nachher-Bild auf ihrem Kanal deutlich, welches sie im April 2021 postete und bei dem sie Fotos von sich aus den Jahren 2015 und 2021 nebeneinanderstellt.[118] Während ihre Taille auf beiden Bildern etwa gleich schlank ist, scheint sich der Umfang ihres Hinterteils in den letzten sechs Jahren fast verdoppelt zu haben. Die Caption unter dem Foto lautet ins Deutsche übersetzt: »Dieser Po wurde zu 100 % im Fitnessstudio und durch viele Workouts gemacht.« Die eindrucksvolle Transformation und ihr Trainingserfolg haben sicherlich Potenzial, weiter vermarktet zu werden. Mittlerweile hat del Piero zusammen mit dem Online-Fitnessstudio Gymondo zwei eigene Po-Fitnessprogramme namens »#BootyByLisa«[119] und »Booty Next Level«[120] auf dem Markt.

Das Versprechen: »Du brauchst keine Hanteln oder Geräte, um mit effektiven Workouts in nur 25 Minuten deinen Körper zu formen. (...) In ›Booty Next Level‹ trainierst du mit Lisa ganz nach ihrem Plan und bringst deinen Po mit Bodyweight-Workouts auf das nächste Level.« Ein Versprechen, das vermutlich absichtlich vage gehalten wird. Denn einen Po wie den der 26-Jährigen kann wohl kaum jemand allein durch Bodyweight-Training erreichen, also durch Übungen, bei denen keine zusätzlichen Gewichte, sondern nur das eigene Körpergewicht genutzt wird. An und für sich ist es besonders für Anfänger sinnvoll, lediglich das eigene Gewicht zum Sport zu nutzen, um Muskeln auf- und Fettpölsterchen abzubauen. Allerdings nähert sich der Körper mit wachsender Fitness einem Plateau an. Sprich: Wer 20 Kniebeugen locker schafft, kann sich – ohne Gewichte – nur noch steigern, wenn er die Anzahl erhöht, also beispielsweise 40 Kniebeugen macht. Hierbei handelt es sich dann aber um eine Kraft-Ausdauer-Übung, die kein intensives Muskelwachstum, also eine Hypertrophie, fördert. So erklärt es der staatlich geprüfte Physiotherapeut und langjährige Trainer »Coach Stef« auf seinem YouTube-Kanal.[121]

Die aktuelle Forschung kommt zu ähnlichen Ergebnissen, wie eine Studie führender Experten aus dem Jahr 2021 zeigt. Zwar können Einzelpersonen über ein breites Spektrum an Belastungszonen eine vergleichbare Muskelhypertrophie erreichen. Dennoch scheint das Nutzen moderater Gewichte für athletische Personen sowie das Arbeiten mit etwa zehn Wiederholungssätzen pro Muskel und Woche eine allgemeine Mindestanforderung zu sein.[122] Del Piero selbst weiß das natürlich: Nicht ohne Grund sehen ihre Follower sie in zahlreichen Storys beim Training mit schweren Gewichten im Fitnessstudio.

Es stellt sich zwangsläufig die Frage, warum sie, entgegen ihrer eigenen Trainingsphilosophie, ein Po-Programm verkauft, welches für das Workout ohne Gewichte zu Hause zugeschnitten ist und einen ähnlichen Erfolg verspricht. Ein Grund könnte ihre Zielgruppe sein. Besonders minderjährige Mädchen wollen oder dürfen sich nicht im Fitnessstudio anmelden. Viele Fitnessstudios sind ab 16

Jahren zugänglich oder verlangen eine Einverständniserklärung der Eltern. Auch junge Frauen fühlen sich oft unwohl dabei, im »Gym« zu trainieren. Dies legt zumindest eine Umfrage nahe, die im Auftrag der Unilever-Deomarke »Sure Women« (in Deutschland unter dem Markennamen Rexona erhältlich) unter 2000 britischen Frauen durchgeführt wurde. Eine von vier Frauen fühle sich demnach von den Trainingsgeräten sowie den anwesenden Leuten im Studio eingeschüchtert, unter anderem aus Angst, beim Workout beobachtet und verurteilt werden zu können. Besonders bei den 18- bis 24-jährigen Sportlerinnen seien diese Befürchtungen enorm.[123] Ein Blick auf die Kommentare unter Lisa del Pieros Postings offenbart, dass ihre Community hauptsächlich aus genau diesen Frauen und jungen Mädchen besteht. Es ist also vor allem wirtschaftlich eine kluge Entscheidung, das Programm auch für diese circa 25 Prozent der unsicheren Frauen zugänglich zu machen.

Das Problem ist nicht die inspirierende Wirkung, die Fitness-Influencerin del Piero auf ihre Follower hat. Sie hat sicherlich schon einige Frauen motiviert, mehr Sport zu treiben, ihre Ziele zu verfolgen und sich wohler im eigenen Körper zu fühlen. Mit der Transparenz allerdings nimmt es die beliebte Influencerin nicht immer ganz so genau. Ihr bemerkenswert durchtrainierter Po wurde anscheinend doch nicht nur durch eiserne Trainingsdisziplin geformt, wie sie in ihrer Instagram-Story im Oktober 2021 zugab. Kurzer Rückblick auf ihr Vorher-nachher-Bild aus dem April desselben Jahres: Damals betonte sie, ihre Rückansicht sei das Ergebnis zahlreicher Workouts, nichts anderes. Keine sechs Monate später redet sie jedoch über einen operativen Eingriff an ihren Hüften, beziehungsweise den Seiten ihres Pos, auch Hipdips genannt. Die habe sie mittels Eigenfett, welches den inneren Oberschenkeln entnommen wurde, aufpolstern lassen. Eine Operation, die vielleicht nicht direkt als Po-OP klassifiziert wird, die Form des Pos aber definitiv äußerlich verändert und, wie in Kapitel zwei bereits erläutert, nicht ganz ungefährlich ist. Ob diese Transparenz gegenüber ihrer Community ausreicht, um del Pieros Fitnessprogramm nicht doch Verbrauchertäuschung vorzuwerfen, ist schwer zu beantworten.

Welche Aussagen für die Bewerbung eines Fitnessprogramms erlaubt sind oder nicht, lässt sich oft nur mühsam entschlüsseln. Der Bundesverbrand der Verbraucherschutzzentrale weist zumindest darauf hin, dass es sich bei vielen Beiträgen von Influencern auch um sogenannte Eigenwerbung[124] handelt. Del Piero ist in gewisser Weise abhängig davon, dass ihre Follower sehen, wie gut in Form sie ist. Nur dann werden ihre Workouts genutzt und ihre Produkte verkauft. Indirekt macht sie also mit jedem Post, in dem sie gut aussieht, Werbung. Auch, wenn ihr Körper nicht nur das Ergebnis ihres eigenen Trainings und ihrer Nahrungsergänzungsmittel ist, sondern, wie erst später bekannt wurde, zusätzlich operativ verändert wurde. Solche indirekten Eigenwerbungen müssen aber in Deutschland bislang nicht gekennzeichnet werden. Den Influencern drohen also weder direkte Konsequenzen, noch müssen sie sich Sorgen machen, juristisch wegen Verbrauchertäuschung verfolgt zu werden. Das Einzige, was für sie auf dem Spiel steht, ist ihre Glaubwürdigkeit bei den Followern.

Und nicht nur durch operative Eingriffe wird in Sachen äußeres Erscheinungsbild getrickst: Auch das Posing der Fitness-Influencer bestimmt maßgeblich, wie die Proportionen einzelner Körperteile wahrgenommen werden. Zwischen einem Foto mit riesigem Po und einem mit einem »ganz normalen« Körper können nur wenige Sekunden liegen (siehe Bild). Hinzu kommt, dass viele Fitness-Blogger ihre Bilder mit Programmen wie Photoshop »verbessern« (siehe Bild).

Eine solche Veränderung muss in Deutschland, im Gegensatz zu Ländern wie Frankreich[125] und Norwegen,[126] nicht gekennzeich-

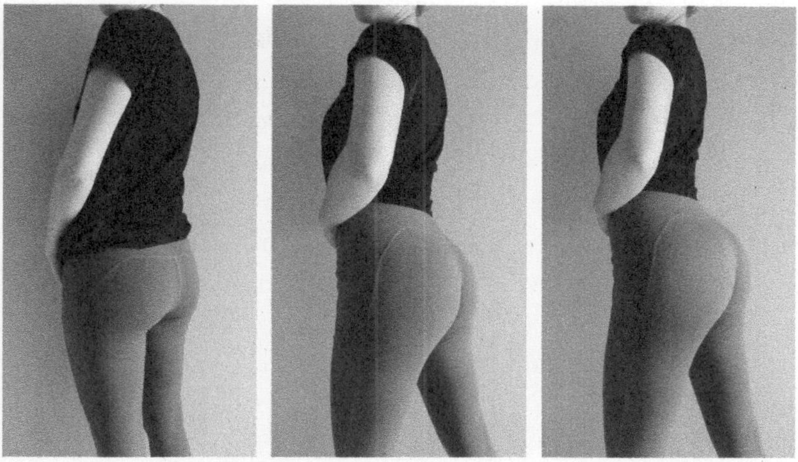

Unterschiede in der Körperhaltung zwischen verschiedenen Posings: unvorteilhaft posiert (links), vorteilhaft posiert (Mitte), nachbearbeitet (rechts)

net werden. Dort wurden entsprechende Gesetze bereits in den Jahren 2017 und 2022 erlassen. Auch die britische Werbeaufsicht Advertising Standards Authority hat im Februar 2021 beschlossen, dass zumindest Seren und Cremes in den Social Media von Influencern nicht beworben werden dürfen, sobald ein Filter zum Einsatz kommt. Hierzulande dürfen die Influencer mit derart manipulierten Bildern unter bestimmten Umständen sogar für Fitnessprogramme werben.

Aber auch der Blickwinkel und die Inszenierung einzelner Körperteile tragen zum gewünschten Gesamtbild bei. So hat die deutsche Medienwissenschaftlerin Katharina Pilgrim für eine Studie[127] je 20 Beiträge der 50 populärsten Fitness-Influencer hierzulande analysiert. Das Ergebnis: Sie alle präsentieren ein sehr einheitliches Körperbild, bei dem vor allem die Muskeln in den Vordergrund gestellt und präsentiert werden – egal, wie sie im Gesamtbild zur Körperproportion passen. So zeigten die Bilder oft deutlich den durchtrainierten Bauch oder Bizeps ohne Kleidung, andere Körperteile aber nicht. Das Manipulieren von Fitnessbildern ist nicht nur bei den Großen der Branche populär. Es gibt mittlerweile sogar Apps, wie etwa Abs Booth,[128] mit der sich auch absolute Photoshop-Laien innerhalb weniger Sekunden ein Sixpack auf den eigenen Körper zaubern können. Selbst Videos können in manchen Apps manipuliert werden, sodass die Taille schmaler erscheint und die Beine im Bewegtbild gestreckt wirken. Wer also auf Social-Media-Plattformen nach inspirierenden Fitnessvorbildern sucht, sollte bedenken, dass häufig viel Schein und weniger Sein hinter den erfolgreichen Profilen steckt.

Daher ist es wichtig, auch junge Menschen darüber aufzuklären, dass Fitness-Influencer, gerade, wenn es um körperliche Gesundheit geht, nicht das Maß der Dinge sind: Viele haben einen vermeintlich »guten« Körper, weil sie viel trainieren, gute Gene haben oder sich im Extremfall in einer Essstörung befinden. Fotos und 15-Sekunden-Videos spiegeln weder die tatsächliche Gesundheit noch die Fitness wider, sondern lediglich eine optimierte Version des aktuellen Aussehens. Sinnvoll wäre es für User also, nach Vorbildern Ausschau zu halten, die Ahnung von Anatomie und Physiologie des Menschen haben und ihre Fitnesstipps sportwissenschaftlich begründen können. Eine professionelle Ausbildung im Bereich Fitness, Ernährung oder Gesundheit sowie Trainerlizenzen sind ein erster Indikator für qualitativen Content. Die Optik sollte zweitrangig sein. Auch solche Kanäle finden sich auf Instagram, YouTube oder TikTok, wie etwa der bereits erwähnte »Coach Stef«. Die bittere Wahrheit ist aber leider, dass die seriösen Influencer weit weniger erfolgreich sind als ihre vermeintlich hübscheren Kollegen. Zum Vergleich: Während Lisa del Piero auf ihrer Hauptplattform Instagram mehr als 890.000 Menschen folgen, sind es bei »Coach Stef« auf seinem Nummer-eins-Medium YouTube nur 345.000.

Hinzu kommt, dass insbesondere Jugendliche in der Pubertät häufig Zweifel an ihrem eigenen Körperbild haben. Sie vergleichen sich ganz automatisch mit den Influencern. Die ständige Konfrontation mit den perfekt inszenierten Tagesroutinen inklusive gesunder Ernährung und Workouts setzt vor allem weiblichen Usern zu, worauf ein 2021 publizierter Report der britischen Soziologin Rosalind Gill hindeutet.[129] Sie fand in ihrer Umfrage unter 175 Frauen im Alter zwischen 18 und 34 Jahren heraus, dass gut 90 Prozent dank der sozialen Netzwerke das Gefühl haben, andere Menschen seien erfolgreicher als sie. So wird die Erfüllung der Routinen der Fitnessgurus auf Instagram zu einem Trigger für Versagensängste. In derselben Studie gaben zudem 95 Prozent an, dass sie sich im Hinblick auf ihr eigenes Körperbild unter Druck gesetzt fühlen. 90 Prozent vergleichen sich dadurch häufiger mit anderen. Kein Wunder, denn laut einer Studie der AFG Videoforschung GmbH sind Influencer bei Jugendlichen in Sachen Vorbild inzwischen mit anderen klassischen Stars, zum Beispiel Sportlern oder Sängern, gleichauf.[130] Bei den Mädchen zwischen 14 und 17 Jahren ist es besonders auffällig: Während Instagrammer, YouTuber und TikToker für 17 Prozent ein Vorbild sind, wollen lediglich 3 Prozent der Teenagerinnen den Sportlern nacheifern.

All diese Faktoren im Zusammenspiel legen die Vermutung nah, dass diese vulnerable Zielgruppe bei ihren ersten Berührungen mit dem Thema Fitness eher den Vorbildern in den Social Media vertraut. Mit positiven Auswirkungen auf deren Geldbeutel.

Von Kraftsport und Kaufkraft

Eine polnische Studie[131] über die Nutzung von Influencer-Inhalten in den Social Media zeigt eindrucksvoll, wie sehr Kaufentscheidungen beeinflusst werden können. Dafür wurden 1030 Frauen zwischen 18 und 35 Jahren befragt. Der Markt für die Angebote der Fitness-Influencer ist riesig: So waren vor der Coronapandemie im Jahr 2019 weltweit etwa 170 Millionen Menschen Mitglied in einem Fitnessstudio, Verein oder Club. Immer mehr lassen sich durch die Stars im Netz beeinflussen, wie eine in der Studie zitierte Umfrage des GlobalWebIndex aus dem Jahr 2018 zeigt: Etwa 41 Prozent der befragten Männer und 30 Prozent der Frauen in den USA und dem Vereinigten Königreich gaben an, mindestens einmal durch Social Media zu einem Kauf gebracht worden zu sein. Fitness-Influencer waren in 30 Prozent der Fälle diejenigen, die das Produkt beworben haben. Die User aus der jüngeren Generation Z, also jene, die zwischen den Jahren 1997 und 2012 geboren wurden, waren für solche Kaufbeeinflussungen anfälliger als die Babyboomer. Zwar fanden die Forscher der polnischen Studie durch ihre Befragung heraus, dass diejenigen, die häufig Fitness-Influencer-Content konsumieren, im Allgemeinen einen gesünderen Lebensstil pflegen. Gleichzeitig weisen sie aber auch darauf hin, dass vor allem junge Frauen ihre Konsumentscheidungen von Influencern abhängig machen. Die Reels und Storys wirken wie klassische Werbevideos, in denen die Influencer versuchen, ihre eigenen Nahrungsergänzungsmittel, Eiweiß-Shakes oder Kooperationsprodukte anzupreisen – und die User kaufen, wie die Studie zeigt. Insbesondere in der jungen Zielgruppe gibt es eine große Kaufbereitschaft für von Influencer beworbene oder eigens vermarktete Produkte. Von den 18- bis 26-Jährigen in Deutschland würden immerhin 12 Prozent für Musik-, Sport- oder Fitnesstipps ihres Lieblingsinfluencers Geld ausgeben. Sogar 37 Prozent folgen den Kaufempfehlungen direkt.[132]

Manche Posts der Fitness-Influencer wirken tatsächlich wie eine große Dauerwerbesendung für diverse Supplemente, Sportklamotten und Onlinekurse. Das müssen sie auch, denn sie können ihr Geld im Gegensatz zu den Personal Trainern nicht mit einer direkten Trainingsbetreuung oder Offline-Sportkursen verdienen. Generische Online-Fitnessprogramme lassen sich im Gegenteil zu persönlich zugeschnittenen Trainingsplänen zudem exponentiell und unendlich oft verkaufen – die reinste Cashcow. Eine der ersten Geschäftsfrauen, die diese Chance witterte, war die amerikanische Online-Fitnesstrainerin und selbst ernannte Ernährungsexpertin Brittany Dawn. Sie erlangte 2019 Aufmerksamkeit, weil sie seit einigen Jahren angeblich individuelle Fitnessprogramme und Diätpläne sowie eine persönliche SMS-Beratung an ihre Follower für rund 300 US-Dollar verkaufte.[133] Wie sich später herausstellte, waren diese aber weder individuell, noch kamen sie überhaupt bei allen Kunden an. Die Kontroverse führte zu einer laufenden Klage des texanischen Generalstaatsanwalts gegen Dawn, weil sie Verbraucher über ihre Dienstleistungen irregeführt hatte. Vor allem, weil sie, wissend, dass sie ihre Leistung nicht würde erbringen können, ihre Kunden dazu animierte, ihr Programm zu kaufen. Ein klassischer Scam, also ein Vorschussbetrug. Zudem ist fraglich, ob sie überhaupt über das notwendige Fachwissen verfügte, um solche personalisierten Trainingspläne aufzustellen.

Dieses nicht vorhandene Wissen kann fatale Folgen haben – und viele Fitness-Influencer verbreiten ein nicht fundiertes Halbwissen, das wie eingangs erwähnt zu Verletzungen führen kann. In einer Studie der University of Glasgow[134] von 2019 stellten Medienwissenschaftler etwa fest, dass nur einer von neun der reichweitenstärksten britischen Influencer im Bereich Fitness und Gesundheit valide Informationen an die User weitergibt. Und in Extremfällen kann diese Art des naiven Marketings sogar gesundheitsschädlich werden. Schauspieler und Model Tyson Beckford entwickelte 2013 sein eigenes, nach eigenen Angaben »innovatives« Fitnessgerät. Die »Beckford Bar« ist eine Stange mit zwei beweglichen Griffen, welche auf dem Boden befestigt wird. Werden Liegestütze praktiziert, gleiten die Arme automatisch weit nach außen.[135] Laut Produktbeschreibung soll die Nutzung des Gerätes zu einer Stabilisierung der Kern- und Rumpfmuskulatur führen. In der Talkshow *Bethenny* führte er sein Gerät publikumswirksam oberkörperfrei sogar live vor. Die Standing Ovations des hauptsächlich weiblichen Publikums waren ihm garantiert. Zugegeben: Beckfords Oberkörper entspricht dem Idealbild vieler Männer. Ein überzeugenderes Verkaufsargument kann es gar nicht geben. Eine Userin kommentiert unter dem YouTube-Clip: »*Getting that for my husband ... maybe his body will transform into that!*« (»Ich werde das für meinen Mann kaufen, vielleicht wird sein Körper dann auch bald so aussehen!«)

Für den Laien wirkt die »Beckford Bar« nicht zuletzt wegen des attraktiven Körpers ihres Entwicklers wie ein effektives Gerät, das gleich mehrere Muskelgruppen auf einmal stimuliert. Fitnessexperten erkennen jedoch schnell: Die kombinierte Bewegung aus Pushups und sich öffnenden Armen schädigt, wenn man nur die kleinsten Fehler macht, über kurz oder lang massiv die Schultern und kann zu irreparablen Schäden führen. So beschreibt es beispielsweise der zertifizierte Personal Trainer Alan Roberts auf seinem YouTube-Kanal.[136] In einem Demonstrationsvideo des Geräts sieht man eindeutig, wie die Schultern der Influencerin nach vorn gerollt sind, der Latissimus-Muskel ist nicht aktiviert – die Übung ist genau das Richtige, um ihre Schultern zu zerstören, so der ausgebildete Trainer.

Doch nicht nur fehlende Expertise stellt die Gesundheit der Follower an zweite Stelle. Auch missverstandene, häufig nur kurzweilige Trends führen dazu, dass Fitness-Influencer ihre Inhalte manchmal eher nach Marketingaspekten aufstellen. Ein anschauliches Beispiel bietet die weltweit erfolgreiche Fitness-YouTuberin Pamela Reif. Auf YouTube begeistert die Influencerin aus Karlsruhe mittlerweile 8,6 Millionen Follower mit regelmäßigen Fitness-Tutorials. Sei es ein »Sexy Legs«-(sexy Beine), ein »Bubble But«-(großer runder Po) oder ein »Boob Lift«-(Brust-Straffungs)Workout. Pamela bietet all das, was Frauen in der westlichen Welt ästhetisch anstreben. Was hingegen die wenigsten wissen: Pamela Reif ist auch ein riesiger Star in Asien. Auf der chinesischen Video-Sharing-Website *Billibilli* hat sie ebenfalls fast acht Millionen Fans und lädt Tutorials hoch, die teilweise auf asiatische Schönheitsideale zugeschnitten sind. So findet man hier beispielsweise ein »Schwanenhals-Tutorial«, in welchem sie die Community mit den Worten »*Nǐ hǎo China*!« (Hallo China!) begrüßt.[137] Der schlanke Schwanenhals gilt besonders in Asien als Schönheitsideal, auf ihrem YouTube-Kanal ist dieses Video, vermutlich aufgrund des mangelnden Interesses der eher westlich geprägten Zuschauerschaft, nicht zu finden. Das alles ist nicht verboten. Natürlich haben unterschiedliche Kulturen verschiedene Ideale und selbstverständlich macht es als Influencer Sinn, sich marketingtechnisch danach zu richten. Allerdings demonstriert dieses Beispiel recht gut, wie sehr auch hier der Fokus auf optische Trends und die Vermarktung gerichtet ist. Gesundheit ist, zumindest die Titel der Videos betreffend, zweitrangig.

Du bist, was du nicht isst

Ein weiteres beliebtes Geschäftsgebiet diverser Fitnessgurus ist die Entwicklung eigener, vermeintlich gesunder Nahrungsmittel. Auch hier ist Pamela Reif eine große Vorreiterin: Eigene Proteinriegel, Müsli, Schokolade, sogar Cashewnüsse mit ihrem Namen werden verkauft. Reif schreibt selbst auf ihrer Website: »Naturally Pam verkörpert all das, was mir wichtig ist: natürliche Bio-Zutaten, verpackt in möglichst nachhaltigen Materialien.« Letzteres konnten die Leute von foodwatch e.V. nicht bestätigen. Sie nominierten Reifs »Clean Protein Bar« 2021 für den goldenen Windbeutel, einen Negativpreis für besonders dreiste Werbeversprechen. In der Begründung der Nominierung[138] hieß es: »Die Fitness-Influencerin Pamela Reif bewirbt die Verpackung ihres Proteinriegels als plastikfrei, biologisch abbaubar und umweltfreundlicher als konventionelles Plastik. Tatsächlich handelt es sich jedoch um eine Plastik-Folie, die weder kompostiert noch recycelt wird, sondern als Plastikmüll in der Müllverbrennung landet. Auch in der Natur würde die Folie – wenn überhaupt – nur sehr langsam abgebaut.« Reifs Marke schob daraufhin die Schuld auf die Abfallwirtschaft, die noch nicht die nötigen Bedingungen zum Kompostieren von Plastik liefere.

Aber auch inhaltlich gibt es Kritik an Reifs Produkten. Der Begriff »naturally« ist nicht geschützt und kann so gut wie alles bedeuten. Suggeriert wird hier: natürliche Zutaten, wenig Schnickschnack, sicherlich gesund. Schaut man sich allerdings beispielsweise die Nährwerttabelle ihrer Schokolade an, wird deutlich, dass sie anderen auf dem Markt ähnelt und sogar mehr Kalorien sowie Fett und weniger Protein enthält als die direkte Konkurrenz. Dafür kostet ihre Tafel in der Drogeriemarktkette DM aber fast 140 Prozent mehr als das vergleichbare Produkt der DM-Eigenmarke: satte 2,75 Euro statt 1,15 Euro.[139]

Ein Verkaufsargument ist, dass Reifs Schokolade nicht mit konventionellem Haushaltszucker, sondern mit Kokosblütenzucker gesüßt wird. Dieser ist besonders in der Fitness-Influencer-Szene beliebt, da er weniger Kalorien als weißer Zucker hat und den Blutzuckerspiegel nicht so stark anheben soll. Klingt zwar gut, die Unterschiede sind aber in der Realität nur marginal. Während Kokosblütenzucker auf 100 Gramm etwa 388 Kilokalorien[140] enthält, sind es bei weißem Zucker 405 Kilokalorien[141] – also lediglich 17 Kilokalorien mehr. Um den Verlauf des Blutzuckerspiegels nach dem Verzehr verschiedener Lebensmittel zu bestimmen, gibt es den glykämischen Index. Je höher der Wert, desto höher fällt auch der Blut-

Durchschnittliche Nährwertangaben	pro 100 g
Brennwert	623 kcal / 2609 kJ
Fett	51,8 g
davon gesättigte Fettsäuren	32,9 g
Kohlenhydrate	30,3 g
davon Zucker	26,1 g
Ballaststoffe	9,4 g
Eiweiß	6 g
Salz-Äquivalent	0,12 g

Durchschnittliche Nährwertangaben	pro 100 g
Brennwert	585 kcal / 2425 kJ
Fett	45 g
davon gesättigte Fettsäuren	28 g
Kohlenhydrate	33 g
davon Zucker	27 g
Ballaststoffe	11 g
Eiweiß	7 g
Salz-Äquivalent	0,02 g

Vergleich der Nährwerte – links Naturally-Pam-Schokolade, rechts eine DM-Eigenmarke

zuckeranstieg aus. Kokosblütenzucker liegt bei einem Index von 54[142], weißer Zucker mit 60[143] nur sehr knapp darüber. Von einer gesünderen Alternative kann man daher kaum sprechen. Dies bestätigte auch *ÖKO-TEST* im Dezember 2021.[144] Der Ernährungsreport des Bundesministeriums für Landwirtschaft und Ernährung aus dem Jahr 2021[145] offenbart passend dazu ein verblüffendes Paradox der deutschen Bundesbürger: Unglaubliche 99 Prozent wollen, dass ihr Essen schmeckt. 91 Prozent finden es zudem wichtig, dass ihre Lebensmittel gesund sind. Trotzdem verkaufen sich auf Verzicht getrimmte Diät-Konzepte, zweifelhafte Proteinshakes und geschmacklose Nahrungsergänzungsmittel bestens. Laut dem Statistischen Bundesamt[146] war die Produktion Letztgenannter im Jahr 2020 um 11 Prozent höher als im Vorjahr. Ganze 47.100 Tonnen im Wert von 293,3 Millionen Euro wurden allein im vierten Quartal des Geschäftsjahres 2020 in Umlauf gebracht. Wahrscheinlich schadet der Konsum von Shakes oder Riegeln in Maßen niemandem. Sie werden den Trainingserfolg eines Einzelnen aber eben auch nicht mehr beflügeln als eine ausgewogene und proteinreiche Ernährung.

Bei Vitaminkapseln, Tabletten und Pillen allerdings sieht das schon anders aus. Diese sollten nicht blind in großen Mengen eingenommen werden. Bestenfalls sollte man vor dem Supplementieren die eigenen Blutwerte genau kennen und durch einen Arzt abklären lassen sowie über mögliche Anzeichen einer Überdosierung Bescheid wissen. Eine Überdosis Vitamin D äußert sich zum Beispiel durch Erbrechen, Durchfall und Kopfschmerzen. Zu hohe Dosen über einen langen Zeitraum erhöhen das Risiko für Nierenschäden und Kalkablagerung in den Gefäßen. Kalium kann überdosiert zu einem Kreislaufkollaps oder Herzrhythmusstörungen führen. [147]

Aber zurück zu den eher harmlosen Lebensmitteln in der Fitnessbranche. Pamela Reifs Proteinriegel sind nicht das einzige Beispiel dafür, dass Influencer neben vermeintlichen Vorbildern auch knallharte Geschäftsleute sind. Für die bereits erwähnte Fitness-Influencerin und Ex-*GNTM*-Teilnehmerin Lisa del Piero ist der perfekte Hintern ihr Kapital und wird gekonnt genutzt, um sämtliche Produkte, seien sie sinnvoll oder überflüssig, zu verkaufen. So findet sich beispielsweise unter den von ihr beworbenen Produkten ein Getränkepulver namens »Booty Pump«, das sie in Zusammenarbeit mit der Fitness-Food-Marke Shape Republic konzipiert hat. Ein klassischer Workout-Booster, der außer dem Wort »Booty« im Namen aus wissenschaftlicher Sicht nicht mehr zum Po-Aufbau beiträgt als jeder andere Fitness-Booster auf dem Markt. In der Europäischen Union gibt es strikte Vorgaben, wie Lebensmittel beworben werden dürfen, und auch für die Marketingkampagne von Lisa del Pieros Fitness-Booster »Booty Pump« müssen diese beachtet werden. Im Jahr 2006 hat die Europäische Union die Verordnung EG 1924/2006 verabschiedet.[148] Nach einer fünfjährigen Prüfphase wurde dann im Mai 2012 eine Liste mit aktuell etwa 250 erlaubten gesundheitsbezogenen Aussagen veröffentlicht, die Hersteller zur Werbung nutzen dürfen – wenn sie die Versprechen denn auch tatsächlich einhalten. Dementsprechend vage wird del Pieros »Booty Pump«-Produkt auf der Shape-Republic-Website[149] beworben: »Für mehr Energie und Fokus beim Training« ist die Rede sowie von »wertvollen Vitaminen«.

Dass viele der zahlreichen vermeintlichen Superfoods und -drinks, für die auf YouTube, Instagram oder TikTok fleißig die Werbetrommel gerührt wird, mehr Schein als Sein sind, beweist auch ein TikTok-Trend unter Fitness-Influencern im Frühjahr 2021: Proffee. Unter dem gleichnamigen Hashtag ging der vermeintliche Fitness-Wundershake viral. Mehr als 27,6 Millionen Aufrufe verzeichnen die kurzen Clips mit eben jenem Schlagwort. Der Name, ein Kofferwort aus »Protein« und »Coffee« ist selbsterklärend: Ein Proteinshake wird mit Kaffee schaumig aufgeschlagen und soll den ultimativen Trainingskick geben. Das Koffein im Kaffee soll wach machen und den Stoffwechsel ankurbeln, also auch die Fettverbrennung und den Muskelaufbau. Das Eiweiß soll letzteren Punkt weiter unterstützen. Doch ganz so einfach geht die Rechnung nicht auf, wie Sportmediziner Marius Kirmse von der Ruhr Universität Bochum im Gespräch mit der Tageszeitung *Welt* erklärt.[150] Zwar gebe es bereits aus dem Jahr 1904 eine Studie, die belegt, dass Koffein leistungssteigernd wirkt. Wahrscheinlich sei die Dosis im Proffee aber zu gering, um einen spürbaren Effekt zu erzielen. Die meisten Studien empfehlen, etwa drei bis sechs Milligramm Koffein pro Kilogramm Körpergewicht etwa 30 bis 60 Minuten vor der Trainingseinheit einzunehmen. Ein Proffee enthält jedoch lediglich 60 bis 90 Milligramm Koffein insgesamt, wohingegen ein durchschnittlicher erwachsener Mann für einen spürbaren Kick beim Workout etwa 240 bis 480 Milligramm Koffein bräuchte. Der Eiweißanteil im TikTok-Kaffeeshake sei mit 24 Gramm pro Shake laut dem Sportmediziner hingegen ideal, um den Muskelaufbau zu unterstützen. Allerdings enthält ein Proffee, so wie er in den sozialen Netzwerken gezeigt wird, auch jede Menge Sirup, Sahne und andere Toppings – aus ernährungswissenschaftlicher sowie sportmedizinischer Sicht eher suboptimal. Auf ein ähnliches Vermarktungsprinzip wie der Proffee setzen jedoch viele essbare Fitness-Goodies: Sie enthalten oftmals Inhalte, die an sich beim Training helfen können, aber häufig zu niedrig dosiert sind, oder sie enthalten nicht die notwendigen Nährstoffverbindungen, damit der Körper die Inhaltsstoffe auch gut nutzen kann. Im ungünstigsten Fall veredelt man so höchstens seinen eigenen Urin.

Bis zum Umfallen: Wenn das tägliche Workout nicht genug ist

Vielleicht war das Aussehen nie ein so wichtiger Faktor wie für die junge Generation Z, die mit Social Media sozialisiert wurde. Der ständige Vergleich mit anderen, die tägliche Bilderflut und Selbstoptimierung ist Teil ihres Alltags. Dabei geht es nicht nur um hübsche Klamotten, ein hübsches Gesicht – nein, der ganze Körper soll wie aus einem Guss erscheinen. Dass dies eben für die breite Masse nicht nur durch Make-up, Filter, Seren und Co. zu erreichen ist, sondern nur mittels operativer Eingriffe sowie Hyaluron-Injektionen, hat das vorangegangene Kapitel eindrucksvoll erläutert. Neben Brazilian-Butt-Lifting-Vorbildern wie Kim Kardashian formen aber vor allem Fitness-Influencer die neuen Körperbilder mit. Klar, Sport ist gesund – und wer hat nicht Bock, ein bisschen mehr Ausdauer, straffere Oberschenkel und größere Muskeln zu gewinnen? Noch dazu erscheinen die 20-Minuten-Workouts auf YouTube oder die tägliche Plank-Challenge im Insta-Reel gar nicht so anstrengend.

Das passt in den modernen Zeitgeist. In einer Leistungsgesellschaft versucht jeder, das Beste aus sich herauszuholen. Das Problem: Neben Job, Freunden, Hobby und Familie bleibt eigentlich nur wenig Zeit, um den Körper so zu perfektionieren, dass er mit den Vorbildern auf Instagram mithalten kann. Fitness-Influencer geben ihren Usern hingegen eine schöne, wohlige Illusion, dass die körperlichen Optimierungen ganz leicht zu haben seien. Was die meisten aber nicht mitkriegen und worüber nur wenige Fitness-Influencer offen reden – wie etwa gelegentlich Pamela Reif in ihrer Instagram-Story –, ist die Tatsache, dass Sport nun mal ihr Broterwerb ist. Populäre Fitness-Ikonen der sozialen Medien wie etwa Stephanie Buttermore und Sophia Thiel machen den ganzen Tag nichts anderes, als sich mit ihrem Körper, der richtigen Ernährung und dem idealen Workout-Plan zu beschäftigen. Mit extremen Folgen für ihre eigene Gesundheit.

Stephanie Buttermore ist seit 2017 als Fitness-Influencerin auf YouTube aktiv. Sport und das Gym sind aber schon länger ihre Leidenschaft. 2014 nahm sie an der »NPC Bikini Competition« teil. So unschuldig der Name klingt, dahinter verbirgt sich ein knallharter Bodybuilding-Wettbewerb für Frauen, der mit durchschnittlichen Bikinifiguren nicht mehr viel zu tun hat. Die Frauen, die dort auftreten, sind ultradefiniert, fasst jeder Muskel ihrer Körper ist deutlich sichtbar und der Körperfettanteil wird durch strenge Diäten unnatürlich weit heruntergefahren. Häufig verlieren Teilnehmerinnen aufgrund dessen sogar ihre Periode. Coach und Bodybuilder Paul Revelia hat bereits einige Bikini-Athletinnen trainiert und sagt auf YouTube, dass seiner Erfahrung nach weniger als zehn Prozent der Sportlerinnen ihre Periode behalten.[151]

Das Phänomen bezeichnen Mediziner als Hypothalamische Ovarialinsuffizienz. Hierbei kommt es zu einer zentralen Störung in jenen Hirnarealen, die für die hormonelle Steuerung der Eierstöcke zuständig sind. Sie sind zwar intakt, werden aber nicht ausreichend durch die nötigen Sexualhormone stimuliert.[152] Häufiger Auslöser sind Magersucht oder Leistungssport sowie eine Kombination von zu geringer Kalorienzufuhr und Stress. Kurz: Der Körper hat zu wenig Energiereserven, um den notwendigen Zyklus für eine mögliche Fortpflanzung aufrechtzuerhalten. So war es auch bei Buttermore.

Sie brauchte nach ihrem Ausstieg aus der extremen Bodybuilderszene ein ganzes Jahr, um ihre Periode zurückzuerlangen.[153]

Buttermore schildert ihren exzessiven Umgang mit den Themen Sport und Ernährung zu dieser Zeit auch in anderen Videos. Sie habe damals nicht gewusst, wie es sich anfühlt, nicht permanent Hunger zu haben. Die Influencerin wollte ihre Wettbewerbsfigur möglichst permanent halten.[154] Ihren Heißhunger verschob sie auf sogenannte Cheatdays, also einzelne Tage im Monat, an denen sie so viel essen durfte, wie sie wollte. Schnell begann Buttermore, immer mehr zwischen den Extremen zu schwanken. Teilweise verdrückte sie für Videos ohne Probleme über 10.000 Kalorien an einem Tag[155] – nur um dann wieder tagelang hungrig ins Bett zu gehen. Im Jahr 2019 dann aber der Wandel: Die US-Amerikanerin entschied sich, für eine »lange Zeit« so viel zu essen, bis sie wirklich satt war. In der ersten Woche nahm sie 4,5 Kilogramm zu, nach zwei Monaten waren es 14. Irgendwann erreichte ihr Körper ein Plateau und ein normales, natürliches Hungergefühl stellte sich ein. Sie verlor wieder ein paar Kilogramm Körpergewicht. Durch intuitives Essen, also immer dann, wenn sie wirklich hungrig war, stellte sich eine Art natürliches Normalgewicht ein, das Buttermore ohne großen Verzicht halten kann. Buttermores Fall zeigt, dass Fitness und die damit einhergehende Aufmerksamkeit auf Instagram vulnerable Personen bis in die Sportsucht treiben können.

Neben körperlichen Folgen kann der übermäßige Fokus auf Ernährung, Gesundheit und Fitness auch Auswirkungen auf die mentale Gesundheit haben. Die Informationsforscherin Marisa Lockhart von der University Virginia in den USA fand im Jahr 2019 heraus, dass die mentale Gesundheit von Frauen, die regelmäßig Fitness-Inhalte auf Instagram konsumieren, stark beeinflusst wird.[156] Positiv wie auch negativ. Wie genau die Fitness-Botschaften auf das Individuum wirken, also ob sich jemand motiviert fühlt zu trainieren oder sich durch den Vergleich eher unter Druck gesetzt fühlt, lässt sich nicht voraussagen. Fakt ist jedoch: Die Bilder bleiben nicht wirkungslos. Darüber berichtete etwa die deutsche Fitness-Bloggerin Sophia Thiel, als sie sich Anfang 2021 bei ihren Followern im Netz zurückmeldete. Nachdem die 27-Jährige nach eigenen Angaben im Gespräch mit der Moderatorin Jana Ina Zarella in der SWR-Dokumentation *OMG*[157] als Teenagerin »eher zufällig« erfolgreiche Fitness-Influencerin geworden war, habe sie Stück für Stück die Kontrolle über ihr normales Verhältnis zu Sport und Körper verloren. Das habe sich auch auf ihre mentale Gesundheit ausgewirkt. Sie habe sich schlecht gefühlt, wenn sie ihr Gewicht nicht habe halten können. Der Druck wurde schließlich so groß, dass sie sich 2019 »aus persönlichen Gründen« völlig aus den sozialen Medien zurückzog. Im April 2021 sprach sie dann in einem YouTube-Video auf ihrem Kanal über ihre Beweggründe: Sie leide an der Essstörung *Bulimia nervosa*, umgangssprachlich auch einfach Bulimie genannt. Typische Symptome der Essstörung sind Essanfälle, auf die dann Maßnahmen erfolgen, die eine Gewichtszunahme verhindern sollen: Das können Erbrechen, Hungern, extreme Diäten oder exzessiver Sport sein. Die Erfahrung hat sich bei der 27-Jährigen so stark eingeprägt, dass sie nun dafür sorgen möchte, dass andere nicht auch Vergleichbares durchmachen müssen. Die Influencerin und Unternehmerin gründete daher gemeinsam mit ihrem Lebensgefährten ein Start-up. Sie will mithilfe einer App ein Mental-Health-Therapieangebot starten.

Das ist natürlich eine gute Idee. Jedoch bleibt ein bitterer Beigeschmack, da die Influencerin, die inzwischen wieder gekonnt in Hochglanz-Postings ihren Po in Szene setzt, die Idee ihres eigenen Mental-Health-Start-ups auf denselben sozialen Medien bewirbt, die sie durch den ständigen Vergleich mit anderen und die Jagd nach den Likes und Views psychisch so extrem unter Druck gesetzt hatten. Dabei war sich Sophia Thiel über den immensen Einfluss auf ihre Follower bereits vor ihrem Rückzug aus den sozialen Netzwerken bewusst, wie sie in einem Interview mit der Tageszeitung *Welt*[158] offenbart: »Während meiner gesamten Fitness-Influencer-Laufbahn habe ich immer wieder Nachrichten von Followern bekommen: ›Sophia, ich habe Fressanfälle und esse unkontrolliert Sachen!‹« Die Hilfeschreie versucht die Fitness-Influencerin zwar in Kontexte zu setzen: »Das kann natürlich viele Gründe haben: Weil du generell zu wenig Kalorien zu dir nimmst, zu wenig schläfst – aber es kann natürlich auch eine Essstörung sein, weil du über Social Media in einen Diät-Tunnel gerätst und dich so unter Stress setzt, dass du immer weitermachst.« Trotzdem hat sie in dieser Zeit einfach weitergepostet. »Ich habe auch sehr lange immer alles hinterfragt und andere Gründe gesucht. Erst in der Therapie konnte ich diese Berührungsängste abbauen. Ich wollte die Reichweite nicht wegwerfen, sondern für etwas Neues, Wertvolles nutzen«, sagt sie.

Doch dann widerspricht sich die Fitness-Influencerin: Social Media sei für sie durchaus ein Stressor, aber den meisten Druck mache sie sich bis heute selbst. Damit spielt sie den immensen Einfluss, den durch Likes und Algorithmen aufgebaute Körperideale vor allem auf unsichere Menschen haben, herunter. Es schwingt ein Unterton mit: Am Ende bist du selbst schuld, nicht Social Media. Ähnlich seltsam wirkt es, dass Sophia Thiel einerseits auf Instagram die Kernbotschaft vermittelt, jeder solle auf Achtsamkeit und Selbstliebe Wert legen, andererseits aber auf YouTube Workouts mit dem Titel »SCHMALE TAILLE + GROSSER PO! | Intensives Beintraining mit Dom«[159] veröffentlicht. Eben jenem Schönheitsideal entsprechend, das durch andere Influencerinnen wie Kim Kardashian auf Instagram groß geworden ist und dem viele überwiegend junge Frauen nachstreben. Der Titel soll möglichst viele Klicks generieren und dient eben nicht nur dem eigenen Wellbeing. Dann hätte das

Video auch unter dem Titel: »INTENSIVES BEINTRAINING« veröffentlicht werden können. Am Ende geht es leider auch hier wieder um Vermarktungsmechanismen, die in den Social Media gnadenloser wirken als anderswo. Wenn die Follower sehen, dass es der Influencerin gut geht, sie wieder fit ist – dann spricht das doch für ihr Produkt. Egal, ob es sich dabei um eine Therapie-App oder einen Trainingsplan handelt.

Im September 2021 enthüllte die Whistleblowerin Frances Haugen, eine ehemalige Facebook-Mitarbeiterin, im *Wall Street Journal*[160], dass dem Konzern Facebook, der mittlerweile in Meta umbenannt wurde und zu dem eben auch Instagram gehört, durchaus bewusst ist, welche psychischen Folgen die Nutzung der App und ihre Inhalte auf Teenager haben. Vor allem Personen, die vielen Beauty- und Fitness-Influencern folgten, interessierten sich häufiger auch für Accounts, die sich mit den Themen Depression und Angstzuständen auseinandersetzen. Eigentlich ein alarmierendes Zeichen. Auf die Idee, Algorithmen zu ändern und so zum Beispiel medizinisch fundierten Inhalten sowie ausgebildeten Trainern mehr Sichtbarkeit zu verschaffen, kam Meta jedoch bislang nicht.

Kapitel 4

#familygoals – Warum Familien-Blogger ihre eigenen Kinder gefährden

»Es bleibt in der Familie« ist so ein Satz, den jeder in seinem Leben schon gehört hat. Er kann sowohl negative als auch positive Konnotationen haben: Es kann um ein Geheimnis aus dem Familienkreis gehen, das keiner ausplaudern sollte, oder um einen internen Scherz, der nicht Eingeweihten zu weit unter die Gürtellinie gehen könnte. Oder man beschreibt damit eben jene Momente, die für die Öffentlichkeit zu intim wären – innerhalb der Familie aber geteilt und ausgetauscht werden können.

Für Familien-Blogger definiert sich »Es bleibt in der Familie« vollkommen neu. Sie teilen ihren Alltag, ihr Familienleben und einzigartige Momente ihrer Kinder und Partner mit ihren Followern. Die Follower sind Teil der Familie. Wie weit sie dabei gehen, welche Grenzen sie setzen, bestimmen sie selbst. Manche zeigen noch nicht einmal das Gesicht ihrer Kinder, fotografieren sie nur von hinten oder montieren witzige Sonnenblumen-Emojis über ihr Gesicht – andere setzen ihre Kleinkinder sogar für Werbekooperationen in Szene. Wenn zum erweiterten Familienkreis eines deutschen Familien-Bloggers in den Social Media rein theoretisch rund 72,6 Millionen Menschen gehören könnten – so viele nutzen nämlich soziale Medien 2022 regelmäßig[161] –, können die Grenzen zwischen postbarem und nicht postbarem Content schnell verschwimmen. Welche Probleme es gibt, zeigen Dutzende Fälle von deutschen Influencern, die mit Einblicken in ihr Familienleben mittlerweile ihren Lebensunterhalt verdienen. Ihre Zahl lässt sich nicht genau beziffern, schließlich gibt es noch keine professionellen Berufsverbände für Content Creator und Influencer.

Zu den bekanntesten im deutschsprachigen Raum zählen beispielsweise (Stand Juni 2022): die ehemalige *Berlin-Tag-&-Nacht*-Laiendarstellerin Anne Wünsche, mit einer Million Followern auf Instagram, *Jindaouis* und *Team Harrison*, zwei junge Elternpaare mit 1,21 und 1,24 Millionen Abonnenten auf YouTube, Nancy Barop, die auf dem YouTube-Kanal *mamiseelen* für 917.000 Abonnenten ihren Alltag mit vier Kindern teilt, Isabeau Kleinemeier, die ihr Familienleben auf Madeira für 663.000 Abonnenten öffentlich macht, oder Jenefer Rilli, *Saskias Family-Blog*, und Kimberly Devlin-Mania aka *die.kim*, die auf Instagram jeweils über eine halbe Million Follower mit Postings und Blogeinträgen über das Leben mit Kindern begeistern. Aber auch viele kleinere Familien-Blogger mit Abonnentenzahlen im fünf- bis sechsstelligen Bereich verdienen mit der Inszenierung ihrer Familie auf sozialen Medien ihren Lebensunterhalt.

Familien-Blogger haben sich längst in der Social-Media-Welt etabliert und können, was die Followerzahlen angeht, locker mit manchen Beauty- und Fitness-Influencern mithalten. Wenn man durch Instagram scrollt oder in die YouTube-Trends schaut, dann lässt sich diese Art von Inhalten jedoch zunächst nicht wirklich in eine Kategorie einordnen: Häufig filmen die Blogger einfach ihren stinknormalen Alltag, sogenannte Follow me arounds, oder kommentieren ihr Leben tagebuchartig mit Posts in den Social Media. Es sind Videos, deren Hauptinhalt darin besteht, dass ein Schulranzen für die Tochter gekauft wird, Plätzchen gebacken werden oder der Sohn nach einem Sturz in der Schule ins Krankenhaus muss. Obwohl solche Vlogs, ein Kofferwort aus Video und Blog, auf den ersten Blick keinen großen Mehrwert bieten, erreichen sie außerordentlich hohe Klickzahlen. Besonders, wenn es sich um Influencer handelt, die junge Kinder haben und deren Erziehung, Fortschritte und Meilensteine begleiten. So findet sich auf dem bereits erwähnten YouTube-Kanal *mamiseelen* ein Video mit dem Titel: »Clara wird Meerjungfrau (...) 1 Tag im Schwimmbad«[162], welches bislang stolze 4,3 Millionen Aufrufe erzielt hat. Auch wenn die dreijährige Mia das erste Mal allein schwimmt, schauen auf dem Familienkanal *Team Harrison*[163] über 900.000 Menschen zu.

In den Social Media scheint ein Gesetz zu gelten, welches in der Verhaltenspsychologie und Werbebranche schon lange bekannt ist: Kinder kommen gut an! Kinder ziehen die Aufmerksamkeit auf sich, Kindern schaut man gern zu. Dies liegt wohl nicht zuletzt am sogenannten Kindchenschema, ein Begriff, der 1943 vom österreichischen Verhaltensforscher Konrad Lorenz geprägt wurde. Demnach lösen kindliche Merkmale wie Pausbacken, eine hohe, gewölbte Stirn, Kulleraugen, ein kleiner Körper mit großem Kopf und leicht tollpatschiges Verhalten bei den meisten erwachsenen Menschen eine stark gesteigerte Bereitschaft für Fürsorge aus. Im Jahr 2009 fanden deutsche und amerikanische Neurowissenschaftler sogar heraus, dass das Kindchenschema im Gehirn ähnlich wie eine Droge wirkt, da beim Anschauen von Kinderbildern das Belohnungszentrum umso kräftiger aktiviert wird, desto stärker die Merkmale des Kindchenschemas vorliegen.[164]

Familienvlogs befriedigen des Weiteren den Reiz, in fremde Wohnzimmer blicken zu können: Die so kreierte Intimität scheint einen nicht unerheblichen Anteil am Erfolg auszumachen. Andere Eltern und die, die es werden wollen, können sich hier inspirieren lassen, mehr über Erziehung erfahren und Ratschläge von ihren Vorbildern einholen. Dass das Ganze häufig auf Kosten der Influencer-Kinder geschieht, wird eher selten bedacht. In der Vor-Social-Media-Zeit war es unüblich, Wildfremden Bilder der eigenen Kinder zu zeigen.

Besonders dann nicht, wenn die Kinder im Schwimmbad zu sehen waren. Ihr voller Name, das Geburtsdatum und der Wohnort sollten nicht öffentlich zugänglich sein. Wer in den Neunzigerjahren sein Kind in die Kita brachte, konnte nicht selten Diskussionen zwischen Erzieherinnen und besorgten Eltern belauschen, die es ablehnten, eine für alle Eltern öffentlich zugängliche Liste mit Telefonnummern und Adressen zu erstellen. Heute wird mit den Daten Schutzbefohlener oftmals sorgloser umgegangen: Persönlichkeitsrechte, das Recht auf Privat- und Intimsphäre, Datenschutz und das Jugendarbeitsschutzgesetz werden von den Influencer-Eltern oftmals nicht nur umgangen, sondern bewusst und kalkuliert für Klicks, Ruhm und Geld verletzt, wie die folgenden Beispiele verdeutlichen werden.

Wenn Intimes für Millionen einsehbar ist

In Deutschland darf jeder mündige Mensch – bis auf Ausnahmen, beispielsweise bei berühmten Personen von öffentlichem Interesse – selbst entscheiden, ob und wie Bilder oder Videoaufnahmen von ihm veröffentlicht werden. In Paragraf 22 des Kunsturhebergesetzes (kurz: KunstUrhG) heißt es wortwörtlich: »Bildnisse dürfen nur mit Einwilligung des Abgebildeten verbreitet oder öffentlich zur Schau gestellt werden.«[165] Was aber, wenn die abgebildete Person ein Kind ist und somit nicht mündig und reif genug, um diese Entscheidung zu treffen? Bis zum Alter von 14 Jahren dürfen die Eltern oder Erziehungsberechtigten entscheiden, was mit den Bildern ihres Kindes geschieht. Nichtsdestotrotz können auch hier Persönlichkeitsrechte verletzt werden. Kritisch wird es nämlich, wenn Bilder und Videos sehr Privates, peinliche Situationen oder intime Informationen preisgeben. Dass dies zurzeit permanent und unter der Beobachtung von Millionen Followern bei den Familien-Bloggern passiert, werden im Folgenden zwei Beispiele verdeutlichen.

Beispiel Nummer 1:

Nancy schaut in den ersten Sequenzen eines Vlogs[166] aus dem Juni 2019 entsetzt und schockiert in die Kamera. Sie habe einen Anruf von der Schule ihres Sohnes bekommen. Johann sei bei einer Schulaufführung auf den Arm gefallen. Alle Gefühle, die Mutter Nancy während des Anrufs durch den Kopf gehen, teilt sie nun mit ihren Fans. »Es tut mir immer ganz gut, so ein bisschen mit dir zu reden (…), das ist so wie mit 'ner guten Freundin quatschen, wenn's einem nicht so gut geht«, spricht sie ihre Follower durch die Kamera an. Dabei handelt es sich bei diesen sicher nicht nur um »gute Freundinnen«. Stolze 3,34 Millionen Aufrufe hat dieses Video bislang (Stand: Juni 2022). In der nächsten Sequenz holt Nancy die kleine Schwester von Johann aus der Schule ab. Sie hat den Sturz bei der Aufführung live beobachtet und ist dementsprechend aufgewühlt. Traurig fällt sie ihrer Mama um den Hals. Auch hier ist die Kamera dabei. Die kleine Clara blickt sogar während dieser Interaktion ein paarmal direkt hinein. Später im Video filmt die Mutter den Sohn, wie er gemeinsam mit dem Vater im Auto aus dem Krankenhaus zurück nach Hause kommt. Schon während er sich abschnallt, richtet sie die Kamera auf ihn, küsst ihn besorgt auf die Stirn. Damit die Fans alles beobachten können, hält die Mutter die Kamera dabei mit dem Arm weit von sich gestreckt. Wir erfahren, dass es sich bei dem Bruch um eine typische Radialis-Fraktur handelt. Eine Information, die eigentlich unter die ärztliche Schweigepflicht fallen würde. Die Eltern entscheiden für ihren derzeit neunjährigen Sohn, sie mit ihrem Millionenpublikum zu teilen.

Beispiel Nummer 2:

Auch *Team Harrison* geht sorglos und fast kalkuliert mit unangenehmen Situationen ihrer Kinder um. Um lustige Bilder für die Fans zu erzeugen, setzen sie die damals einjährige Mia in eine Badewanne mit rotem Schleim.[167] Das Kleinkind trägt nur einen Tankini und schreit laut, verzerrt das Gesicht und ist sichtlich angeekelt. Statt die Situation zu beenden und die Kamera auszuschalten, lachen die beiden Eltern laut. Sarah, die Mutter des Kindes, witzelt: »Schau mal ihre Hände an.« Die kleine Mia hält ihre Hände mit weit gespreizten Fingern angewidert vom eigenen Körper weg. Bevor dieses Video aufgrund starker Kritik offline genommen wurde, hatte es 1,2 Millionen Aufrufe.

Ob Krankheiten, unangenehme Themen oder Fails, zu jedem Stichwort in Kombination mit dem Wort »Kind« spuckt YouTube etliche Video-Blogs von Eltern aus, die intime Situationen ihrer Kinder medienwirksam in Szene setzen.

Marlen Korn, Leiterin im Bereich Internet für Kinder bei jugendschutz.net, weist schon seit einigen Jahren auf diesen Missstand hin: »Es gibt absolute No-Gos. Dazu gehören Kinder in knapper Kleidung, Kinder in peinlichen Situationen, mit verquollenen Augen auf der Couch, krank.«[168] Auch Christian Solmecke, Anwalt für Medienrecht, spricht auf seinem YouTube-Kanal regelmäßig über die Rechte von Kindern in sozialen Medien und gibt Interviews zu diesem Thema.[169] Laut ihm dürften Eltern selbstverständlich nicht jedes beliebige Bild ihrer Kinder einfach so online posten. Familien-Blogger filmen ihre Kinder häufig in peinlichen Situationen, weil dies guten Content verspricht, sind sich dabei aber vermutlich nicht bewusst, dass dies illegal sein kann. Selbst eine Verpixelung des Gesichts reicht in extremen Situationen nicht aus. Sofern das Kind als Mitglied einer Familie »erkennbar« ist, ist es bei drastischen Darstellungen wie Nacktbildern oder Fotos aus der Badewanne irrelevant, ob das Gesicht unkenntlich gemacht wird.

Solche intimen Einblicke in das Leben von Familien-Bloggern sind für deren Kinder aber nicht nur aus rechtlicher Perspektive, sondern auch aus psychologischer Sicht bedenklich. Für Roland Rosenstock, Professor der Medienpädagogik, liegt bei den oben beschriebenen Videos ein emotionaler Missbrauch vor, da die Folgen solcher Aufnahmen für die Kinder nicht abzuschätzen seien.[170] Wenn das Familienleben zum Content wird, wenn sogar im Kinderzimmer, beim Zähneputzen und beim Spielen gefilmt wird, fehlt den Kindern der Rückzugsort. Die für erwachsene User vermeintlich witzigen Alltagsszenen – ein Kind, das weint, weil es seine Süßigkeiten nicht kriegt – können auf minderjährige Social-Media-User eine ganz andere Wirkung haben. Für sie können solche Szenen später Hasskommentare oder sogar Mobbing im realen Leben zur Folge haben, wenn etwa Klassenkameraden die entsprechenden Videos sehen. »Kindern fehlt die nötige Reife, um die Tragweite einer solchen öffentlichen Selbstdarstellung richtig einschätzen zu können«, stellt auch der Jugendschutz.net-Report[171] fest.

Vermutlich ist dies einer der Gründe, warum YouTube verschiedene Arten von Inhalten mit Minderjährigen verbietet. So heißt es im Support-Bereich der YouTube-Richtlinien zum Schutz von Kindern[172]: »Die folgenden Inhalte mit Minderjährigen dürfen auf YouTube nicht veröffentlicht werden: Aufnahmen in privater Umgebung in den eigenen vier Wänden wie Schlafzimmer oder Badezimmer. (…) Videos, in denen persönliche Details über Minderjährige preisgegeben werden.« Was zunächst eine sinnvolle und konsequente Richtlinie zu sein scheint, findet in der Praxis allerdings kaum Beachtung. Kinderzimmer-Führungen, Abendroutinen mit Kind inklusive Zähneputzen, Einschlafrituale und sogar Töpfchen-Trainings findet man mit einer einfachen Suche sofort auf der Plattform. In einem Video der YouTuberin *ANKAT* wird das Kind, immerhin bekleidet, auf ein Töpfchen gesetzt und mit dem Kommentar »jetzt drücken« zur Schau gestellt.[173] In der nächsten Szene nimmt die Mutter eine Einordnung für ihre Zuschauer vor: »Wir machen (...) schon seit einigen Wochen (...) Töpfchen-Training. (...) Sie sagt nämlich schon, wenn sie A-A muss, also dann sagt sie immer A-A. Also sie kann zwischen A-A und Pipi noch nicht unterscheiden.« Über 265.000 Menschen schauen laut den Klickzahlen des Videos dabei zu.

Derart private Informationen unter Preisgabe des Gesichts und des ganzen Namens der Tochter scheinen bei den Followern nicht auf Entsetzen zu stoßen, sondern im Gegenteil gut anzukommen. Beliebte Kommentare unter dem Video enthalten Sätze wie: »Omg wie süß sie am Anfang dieses ›drückgeräusch‹ macht ICH SCHREIE«, »So Süß das Töpfchen Training« oder: »Die Szenen auf dem Klo hahaha beste«.

Ein Video[174] von Mamibloggerin *Isabeau* zeigte – bis zur Löschung aufgrund von starker Kritik – ähnlich intime Einblicke. Bei einer Roomtour durch das Kinderzimmer ihrer fünfjährigen Tochter zeigt sie ihren Followern jede einzelne Schublade. Von Bademantel über Unterwäsche und Socken bis hin zum Wäschekorb wurde alles abgefilmt. Auch Familien-Bloggerin *mamiseelen* besucht in ihren Videos mit der Kamera regelmäßig den eigenen Nachwuchs in seinen Schlafzimmern[175], um den Followern die neuesten Möbel, Spielsachen oder Interessen der Kinder zu zeigen. Warum YouTube bei solch intimen Bildern trotz der eigenen Richtlinien nicht eingreift, lässt sich nur vermuten. Ein Grund könnte darin liegen, dass YouTube beziehungsweise der Mutterkonzern Alphabet zu Google gehören und genau wie die Blogger selbst an der Werbung, die vor, während oder nach dem Video geschaltet wird, beteiligt ist. YouTube behält rund 45 Prozent der Werbeeinnahmen durch die Videos für sich.[176] Bei einem Querformat-Video mit einer Million Klicks können das zwischen 2000 und 11.000 Euro sein, je nachdem, welche Werbung wie oft platziert wird.

Liebling, ich habe unsere Kinder zu Kinderarbeit gezwungen

Da die Blogger selbst rund 55 Prozent der Werbeeinnahmen erhalten, sprechen wir in unserem Rechenbeispiel von etwa 2500 bis 14.000 Euro pro einer Million Klicks auf das jeweilige Video. Ein Familien-Blog sichert so gut und gern den Lebensunterhalt einer ganzen Familie – und lässt durchaus Luxus zu. Maßgeblicher Treiber für den Erfolg sind häufig die Kinder.

So enthalten neun der zehn erfolgreichsten Videos des Kanals *mamiseelen* die Kinder als Protagonisten auf dem Vorschaubild oder im Titel. All diese Videos haben Ende Juli 2022 zwischen 2,9 und 47 Millionen Aufrufe.[177] Auch der Kanal *Jindaouis*[178] hat erkannt, wie gut das eigene Baby und die siebenjährige Mila auf dem Vorschaubild performen. Auf ihrem Kanal enthalten die vergangenen neun von zehn Videos zumindest eins der beiden Kinder prominent auf dem Vorschaubild (Stand: 29.05.2022). Auch hier erreichen die Videos zwischen 825.000 und 1,3 Millionen Aufrufe. Der Verdienst, den diese Familie in den vergangenen zwei Monaten allein durch YouTube – nicht durch Werbeeinnahmen auf anderen Plattformen – damit erreicht haben dürfte, übersteigt, selbst wohlwollend niedrig gerechnet, den durchschnittlichen deutschen Bruttojahreslohn von rund 42.900 Euro[179] bei Weitem. Auch in diesem Fall werden die Kinder der Influencer gewissermaßen Marionetten ihrer Eltern durch den Erfolg der monetarisierten YouTube-Videos, gegen die sie sich nur schwer wehren können.

Ebenso freute sich YouTuberin Dagi Bee[180] über den wachsenden Erfolg ihres Kanals seit Verkündung der ersten eigenen Schwangerschaft. Während die letzten zehn Videos vor der Bekanntgabe insgesamt 4,1 Millionen Aufrufe erreichten, haben jene zehn im Anschluss daran insgesamt 10,3 Millionen Aufrufe (Stand 29.05.2022). Ein Anstieg der Klicks um 151 Prozent. Eine Babyshoppingtour, die ersten Ultraschallbilder oder der potenzielle Name des

Kindes scheinen für die Follower deutlich interessanter zu sein als Dagi Bees Abschmink-Routine oder ein simples Fashion-Lookbook. Und das, obwohl sie ihr Kind zu diesem Zeitpunkt noch nicht einmal gezeigt hat.

Bei solch einem Erfolg, den Kinder als Protagonisten für Videos versprechen, stellt sich die Frage, ob das, was sie dort vor der Kamera tun, eine Art Kinderarbeit darstellt.

Natürlich ist das Performen vor einer Kamera in den eigenen vier Wänden nicht das Gleiche, wie Kleidung in Bangladesch zusammennähen zu müssen. Dennoch sind auch YouTube und der Dreh von Home-Videos eine Art Arbeit. Für Film- und Fernsehaufnahmen ist dies schon lange im Jugendarbeitsschutzgesetz[181] geregelt. Ob das Kind geldlich entlohnt wird, spielt übrigens keine Rolle bei der Definition von Kinderarbeit. Grundsätzlich ist die Beschäftigung von Kindern unter 15 Jahren in Deutschland verboten. Ausnahmen können vorliegen, wenn die Kinder über 13 Jahre alt sind, eine Einwilligung des Sorgeberechtigten vorliegt, die Beschäftigung leicht ist und die Sicherheit, Gesundheit und Entwicklung der Kinder nicht negativ beeinflusst werden. Dennoch dürfen Kinder nicht mehr als zwei Stunden täglich, nicht zwischen 18 und 8 Uhr, nicht vor dem Schulunterricht und nicht während des Schulunterrichts beschäftigt werden. Kinder unter 13 Jahren, wie sie es oft in Familien-Blogs sind, dürfen eigentlich nicht arbeiten. Auf Antrag kann eine Aufsichtsbehörde bewilligen, dass bei Film- und Fotoaufnahmen Kinder über drei bis sechs Jahre bis zu zwei Stunden täglich und Kinder über sechs Jahre bis zu drei Stunden täglich gestaltend mitwirken dürfen. Diese Ausnahmen sind allerdings an strenge Richtlinien des zuständigen Jugendamts und der Aufsichtsbehörde geknüpft. Beispielsweise muss eine ärztliche Bescheinigung vorliegen, und nach Beendigung der Beschäftigung muss eine ununterbrochene Freizeit von mindestens 14 Stunden eingehalten werden.

Diese Sondergenehmigungen liegen bei Familien-Kanälen häufig nicht vor. Im Gegenteil, sollte dieses Gesetz auch für die Onlinewelt gelten, so werden einige, dem Jugendarbeitsschutzgesetz widrige Handlungen in den Familien-Blogs sogar offen dokumentiert. So erzählt Bloggerin *mamiseelen* in ihrer »Morgenroutine mit 3 Kindern für die Schule«[182] fröhlich davon, dass es kurz vor sieben Uhr sei. Ein paar Szenen später wird die damals vierjährige Elisa beim Sockenanziehen im Kinderzimmer gefilmt. Wenige Einstellungen später ist die Kamera statisch auf den Frühstückstisch gerichtet. Das ganze Frühstück wird mitgefilmt. Anschließend wird der achtjährigen Clara ein Zopf gemacht und es geht zur Schule. Fast eine Million Menschen schauen dabei zu.

Auch Anne Wünsche zeigt über einer halben Million Fans im Video »Unsere Vormittag-Routine unter der Woche«[183], wie sie und ihre Kinder aufstehen. »Wir haben jetzt 7:09 Uhr und Miley zieht sich gerade an, Juna ist schon angezogen«, spricht sie in die Kamera und schwenkt auf ihre Tochter im Kindergartenalter, die mit zerzaustem Haar und einer Decke auf der Couch liegt. »Sieht noch total zerknüllt aus«, kommentiert Wünsche. Auch während des Frühstücks ist die Kamera frontal auf die ältere Tochter gerichtet. So kann Wünsche ihren Fans zeigen, wie sie Miley frisiert. Gegen 7:29 Uhr geht es zur Schule. Würde es sich hierbei um eine klassische TV-Produktion handeln, wären, ohne Sondergenehmigungen der Behörden, die Grenzen des Legalen definitiv überschritten.

Ob das Performen für Home-Videos – die immerhin von Millionen Menschen im Netz gesehen werden – mit Filmaufnahmen für TV-Produktionen vergleichbar ist, ist unklar. Man könnte sogar von einer Grauzone und Lücke im Jugendarbeitsschutzgesetz sprechen. Dabei bergen Home-Videos im Gegensatz zu TV-Produktionen noch eine weitere enorme Gefahr für das Kindeswohl. Schließlich kommt es beim Arbeiten für den familieneigenen

YouTube-Kanal in fast allen Fällen zu einem Interessenkonflikt, da die Eltern gleichzeitig Arbeitgeber und Sorgeberechtigte sind. In diesem Zusammenhang weist der Report[184] der gemeinnützigen Organisation Jugendschutz.net auch darauf hin, dass es gut vorstellbar sei, dass die Drehsituation auf viele junge Kinder einschüchternd wirken und unbewussten Druck ausüben könne: Schließlich würden die meisten Kinder mitbekommen, dass ihre Eltern es gut fänden, wenn sie bei den Videos mitmachten, statt sich etwa mit Freunden zu treffen oder zu spielen. Kurz: Die Kinder opfern ihre eigene, freie Persönlichkeitsentfaltung auf, um ihren Eltern einen Gefallen zu tun. Es mag möglich sein, dass manche Influencer-Eltern diese schleichende Entwicklung bei ihren Kindern nicht gleich bemerken und in erster Linie denken: »Mein Kind hat Spaß an solchen Videos!« Um allerdings sicherzugehen, dass die Bedürfnisse der eigenen Sprösslinge nicht zu kurz kommen, sollten in den Social Media aktive Eltern vielleicht eher dafür sorgen, dass ihre Kinder nicht zwingend in jedem Video zu sehen sind beziehungsweise das Produzieren und Drehen der Videos mit dem eigenen Nachwuchs so wenig Zeit wie möglich am Tag in Anspruch nimmt.

In Fällen außerhalb des Internets wurden ähnliche Konflikte in Kombination mit Kinderarbeit bereits streng geahndet. So ließ Musiker Angelo Kelly seinen damals vierjährigen Sohn William 2019 für etwa eine halbe Stunde nach 17 Uhr auf der Bühne auftreten. Vom Amtsgericht Haßfurt wurde er dafür im Februar 2021 schuldig gesprochen und musste 3000 Euro Bußgeld bezahlen. Die Gewerbeaufsicht der Regierung von Unterfranken hatte den Verstoß des Musikers zuvor sogar noch höher geahndet: Kelly sollte ein Bußgeld in Höhe von 5000 Euro zahlen. Gegen diesen Bußgeldbescheid hatte Kelly Einspruch erhoben, sodass nun ein Amtsrichter über die Strafwürdigkeit des Auftritts zu urteilen hatte. Zwar hatte, so einem

Bericht der *Süddeutschen Zeitung*[185] zu entnehmen, der Amtsrichter betont, dass der Vierjährige keinen psychologischen Schaden durch den Auftritt erlitten habe und deswegen das Bußgeld auf 3000 Euro zu reduzieren sei. Trotzdem blieb der kurze Auftritt per juristischer Definition Kinderarbeit. Eine Argumentation, die wohl im Ernstfall auch bei vielen Familien-Bloggern greifen könnte. Auch abseits der juristischen Konsequenzen kann es problematisch werden, wenn die Eltern zum Regisseur sowie Arbeitgeber werden. Sie stehen in einem direkten Interessenkonflikt zwischen der Erziehung sowie freien Entfaltung ihrer Kinder und der Darstellung ihrer Charaktere für die perfekte Inszenierung.

So stellt etwa der Jugendschutz.net-Bericht *Kinder als YouTube-Stars*[186] aus dem Jahr 2019 fest, dass »ein omnipräsentes Filmen innerhalb der Familie oder auch das Filmen in intimen Momenten« das Recht von Kindern verletze, »sich zurückzuziehen, abzuschirmen und für sich allein zu sein. Das Recht von Kindern, selbst zu bestimmen beziehungsweise herauszufinden, wer sie sind, wird verhindert, wenn einengende, die Identität festlegende Rollen von außen bestimmt werden.« Also kann auch aus medienpädagogischer Sicht von einem vorbildhaften Verhalten der scheinbar makellosen Blogger-Moms und -Dads keine Rede sein. Wie extrem sich dieser von außen ausgeübte Rollendruck und der Einfluss von Social Media auf die Entwicklung der Kinder und ihrer Psyche auswirkt, ist bislang nur unzureichend erforscht. Während aber in regelmäßigen Abständen Diskussionen über die Gefährlichkeit von Egoshootern für Minderjährige geführt werden, gibt es ähnliche Diskussionen über Kinder von Influencer-Eltern im medialen Mainstream nur selten.

Dass es sich bei Familien-Vlogs nicht nur um zufällig eingefangene Alltagsaufnahmen, sondern um kalkulierte Inszenierungen handelt, bewies im September 2021 die amerikanische Mamibloggerin Jordan Cheyenne.[187] Als ihr Hundewelpe mit einer Krankheit diagnostiziert wird, filmt sie sich und ihren achtjährigen Sohn weinend im Auto. Bis dahin eine authentische Szene. Der Sohn ist wirklich in tiefer Trauer. Allerdings vergisst Jordan Cheyenne, das Ende dieser Filmaufnahme im Schnittprogramm herauszuschneiden. Hier posiert sie – noch im Auto – für das Vorschaubild, welches dann später auf YouTube für den Vlog genutzt werden soll. Dabei gibt sie ihrem noch immer wirklich in Trauer weinenden Kind Instruktionen, wie es in die Kamera zu schauen hat. »Mach eine Hand hoch«, »Lass sie deinen Mund sehen«, »Tu so, als ob du weinst«, sind nur einige der Anweisungen. Das Kind entgegnet: »Mama, ich weine doch gerade wirklich.«

Kurz nach Upload wurde das Video wieder gelöscht. Derartige Aufnahmen und Beweise für eine Inszenierung des Familienlebens sind von deutschen Familien-Bloggern bislang noch nicht bekannt. Es ist aber zumindest vorstellbar, dass die ein oder andere Szene aus dem Familienalltag auch bei deutschen Bloggern mehrmals aufgenommen wird oder unter Regieanweisungen entsteht.

Das gläserne Kind

Ob nun inszeniert oder authentisch, das Ausmaß, in dem manche Eltern die Gefühlswelt, aber auch private Informationen ihrer Kinder im Internet entblößen, ist aus psychologischer und teilweise auch juristischer Sicht erschreckend. Neben den eben beschriebenen Rechten am eigenen Bild und dem Recht auf Intim- und Privatsphäre gibt es noch ein weiteres Thema, dem Eltern in Zeiten von sozialen Medien Beachtung schenken sollten: Datenschutz. Sprüche wie »Das Internet vergisst nie« oder »Was im Netz steht, bleibt im Netz« mögen konservativ klingen, haben aber durchaus einen wahren Kern. Extrem sensible Daten der eigenen Kinder zu teilen, ist daher besonders kritisch – auch wenn womögliche Informationen nur durch zusätzliche Recherche zu beschaffen wären.

In den ersten Jahren von Facebook ließ die Plattform Menschen glauben, es wäre völlig unproblematisch und normal, im eigenen Profil den vollen Namen, den Geburtstag, sogar den Wohnort zu veröffentlichen. Auch öffentlich anzugeben, welche Bands man mag, welche politische Einstellung man hat, wer die engsten Familienmitglieder sind und mit wem man in einer Beziehung ist, wurde durch Facebook normalisiert und kultiviert. Erst diverse Datenschutz-Skandale machten die Menschen darauf aufmerksam, welche sensiblen Daten sie da freiwillig an einen Großkonzern im Silicon Valley liefern.

Während wir mit unseren eigenen Daten heute vorsichtiger umgehen, lassen uns Familien-Blogger glauben, dass die Daten von Kindern weniger Schutz bedürfen. Zur Geburt werden der Internetgemeinde feierlich Namen und Zweitnamen verkündet, die Geburtstage werden öffentlich gefeiert, und auch der Wohnort lässt sich bei vielen Influencern mit nur wenigen Klicks herausfinden. Auch Vorlieben wie Lieblingskuscheltier, Leibgericht, Hobbys und negative Dinge wie Krankheiten oder Ängste der Kinder werden munter geteilt.

Woran viele nicht denken: Wenn der volle Name, der Geburtstag und der Wohnort eines Kindes einmal im Internet verbreitet wurden, können Hate-Kommentare schnell zu einer realen Bedrohung werden. Auch Annäherungen durch Sexualstraftäter sind in einem solchen Fall nicht auszuschließen und werden erleichtert, sobald jene möglichst viele intime Informationen über die Gewohnheiten und Interessen der Kinder gesammelt haben. Der bereits zitierte Jugendschutz.net-Report[188] stellte fest, dass in 94 Prozent aller von ihnen untersuchten Videos, Kinder mindestens einmal leicht bekleidet oder im Schlafanzug zu sehen waren. In 53 Prozent der Fälle[189] wurden über Impressum, Videoinhalte oder die Kanalbeschreibung sensible Daten über die Minderjährigen preisgegeben. Für die Analyse recherchierten die Medienpädagogen 17 YouTube-Auftritte von Kindern, Eltern und Familien mit mehr als 50.000 Abonnenten. Darüber hinaus ist in den meisten Fällen unklar, ob die betroffenen Kinder diese Informationen später veröffentlicht sehen wollen, wenn sie erwachsen sind.

Wie einfach es ist, auch über indirekte Hinweise an intime Informationen von Blogger-Kindern zu kommen, verdeutlicht das folgende anonymisierte Beispiel, welches in weniger als einer halben Stunde recherchiert wurde: Mamibloggerin X hat mehrere Kinder. Sie spricht in einem neuen YouTube-Video davon, dass eines von ihnen (Kind drei) bald eingeschult werden soll. Wir wissen durch diverse andere Videos, wie dieses Kind drei aussieht, wir wissen, welches Geschlecht es hat. Das Alter des Kindes lässt sich berechnen, da schon mehrere Videos von vergangenen Geburtstagsfeiern online gestellt wurden, alle in einem bestimmten Monat. Auch der Vorname des Kindes ist bekannt. Der Nachname lässt sich erahnen, da Vater und Mutter im Impressum der eigenen Website mit vollem Namen genannt werden. Es ist naheliegend, dass das Kind drei bei jahrelang verheirateten Eltern den gleichen Nachnamen trägt. Im Impressum gibt es ebenfalls die Information, in welcher deutschen Stadt die Firma der Mamibloggerin sitzt, da dies eine Pflichtangabe in Deutschland ist. Nun wird es interessant: Da die Tanzschule von Kind zwei bereits in einem anderen Video zu sehen war und ebenfalls in dieser Stadt zu verorten ist, ist anzunehmen, dass die Familie in dieser Stadt wohnt. Alle Informationen, die uns nun noch fehlen, um die Schule von Kind drei ausfindig machen zu können, liefert uns die Mamibloggerin in einem Video selbst: Kind drei wird auf die gleiche Grundschule gehen wie Kind eins und zwei. Sie erzählt detailliert von den Einschulungstests, von den Klassenräumen und der Schulleitung, die durch eine sehr ungewöhnliche Kombination einzigartig erscheint. Schaut man sich alle Webpräsenzen von Grundschulen dieser Stadt an, kommt nur eine infrage, die diese ungewöhnliche Kombination in ihrer Schulleitung vereint. Und auch ein anderer Test schlägt an. Gibt man die Namen von Kind eins und Kind zwei in Kombination mit dem Wort »Schule« in den Google-Browser Chrome ein, erscheint genau jene Grundschule als erster Treffer. Dies könnte auf interne Schuldokumente zurückzuführen sein, die von Google in der Suchmaschine erfasst werden, oder daran liegen, dass die Google-Suche der Kindernamen in Kombination mit dem Schulnamen schon öfter getätigt wurde.

Dieses und viele weitere Beispiele zeigen, wie einfach es ist, aus Informationen, die Familien-Blogger beiläufig in ihre Videos einfließen lassen, den gesamten Lebenslauf eines Kindes zusammenzustellen. Es scheint fast so, als wäre das Mitteilungsbedürfnis der Blogger umso größer, je sensibler die veröffentlichten Daten der Kinder sind. Ohne den Eltern eine böse Absicht zu unterstellen, ist es dennoch perfide, dass Schutzbedürftige derart hemmungslos vermarktet und öffentlich zur Schau gestellt werden dürfen und dieses Verhalten statt bestraft mit hohen Werbeeinnahmen und einem großen Following in den Social Media belohnt wird.

Benedikt Buchner lehrt Datenschutzrecht an der Universität Augsburg und beschreibt in einem Beitrag für die *Frankfurter Allgemeine Zeitung*, dass es den Kindern in diesem Fall nicht an neuen Grundrechten mangelt, sondern daran, dass bestehende Grund- und Menschenrechte auf Persönlichkeits- und Datenschutz in sozialen Medien ignoriert werden.[190] »Von vier Datenschutzaufsichtsbehörden, die auf konkrete Beispiele in ihrem Zuständigkeitsbereich hingewiesen wurden, haben zwei überhaupt nicht reagiert, und eine weitere hat in bester deutscher Beamtenmanier eine Zuständigkeitsprüfung angekündigt – ohne dass danach noch irgendetwas geschehen wäre. Nur eine Behörde hat sich überhaupt mit dem konkreten Fall inhaltlich befasst, von der Einleitung eines Bußgeldverfahrens dann jedoch aus sogenannten ›Opportunitätsgründen‹ abgesehen.« Dabei ist es ganz und gar nicht Privatsache oder die alleinige Entscheidung der Sorgeberechtigten, was vom eigenen Kind im Internet veröffentlicht werden darf. Laut Buchner sei dies besonders scharf zu beäugen, wenn Eltern sich im Interessenkonflikt zwischen Ausübung des Sorgerechts und dem Erfolg ihres Familien-Blogs befinden: »In dieser Rolle als Verantwortliche bedürfen sie (...) eines Erlaubnistatbestands für die damit einhergehende Datenverarbeitung, und hierfür kommt allein die Einwilligung der betroffenen Person in Betracht.« Kinder unter 13 Jahren können eine solche Einwilligung nicht rechtswirksam abgeben. Fest steht aber auch: Eltern können nicht einfach so stellvertretend für ihr Kind einwilligen. Schließlich würden sie sich damit am Ende selbst eine Erlaubnis zum Eingriff in die Rechte ihrer Kinder erteilen. Ein, so Buchner, ganz klarer Fall eines »Insichgeschäft[s]«. Die werden jedoch durch das Familienrecht ausdrücklich untersagt. All diese Faktoren im Zusammenspiel legen eine Sache nahe, erklärt Buchner: »Dass Eltern, die auf Kosten ihrer Kinder auf YouTube, Instagram und Co. Aufmerksamkeit generieren wollen, schlicht und einfach rechtswidrig handeln.« Sollten es Eltern dennoch nicht lassen können, ihre Kinder in die Onlinewelt zu zerren, hat das Recht jedoch auch für diesen Fall eine Lösung vorgesehen. In diesem Fall können Eltern sich um eine sogenannte Ergänzungspflegschaft kümmern und diese dem Familiengericht unverzüglich anzeigen. »Ein Ergänzungspfleger kann dann entscheiden, ob es dem Kindeswohl tatsächlich dienlich ist, wenn Eltern die Krankheitsgeschichten ihrer Kinder in der Öffentlichkeit ausbreiten«, sagt Buchner – und eben auch, ob Kameratouren durch Schlaf- und Badezimmer wirklich im Sinne der Kinder sind.

Mama, meine Fotos sind im Darknet

Dass eben jene Eindrücke nicht unbedingt dem Kindeswohl dienlich sind, wird noch offensichtlicher, wenn man sich mit dem unregulierten Teil des Internets befasst, dem sogenannten Darknet. Es ist keine Seltenheit, dass Kinderfotos von Instagram in einschlägigen Pädophilie-Foren geteilt, kommentiert, bewertet, gespeichert und von Usern zur sexuellen Lustbefriedigung »benutzt« werden – auch wenn es sich um Bilder von privaten Konten handelt. Der YouTube-Kanal *STRG_F* des öffentlich-rechtlichen Rundfunks deckte im Jahr 2021 auf[191], dass es sogar im Clearnet, also dem normalen Internet, das mithilfe jedes Chrome-, Explorer- oder Firefox-Browsers aufgerufen werden kann, eine große russische Bilderplattform gibt, die unter der Kategorie *Kids* Kinderbilder von Websites und Social-Media-Konten stiehlt und sammelt. Darunter beispielsweise Wettkampffotos von Kindern eines sächsischen Turnvereins. Ein Bild von einem kleinen Mädchen, das angestrengt an einer Reckstange hängt, wurde von einem User mit dem Satz »Diesen Blick hat sie auch, wenn ich (…)« kommentiert. Dies macht deutlich, dass auch Fotos, die für naive Eltern harmlos wirken, für Pädophile oder Sexualstraftäter attraktiv sein können. Niemand möchte sich ausmalen, was passieren kann, wenn diese Kinderfotos zu Mamiblogger-Kindern gehören, deren Wohnort, Schule und Hobbys mit wenigen Rechercheschritten auffindbar sind.

Zwangsläufig stellt sich an dieser Stelle natürlich auch die Frage, ob es Familien-Bloggern und Influencer-Mamis abseits von YouTube-Community-Regeln gesetzlich überhaupt gestattet ist, ihre Kinder in derart pikanter Weise teilweise nur leicht bekleidet oder sogar mit nacktem Oberkörper im Internet zu zeigen.

Zwar verbietet das Strafgesetzbuch laut Paragraf 184b[192] den Besitz sowie die Verbreitung von sogenannten Posendarstellungen von Kindern in unnatürlichen sexuellen Körperhaltungen. Es gibt aber Ausnahmen: Der Besitz ist erlaubt, wenn die Bilder in einer Alltagssituation aufgenommen wurden und nicht absichtlich gestellt sind. Teilen darf man sie aber auch dann nicht. Es gibt also hier viele rechtliche Grauzonen.

Der Familien-Blogger als Vorbild für die eigene Familie

Viele Family-Influencer wollen auf ihren Kanälen die Kulisse einer Friede-Freude-Eierkuchen-Welt aufrechterhalten. Dabei sind ihre Kinder der USP, also der Unique Selling Point, das Alleinstellungsmerkmal in der Masse der vielen Influencer. Dass dem so ist, darüber sprechen allerdings nur wenige öffentlich, so wie etwa die ehemalige Journalistin und Mom-Influencerin Annette Eisenhardt, damals noch mit Nachnamen Pawlu, in einem Gespräch mit der *Süddeutschen Zeitung*.[193] Die Mutter von Drillingen bezeichnet sich in der Instagram-Bio ihres Profils *therealeisenhardt*, dem knapp 200.000 Menschen folgen, als »Mamager« und gibt im Interview offen zu: »Die Drillinge sind mein USP. (...) Die Leute wollen das hier sehen, allein weil alles in dreifacher Ausfertigung so irre aussieht.« Allerdings ist wohl nicht der voyeuristische Anreiz das Hauptmotiv vieler Follower, den Familien-Bloggern zu folgen. Die meisten sehen sie als echte Vorbilder, von denen man sich unter Umständen abschauen kann, wie sich der teilweise herausfordernde Familienalltag meistern lässt. Eine repräsentative Umfrage der US-amerikanischen Emory University unter 117 frischgebackenen Müttern stellte fest, dass 99 Prozent der jungen Mütter bevorzugt das Internet als Informationsquelle nutzen.[194] 89 Prozent davon nutzten primär Social Media dafür. Sprich: Sie holten sich ihre Rollenbilder, Tipps und Ratschläge von Familien-Bloggern. Dabei punkten diese in erster Linie nicht durch pädagogisches Fachwissen, sondern mit ihrer vermeintlichen Lebenserfahrung und medialen Präsenz. Wie vertrauenswürdig diese Quellen sind, wird selten infrage gestellt. Das ist insofern problematisch, als viele der erfolgreichen Kanäle in diesem Bereich ein sehr traditionelles Rollenbild zeigen, welches für die Mehrheit vieler Menschen nicht lebbar ist. Da Mom-Influencer ihr Geld damit verdienen, ihren Familienalltag zu zeigen, können sie rund um die Uhr bei ihren Kindern bleiben und sie betreuen. Eine Mutter, die finanziell darauf angewiesen ist, schon bald nach der Geburt zumindest wieder in Teilzeit zu arbeiten, kann diese konzentrierte Betreuung nicht umsetzen – und könnte sich unter Umständen schlecht vorkommen, weil sie nicht mit den scheinbar perfekten Abend- und Morgenritualen der Instagrammer und Vlogger mithalten kann. Familien-Blogger verkörpern somit eine seltsame Mischung aus konservativen und altbackenen Familienbildern, die zugleich ziemlich zeitgemäß erscheinen, weil sie über die modernen Massenmedien mit der Welt geteilt werden.

Ferner ist davon auszugehen, dass auch die vielen Kooperationen mit Marken aus dem Familiensegment nicht spurlos an den Usern vorbeigehen. Ein Beispiel von vielen ist der Babyprodukte-Hersteller Lilydoo, der gezielt mit Influencern zusammenarbeitet. Hauptsächlich handelt es sich hierbei um Personen aus dem Mini- und Mikro-Influencer-Spektrum, die weniger als 100.000 Follower haben. So wie etwa die Autorin und Mit-Moderatorin des Mütter-Podcasts *Mama Lauda*, Julia Knörnschild[195] (rund 40.000 Follower auf Instagram). Wenn ihre Follower häufig die bunten, nachhaltigen Windeln sehen, werden sie vielleicht auch eher zum Kauf dieser Marke tendieren. Einfach, weil sie diese mit Leuten in Verbindung bringen, denen sie vertrauen, weil sie liebevoll mit ihren Kindern umgehen und coole Sachen sagen. Eben wie eine beste Freundin, die ein Produkt empfiehlt. Eine clevere Marketingstrategie, die nicht nur Auswirkungen auf das Leben der Eltern, sondern auch auf das ihrer Babys hat. Das funktioniert natürlich nicht nur bei Windeln, sondern auch bei Kinderwagen, Nahrungsmitteln, Süßigkeiten und Klamotten. Da die Familien-Blogger auf ihre Community sympathisch wirken, sind sie der ideale Multiplikator, um potenzielle Neukunden mit einem Produkt vertraut zu machen – besser als jede Fernsehwerbung dieser Welt. Der Vertrauensbonus funktioniert besonders im sensiblen Warenbereich der Baby-, Kinder- und Gesundheitsprodukte. Eben jenen Waren, bei denen es als besonders wichtig erscheint, dass sie unbedenklich sind, weil ansonsten das Wohlergehen des eigenen Nachwuchses und der Familie in Gefahr wäre. Schließlich präsentieren sich die Social-Media-Dads und -Moms als fürsorglich und liebevoll, geben sich als Paradebeispiel guter Eltern.

Auch der Naturkosmetikhersteller Weleda arbeitet aus diesem Grund mit Familien-Bloggern zusammen, wie eine Unternehmenssprecherin gegenüber dem Nachrichtenmagazin *Spiegel*[196] erklärte: »Über Blogger gelingt es uns, auf einem sehr authentischen und emotionalen Weg an unsere Zielgruppe heranzutreten.« Plötzlich sind dann die »freiwillig« getroffenen Kaufentscheidungen zu einem Produkt, das ein Influencer empfohlen hat, mehr fremdgesteuert, als einem wohl lieb ist. Hinter den Kulissen hört man Influencer manchmal sogar Sachen sagen wie: »Ich benutze das Produkt eigentlich nicht, aber Firma XY bezahlt wirklich sehr gut.« Egal, wie gut man einen Influencer zu kennen meint, man sollte als User immer im Hinterkopf behalten: Sofern es sich um eine Werbekampagne handelt, kommen vermeintliche Empfehlungen, besonders bei Menschen, die nicht mal sensibel mit den Daten und Gefühlen ihrer eigenen Kinder umgehen, nicht immer von Herzen, sondern oft aus dem Portemonnaie.

Zusätzlich fühlen sich nicht wenige Follower der beliebten Familien-Vlogs durch die selbstverständlich erscheinende Inszenierung der eigenen Kinder dazu ermutigt, ähnliche Inhalte auf Instagram,

YouTube und Co. zu posten. In der englischen Sprache gibt es dafür den Begriff Sharenting – ein Kofferwort aus *to share,* also teilen, und *parenting,* also Eltern sein. Eine sozioökonomische Analyse der renommierten London School of Economics[197] sieht die Gründe für dieses Verhalten bei vielen Eltern darin, dass sie damit ihre eigenen Unsicherheiten ausräumen und Bestätigung durch andere User bekommen wollen, die ihre Inhalte teilen und liken – so wie eben auch bei den weitaus bekannteren Familien-Bloggern. Auch die eigene Persönlichkeit soll damit gestärkt werden, da die Kinder ein Teil von den Eltern sind. Das Sharenting in den Social Media ist also so etwas wie das stolze Vorzeigen des Familienfotoalbums vergangener Tage – mit dem Unterschied, dass hier bei mangelnder Privatschutzeinstellung das gesamte World Wide Web zusehen kann. Den Nachahmern unterlaufen beim Sharenting naturgemäß ähnliche Fehler wie ihren berühmten Influencer-Vorbildern: Kleinkinder werden unverpixelt gezeigt, intime Momente gefilmt oder Standorte via Geotag geteilt. Aber woher sollen die Follower mehr Medienkompetenz haben, wenn sie es nicht anders in ihrem Feed vorgelebt bekommen? Erste Orientierung für einen verantwortungsbewussten Umgang mit Kinderbildern im Netz gibt etwa das Deutsche Kinderhilfswerk[198]. Mithilfe von fünf einfachen Fragen kann jeder sein eigenes Nutzungsverhalten in den Social Media überprüfen:

1. Kann das Kind schon selbst entscheiden, ob es Fotos von sich im Netz möchte, und wenn ja, wurde es um Erlaubnis gebeten?
2. Gibt das Foto oder seine Zusammenhänge personenbezogene Daten des Kindes preis?
3. Sind die Sicherheits- und Privatsphäreneinstellungen der sozialen Netzwerke auf dem neuesten Stand?
4. Zeigt das Foto das Kind in einer unangenehmen, peinlichen oder unangemessenen Situation?
5. Ist es wirklich notwendig, das Gesicht des Kindes zu zeigen?

Auch wenn sich alle Influencer von selbst konsequent an die von YouTube aufgestellten Richtlinien zum Schutz von Kindern[199] halten würden, könnten die Familien-Blogger mit nur wenig Aufwand ein besseres Vorbild für viele andere Eltern sein, die sich im Netz Orientierung und Erziehungstipps holen wollen. Neben den üblichen Hinweisen, dass keine vulgäre Sprache verwendet und keine gewaltverherrlichenden oder sexuellen Inhalte erstellt werden sollten, stehen dort auch nützliche Tipps, die Creator beim Erstellen zukünftiger Inhalte berücksichtigen sollten. Neben dem bereits erwähnten Tabu, im eigenen Bade- oder Kinderzimmer zu filmen, sollten Eltern zum Beispiel darauf achten, dass ihre Kinder eine altersgemäße und nicht zu enge oder freizügige Kleidung tragen. Auch die Videoinhalte sollten kindgerecht sein: Ein Hobby oder Spiel mit dem Kind zu präsentieren ist durchaus verhältnismäßig, ein Follow me around durchs Kinderzimmer wohl eher nicht.

Wie Eltern zukünftig reflektierter mit der Frage umgehen können, ob und wie sie ihre Kinder in sozialen Netzwerken überhaupt zeigen sollten, erklärt auch die Kampagne #deinkindauchnicht[200]. Die Influencerin Toyah Diebel stellt dort gemeinsam mit dem Schauspieler Wilson Gonzalez Ochsenknecht als Erwachsene typische Familien-Blogger-Posts nach. Auf dem Töpfchen sitzend, mit verschmiertem Mund und Essensresten am Lätzchen, sabbernd an Mamas Brust oder mit verheultem Gesicht. Die Motive mit erwachsenen Personen offenbaren, wie absurd diese vermeintlich süßen Szenen aus dem Influencer-Alltag in Wirklichkeit sind. Frei nach dem Motto: Wenn man selbst nicht derart öffentlich bloßgestellt werden will, wieso macht man das dann mit seinem eigenen Kind?

Kapitel 5

#miniinfluencer – Warum Kinder-Influencer mächtiger sind, als man denkt

Die sozialen Netzwerke erscheinen manchmal wie ein Dschungel: ein Urwald an Content, in dem jeder irgendwie das Richtige für sich finden kann. Die Vielfalt an Familien-Bloggern, die sich ihre unterschiedlichen Stile, Nischen und Follower suchen, ist überwältigend: Allein im deutschsprachigen Raum gibt es mehr als 2000 Elternblogs[201] – und es werden immer mehr. Was aber, wenn nicht die Eltern, sondern später auch die Kinder selbst entscheiden, ihren Berufswunsch Influencer in die Tat umzusetzen? Während typische Berufswünsche wie Prinzessin, Rockstar, Schauspielerin oder Model mangels Verbindungen zur Hollywood-Manager-Elite für nahezu 100 Prozent aller Kinder früher nur Wunschdenken blieb, können sich Teenager dank ihrer Smartphones heute in jungen Jahren tatsächlich selbst zu einer Celebrity, also einem waschechten Star, machen. Alles, was dafür nötig ist: ein Social-Media-Account, eine Internetverbindung, ein Smartphone mit Kamera sowie die richtige Portion Durchhaltevermögen und Glück.

Besonders der chinesischen App TikTok wird nachgesagt, dass Menschen quasi über Nacht bekannt werden können. Der Algorithmus ist darauf ausgelegt, auch Videos von Menschen mit sehr geringem Following an eine breite Masse vorzuschlagen, sofern die Videoinhalte ansprechend sind. So kann schon der erste Upload eines neu gegründeten Kanals zum Millionenhit werden. Das passierte beispielsweise dem 18-jährigen Sean aus Heedfeld. In seinem ersten TikTok-Video[202] erzählt er davon, dass er sein Studium abgebrochen habe und jetzt in Badeschlappen etwa 360 Kilometer an das holländische Meer wandern wolle. Seine Reise dorthin wolle er auf TikTok begleiten. Das Video hat bis heute 7,5 Millionen Aufrufe. Über 120.000 Menschen folgen Sean mittlerweile auf TikTok, und das, obwohl er die Wander-Challenge nach nur einem Tag und sieben TikTok-Kurzvideos abgebrochen hat.

Warum schon das erste Video von einer unbekannten Person so viral gehen kann, hat mit dem TikTok-Algorithmus zu tun. Bei der Anmeldung auf der App können User die für sie potenziell interessanten Themen angeben. Das merkt sich die künstliche Intelligenz als einen Faktor für den Algorithmus. Gibt ein Nutzer etwa an, er mag Katzen, kriegt er automatisch viel Katzencontent, egal von wem er stammt. Ein weiterer Faktor sind Likes, Shares, Kommentare, der eigene Content, der erstellt wird, sowie Accounts, denen die Person folgt. Der Algorithmus bezieht dann mehr Clips ein, die aus derselben Kategorie stammen. Verwenden die User zudem beliebte Filter, Sounds und Hashtags, gefällt auch das dem TikTok-Algorithmus. Wer nun die perfekte Kombi aus allen Faktoren erzielt und gleichzeitig den Zeitgeist der Generation Z trifft, kann auch ohne Millionen Follower einen TikTok-Hit mit hohen Aufrufzahlen landen.

Hinzu kommt, dass die App eine vergleichsweise hohe durchschnittliche Nutzungszeit hat, wie eine Auswertung der Datenplattform data.ai belegt. Demnach verbringen TikTok-User im weltweiten Durchschnitt im Monat[203] etwa 19,5 Stunden auf der Plattform. Monatlich 26 Stunden sollen es sogar in den Vereinigten Staaten von Amerika sein – und damit mehr Zeit, als die US-amerikanischen Nutzer auf Facebook oder Instagram unterwegs sind. Aber auch auf Plattformen wie YouTube oder Instagram gibt es Minderjährige, die schnell zu Social-Media-Ruhm gelangen. Insbesondere die Videoplattform YouTube scheint attraktiv für die jungen Creator zu sein: Vor allem in der sehr jungen Altersgruppe zwischen 8 und 13 Jahren, in der die meisten Social-Media-Apps offiziell noch gar nicht verwendet werden dürfen, gilt sie als meistgenutzte Plattform.[204] Womöglich auch, weil die Kids das Angebot bereits seit frühester Kindheit kennen: Es ist nicht unüblich, dass Eltern mit ihren Kleinkindern gemeinsam Kindersendungen oder Kinderlieder auf YouTube schauen. Je älter sie werden, desto eher kommt dann vielleicht auch bei den Kindern der Wunsch auf, selbst auf der Plattform aktiv zu werden, die sie von klein auf begleitet hat – und schwups, werden sie selbst zum Influencer.

Diese jungen Creator, die ihre Kanäle oft anscheinend selbst managen, lassen sich grob in zwei Kategorien einteilen. Da wären zum einen die, die bereits im Teenageralter sind und in Highschool-Filmen den Part der Cool-Kids übernehmen würden: Sie gelten als die beliebtesten Jungs und Mädels der Stufe, und jeder möchte einfach so sein wie sie. Sie sehen oft überdurchschnittlich gut aus, haben schlanke und sportliche Figuren, tragen teure Markenklamotten, haben coole Hobbys wie Tanzen, Reiten, Fußball oder Turnen und zeigen in den Social Media ihren ganz normalen Teenie-Alltag zwischen nervigen Hausaufgaben, Aktivitäten mit Freunden, Schmink- und Stylingtipps. Die zweite Kategorie der Kinder-Influencer besteht aus solchen, die Content produzieren, der sich explizit an Kinder richtet. Sie machen Schleim-Challenges, testen Kinderspielzeug oder spielen mit Puppen und erstellen diverse Quatsch-Videos ohne tiefgründigen Inhalt. Eben genau das, was Kindern Spaß macht. Obwohl der Inhalt dieser Videos für Erwachsene wenig relevant und interessant erscheinen mag, erreichen sie exorbitante Aufrufzahlen, die vermutlich unter anderem darauf zurückzuführen sind, dass Eltern ihren Kindern heutzutage gern ein YouTube-Video auf dem iPad anmachen, statt es mit Buntstiften und Papier zu beschäftigen.

Einer dieser Kinderstars ist die elfjährige Ava, die auf dem Kanal *Alles Ava* ihren Content mit der Welt teilt. Ihr erfolgreichstes Video ist eine »Gummi vs. Real Food«-Challenge, bei der sie mit ihrer Mutter entweder ein echtes Gericht oder die Gummibärchen-Variante davon konsumiert: Avas Mutter isst beispielsweise ein Stück Apfel und Ava selbst nascht eine Apfelring-Süßigkeit aus Schaumzucker. Über 17 Millionen Aufrufe hat das Video aus dem Jahr 2017 bis heute[205]. Es fällt auf: Während damals, aufgrund von Avas jungem Alter, noch eindeutig die Mutter Kanalgründung, Kamera, Konzept und Regie übernommen hat, scheint Ava all diese Dinge auf ihrem Kanal heute selbst zu tun. Ihre Mutter ist mittlerweile in den Hintergrund gerückt und dient als Kamerafrau für komplexere Videos und Managerin im Hintergrund. In einem ihrer aktuellsten Videos[206] hält Ava, wie so oft, die Kamera sogar selbst in der Hand und erzählt aus ihrem Kinderzimmer heraus stolz, dass sie die Idee hatte, eine Challenge im Drogeriemarkt zu drehen. Danach animiert sie die Zuschauer – ganz wie ein professioneller YouTuber –, das Video doch bitte zu liken, ihren Kanal zu abonnieren und einen Kommentar zu schreiben. Auch sie scheint schon verstanden zu haben, dass diese Interaktionen wichtig sind, um ein Video im YouTube-Algorithmus erfolgreich zu machen. Ava ist eine Elfjährige, die regelmäßig neue Videos für ihre mehr als 1,02 Millionen Follower postet und dabei Aufrufzahlen erreicht, welche die Quote mancher TV-Sendungen im Abendprogramm bei Weitem übersteigen. Auch auf Instagram hat Ava mittlerweile 100.000 Follower[207], mit denen sie Selfies aus dem Kinderzimmer teilt. Es stellt sich zwangsläufig die Frage:

Wie alt muss ein Influencer eigentlich sein?

In Deutschland ist Instagram diesbezüglich – genau wie TikTok – recht deutlich. Für beide Plattformen müssen die Nutzer bei der Anmeldung mindestens 13 Jahre alt sein. Die Altersangabe wird dabei jedoch nicht durch einen Personalausweis oder Ähnliches überprüft. »Uns ist bewusst, dass gerade junge Menschen manchmal ein falsches Geburtsdatum angeben. (...) Aber das Alter eines Nutzers online zu überprüfen, ist eine komplexe Aufgabe, vor der viele Onlineunternehmen stehen. Um diese Herausforderung zu meistern, entwickeln wir mithilfe von künstlicher Intelligenz und maschinellem Lernen ein neues Verfahren zur Altersverifikation«, schreibt Instagram diesbezüglich in einem Blogeintrag[208] aus dem Jahr 2021. Dass dieses neue Verfahren noch nicht gut zu funktionieren scheint, merkt man daran, dass sich heute noch Tausende von Kindern wie Ava auf Instagram tummeln, die eindeutig noch nicht dreizehnjährig sind. Besonders absurd wird es, wenn diese ein Millionen-Following haben und trotzdem nicht von der Plattform gebannt werden. Dafür nutzen die Eltern der Kinderstars nämlich häufig einen billigen Trick: Sie geben sich selbst als Kanalinhaber an und tun so, als posteten sie selbst die Bilder von ihrem Nachwuchs. »Account wird von der Mutter geführt« oder ähnliche Sätze stehen häufig ganz oben in der Bio der jeweiligen Kinder-Accounts. Dass dies häufig eine Lüge ist, beweist Kim Kardashian mit dem TikTok-Account[209] ihrer neunjährigen Tochter North. »Managed by an adult« (Account geführt von einer erwachsenen Person), steht hier ganz eindeutig in der Kanalbeschreibung. Die meisten der Videos lassen jedoch anderes vermuten: Man sieht die neunjährige North, wie sie die Kamera selbst in der Hand hält und sich oder ihre Spielsachen filmt. Die darübergelegten Effekte und Schnitte sind wenig stimmig und wirken wie von einem Kind zusammengestellt. Dabei hat es gute Gründe, etwa den in Kapitel drei bereits thematisierten Aspekt des Datenschutzes, dass Kinder in diesem Alter nicht selbstständig auf Social-Media-Plattformen posten sollten. In Deutschland ist dies sogar durch die Datenschutzgrundverordnung geregelt, wie Medienrechtsanwalt Christian Solmecke beschreibt.[210] Die Verordnung gestatte es den Plattformen eigentlich nur, Daten von Personen ab 16 Jahren zu verarbeiten oder bei jüngeren Personen die Einwilligung der Eltern einzuholen. Dies halten viele Plattformen daher auch so in ihren allgemeinen Geschäftsbedingungen fest. Melden sich dann trotzdem jüngere Personen an, sind die Unternehmen aus dem Schneider. Ob sie damit langfristig durchkommen oder von der deutschen Politik dazu gezwungen werden, mehr Verantwortung zu übernehmen, bleibt abzuwarten.

Allerdings hält die deutsche Politik noch eine weitere gesetzliche Hürde für die Kinder-Influencer bereit. Nach Paragraf 5 des Telemediengesetzes[211] unterliegen Anbieter von Telemedien der allgemeinen Informationspflicht und müssen über ein Impressum mit Namen, Anschrift, Kontaktmöglichkeiten und gegebenenfalls anderen Details verfügen. Die angegebene Person muss dabei unbeschränkt geschäftsfähig sein. Da Kinder und Jugendliche dies in den meisten Fällen nicht sind, geben die jungen Influencer häufig rechtswidrig kein Impressum an oder nennen dort die Firma ihrer Eltern, obwohl dies impliziert, dass hier Eltern ihre Kinder in der eigenen Firma zur Kinderarbeit zwingen – dazu später mehr.

Million-Dollar-Kids: Wie die großen Techkonzerne das Konsumpotenzial von Minderjährigen ausnutzen

Auch wenn es in den meisten Fällen die Erziehungsberechtigten der Kinder sind, die für sie Klamotten, Lern- und Spielsachen einkaufen, sind es letzten Endes doch meistens die Kleinen, die mit der Werbung erreicht werden sollen. Viele Eltern kennen die Misere: Ab einem gewissen Alter will der Nachwuchs nur die coolen Sachen benutzen und haben, die er irgendwo im Fernsehen, bei Freunden oder in den Social Media gesehen hat. So erwirtschafteten allein die deutschen Spielwarenhersteller im Jahr 2020 einen Umsatz von rund 3,6 Milliarden Euro.[212] Weltweit waren es im Folgejahr 2021 sogar rund 103,4 Milliarden Euro.[213] Die großen Techkonzerne aus dem Silicon Valley haben das Werbepotenzial dieser Zielgruppe längst erkannt – und machen sich dementsprechend die altersgleichen Creator zunutze. So kündigte etwa Meta im Frühjahr 2021 an, dass man aktuell eine Instagram-Version für unter 13-Jährige mit dem Namen »Instagram Kids« entwickele, doch diese Aktion stieß auf viel Protest.[214] Die neue App sollte sich an Kinder im Alter von zehn bis zwölf Jahren richten. Aktuell können Jugendliche Instagram – so wie auch TikTok – erst ab einem Alter von 13 benutzen. Damals verkündete Instagram-Chef Adam Mosseri, man wolle bei dem neuen Angebot keine Werbung schalten und spezielle Jugendschutzfunktionen einrichten.

Eine Praxis, bei der sich Meta wohl vom »YouTube Kids«-Angebot hat inspirieren lassen. Auf der Juniorversion des erfolgreichen Videoportals sind nur altersgerechte Inhalte zu sehen. Die Nutzerrichtlinien erlauben keine bezahlten Kooperationen in Videos, weshalb auf die Werbung von Fast-Food-Anbietern und Softdrink-Herstellern verzichtet wird. Das ist schön und gut, ändert aber nichts an der Tatsache, dass viele Kids-Influencer neben ihrem YouTube-Kids-Profil auch einen ganz normalen YouTube-Channel betreiben können, für den sie munter bezahlte Kooperationen mit Fast-Food-Ketten und Spielzeugherstellern eingehen.

Dementsprechend groß war die Kritik auch an »Instagram Kids«. So groß, dass die App das Projekt im September 2021 einstellte. Dennoch betonte Mosseri, dass das Grundproblem bestehen bleibe: Viele Kinder seien bereits auf Instagram aktiv, und solange man keine Maßnahmen ergreife, diese sensible Usergruppe besonders zu schützen, könnten in Zukunft noch weitere Probleme entstehen.[215]

Kritiker werfen Instagram vor, mit dem neuen Kinderangebot nicht nur moralische Grenzen zu überschreiten, weil Kinder heutzutage bereits genug psychischen Druck durch Social Media ausgesetzt seien, sondern aus dem neuen Angebot vor allem Profit schlagen zu wollen. Anstelle von »Instagram Kids« wurde eine Art Kindersicherungsfunktion[216] in die App eingebaut, die allerdings von den Eltern aktiviert werden muss: Wenn die Kinder der Einladung ihrer Eltern folgen, können ihre Erziehungsberechtigten einstellen, wie viel Zeit sie auf der App verbringen, welchen Inhalten sie folgen dürfen und welchen nicht. Außerdem werden Eltern benachrichtigt, sobald das Kind neue Follower hat.

Fakt ist jedoch: Viele junge User, die eigentlich auf YouTube und Co. gar nicht aktiv sein dürften, lassen sich entweder von ihren Eltern ein Profil einrichten oder schwindeln bei der Altersangabe – denn eine Überprüfung durch ein Ausweisdokument findet nicht statt. Laut einer Studie der medienpädagogischen Forschungsgruppe Südwest aus dem Jahr 2018 waren damals bereits 26 Prozent aller 6- bis 13-Jährigen auf Instagram aktiv.[217] Die Zahl dürfte inzwischen höher liegen. Auch bei TikTok sind viele extrem junge User unterwegs: Laut einem Bericht der US-amerikanischen Tageszeitung *New York Times*[218] gab die chinesische App im Jahr 2020 an, dass rund ein Drittel ihrer User unter 14 Jahre alt sei. Darüber, wie hoch die Zahl dieser User wirklich ist, lässt sich nur spekulieren. Allerdings hat die App bereits einige Schritte unternommen, um die Zahl der unter 13-jährigen User dauerhaft zu reduzieren beziehungsweise das Nutzererlebnis in der App auch für jüngere User angemessener zu gestalten. Dabei verfolgt TikTok einen sogenannten Safety-by-Design-Ansatz: So ist es nicht möglich, Bilder oder Videos im Chat oder den Kommentaren zu versenden. Direktnachrichten können nur an direkte Kontakte versendet werden, wer unter 16 Jahre alt ist, kann diese Funktion überhaupt nicht nutzen. Die Konten von Usern im Alter zwischen 13 und 15 Jahren sind standardmäßig auf privat gestellt. Das heißt, ihre Videos können nur von direkten Followern gesehen werden. Einige Funktionen, wie etwa das Posten eines Livestreams, stehen ebenfalls erst Usern ab 16 Jahren zur Verfügung, virtuelle Geschenke können erst ab 18 Jahren vergeben und erhalten werden. Mithilfe dieser Geschenke können Creator auf TikTok ihre Livestreams monetarisieren: Gefällt jemandem ein Livestream besonders gut, kann er ein zuvor erworbenes Geschenk an den Creator versenden, der den Gegenwert später ausbezahlt bekommt.

Die altersgerechten Funktionen können natürlich nicht verhindern, dass trotzdem jüngere Personen TikTok nutzen oder bei ihrer Altersangabe schwindeln, gibt auch Alexandra Evans zu, die bei TikTok als Director of Safety Public Policy, Europe, auch für Jugendschutz zuständig ist. Allerdings betont sie: »Unser Moderationsteam versucht ständig, Konten von unter 13-Jährigen zu identifizieren und anschließend zu deaktivieren.« Im ersten Quartal 2022 seien das schon über 20 Millionen Accounts gewesen. Zudem weist sie darauf hin, dass die App über einen Modus verfüge, bei dem die Eltern ihre Kinder dabei unterstützen könnten, die App sicher zu nutzen, etwa indem sie die Bildschirmzeit begrenzen. Die Debatte zeigt, dass der Umgang mit Minderjährigen in sozialen Netzwerken schwierig ist – insbesondere, wenn sie selbst Creator werden.

Dabei sind die Spielregeln auf juristischer Seite ganz klar: In den USA etwa werden die digitalen Rechte der Kinder seit 1998 durch die »Children's Online Privacy Protection Act«, kurz COPPA, geschützt. In Europa übernimmt diese Rolle seit 2016 die Datenschutzgrundverordnung (DGSVO). Darüber hinaus müssen in

Deutschland alle geltenden Regeln der UN-Kinderrechtskonvention eingehalten werden, denn die hat nach Artikel 25 des Grundgesetzes[219] den Rang eines Bundesgesetzes – und nach UN-Kinderrechtskonvention ist Kinderarbeit generell verboten. Genau hier wird es für Kinder-Influencer sehr kompliziert: Wo hört ein Hobby, das ein wenig Geld abwirft, auf, und wo fängt Arbeit an?

Der Fall der zwölfjährigen Miley, die gemeinsam mit ihren Eltern den YouTube-Kanal *Mileys Welt* mit rund 913.000 Abonnenten betreibt, verdeutlicht das ganz gut. Miley ist eine typische Kinder-Influencerin: Sie macht Bastel-Tutorials, in denen sie etwa mit ihrer Mama Schleim herstellt, oder geht mit ihren Eltern Trampolin springen. Seitdem Miley ein Jahr alt ist, betreiben ihre Eltern den Kanal – erst als klassische Familien-Blogger, später rückte Miley selbst in den Fokus. Der Unterschied ist aber: Ihre Eltern waren in Anbetracht von Mileys jungem Alter und ihrem frühen Erfolg als Influencerin gezwungen, eine Genehmigung vom Jugendamt einzuholen, wie und wann Miley als Influencerin tätig sein durfte, damit sie eben nicht illegale Kinderarbeit verrichtete. Die Auflagen sind dem deutschen Jugendschutz entsprechend streng. Seit 2017 gibt es in Abstimmung mit Mileys Schule und den Behörden die Regel, dass das Mädchen höchstens 30 Tage beziehungsweise 60 halbe Tage im Jahr arbeiten, sprich Videos drehen darf. In einem Interview mit dem Wirtschaftsmagazin *Brandeins*[220] werden Mileys Eltern folgendermaßen zitiert: »Miley würde sogar gern viel, viel öfter mit der Kamera reden.« Laut Angaben ihres Vaters lebt die Familie, deren Mitglieder alle inzwischen einen eigenen Account haben, zu rund 90 Prozent von den Einkünften aus YouTube – Mileys Kanal ist jedoch mit Abstand der erfolgreichste. Im Gespräch mit dem Magazin betonen Mileys Eltern, dass alles freiwillig sei und sie gern vor der Kamera stehe. Allerdings stellt sich auch hier die Frage, wie freiwillig diese Entscheidung wirklich ist, wenn ein Kind sein ganzes Leben lang schon nichts anderes macht, als Videos für YouTube zu drehen, und ihre Familie es eben auch sehr gut findet. Kein Kind möchte sich gern gegen seine liebenden Eltern stellen und sie enttäuschen.[221]

In der UN-Kinderrechtskonvention ist im Artikel 16, Absatz 1 ebenfalls vermerkt: »Kein Kind darf willkürlichen oder rechtswidrigen Eingriffen in sein Privatleben, seine Familie, seine Wohnung oder seinen Schriftverkehr oder rechtswidrigen Beeinträchtigungen seiner Ehre und seines Rufes ausgesetzt werden.« Doch laut einem Abschlussbericht[222] einer Fachtagung des Deutschen Kinderhilfswerkes zum Thema Kinder-Influencer aus dem Jahr 2018 ist es fragwürdig, ob junge Menschen, die auf Instagram, Snapchat, YouTube oder TikTok derart in der Öffentlichkeit stehen und sich einem Millionenpublikum präsentieren, dieses Recht tatsächlich für sich beanspruchen können. Etwa dann, wenn intimste Momente der Kinder-Influencer wie die Abend- oder Morgenroutine gezeigt werden oder ein Teenager Gedanken zu seiner ersten Periode teilt, ohne zu wissen, ob das nicht auch zu Spott und Mobbing in den Kommentarspalten führen kann. Auch hier sind Eltern immer noch für ihre Kinder verantwortlich, egal, wie gern und freiwillig der Nachwuchs vor der Kamera steht. In Deutschland gilt die elterliche Aufsichtspflicht bis zur Volljährigkeit mit 18 Jahren. Beschränkt geschäftsfähig sind Kinder und Jugendliche im Rahmen ihres Taschengeldes und eigenen Einkommens aus Aushilfsjobs nach dem Jugendschutzgesetz zwischen 7 und 17 Jahren. Heißt: Auch dann können sie Verträge abschließen und aktiv mitbestimmen, was mit ihrem Geld passiert. Ob sich alle Influencer-Eltern daran halten oder das Geld eher selbstverständlich der gesamten Familie zur Verfügung stellen, lässt sich selten klären.

Die französische Regierung versucht, hierfür zumindest einen juristischen Rahmen zu finden. Seit dem Oktober 2020 reguliert dort ein Gesetz[223] die konkreten Arbeitsbedingungen von Kinder-Influencern. Ein bestimmter Prozentsatz aller Einnahmen, die durch Kooperationen, Werbedeals oder anderweitig monetarisierten Social-Media-Content geschaffen werden, müssen auf ein Treuhandkonto überwiesen werden – auf das der Kinder-Influencer erst ab seinem 16. Geburtstag Zugriff hat. So soll vermieden werden, dass Eltern das Einkommen ihrer Kinder für das eigene Auskommen verwenden. Des Weiteren benötigen französische Kinder-Influencer ab sofort eine spezielle Arbeitserlaubnis der Behörden. Zudem werden die Plattformen per Gesetz dazu gezwungen, Inhalte komplett zu löschen, sobald ein Kinder-Influencer das wünscht – egal, wie alt der Content ist.

Ein Vorbild für Deutschland? Eventuell. Zumindest in Sachen Arbeitserlaubnis ist das Gesetz hierzulande eine klare Sache – nur wird es im digitalen Raum bislang selten angewendet, wie im Kapitel über die Familien-Blogger genauer erläutert. Dass die Summen, die Kinder-Influencer generieren, kein Taschengeld sind, zeigt die Bilanz des wohl bekanntesten Kinder-Influencers Ryan, dem auf seinem YouTube-Kanal *Ryan's World* fast 33 Millionen Menschen folgen. Der Zehnjährige soll im Jahr 2019 etwa 26 Millionen US-Dollar verdient haben. Mit teilweise fragwürdigen Inhalten, die andere Altersgenossen unterbewusst manipulieren und zu einem ungesunden Lebensstil verführen, wie ein späteres Beispiel noch zeigen wird.

Fast Food forever: Kinder-Influencer und ihre Liebe für Ungesundes

Eine US-amerikanische Studie[224] aus dem Jahr 2020 deckt allerdings tiefe Abgründe der Kinder-Influencer-Szene auf YouTube auf. Demnach werden in rund 90 Prozent der untersuchten Videos der fünf populärsten Kinder-Influencer der Welt auf YouTube ungesunde Fast-Food-Gerichte und gesüßte Softdrinks beworben. Die Nachwuchs-Influencer waren zwischen 3 und 14 Jahre alt, insgesamt erzielten ihre Clips mehr als eine Milliarde Aufrufe bis Ende 2019, laut dem Untersuchungszeitraum der Studie.

Ein Video[225] des Kinder-Influencers Ryan führt auf besonders perfide Weise drei Lebensbereiche zusammen, zu denen Kinder am liebsten unbegrenzten Zugang hätten: Süßigkeiten, Spielzeug – und zu guter Letzt Fast-Food-Essen der Kette McDonald's, die bereits seit Jahren in der Kritik steht, weil sie ihrem Kindermenü mit eher ungesundem Nährwert noch Spielzeug beilegt, um das Angebot für Kinder attraktiver zu machen. In dem Clip seines Kanals *Ryan's World* mit dem Titel »MCDONALD'S HAMBURGER MAKER & McDonald's Cash Register Toys for Kids« (»McDonald's Hamburger-Maschine & McDonald's Spielzeug-Kasse für Kinder«) testet der Mini-Influencer vermeintlich harmlos ein Spielzeug. Aus dem Off bestellt eine Hai-Handpuppe, gesprochen von Ryans Mutter, einen »McDonald's-Hamburger« – Ryan selbst trägt die klassische Uniform der US-amerikanischen Fast-Food-Kette. Alles in dem Video soll an einen Besuch in dem Schnellimbiss-Restaurant erinnern. Im Hintergrund läuft fröhliche Musik, und alles ist in bunten, kinderfreundlichen Farben gehalten. Was jedoch in dem Clip sehr auffällig ist: Ziemlich häufig wird der exakte Markenname des Fast-Food-Restaurants genannt, das Logo der Kette ist sehr präsent, und Ryan, ein zehnjähriger Junge, hält die Produktverpackung der Spielzeugkasse und der Hamburger-Maschine, auf der ebenfalls das Markenlogo der Fast-Food-Kette zu sehen ist, sehr oft in die Kamera. Das Video ist nicht als direkte Kooperation gekennzeichnet, da es Teil des YouTube-Kids-Bereiches ist, welches bezahlte Kooperationen verbietet. Dennoch hat das Video eindeutig einen werblichen Charakter und assoziiert ungesundes Fast-Food-Essen mit jeder Menge

Spaß. Auch die Tatsache, dass die Hamburger, die Ryan in seinem Spielzeugtest herstellt, aus Gummisüßigkeiten sind, und niemand einordnet, dass man davon bestenfalls einen am Tag essen sollte oder nur zu besonderen Anlässen, ist kritisch zu sehen. Kinder wissen noch nicht, welche Lebensmittel gesund sind und welche eher nicht. Das Video suggeriert ihnen jedoch, dass es kein Problem ist, Dutzende Süßigkeiten-Hamburger für seine Spielzeugfreunde zu fabrizieren und sie dann zu essen. Die Tatsache, dass ein kleiner Junge in seiner putzigen Art und Weise das Retro-Spielzeug kommentiert, ändert nichts an der Tatsache, dass das Video überwiegend problematisch ist, weil es Kinder dazu animiert, McDonald's, Hamburger, Pommes und Co. in erster Linie positiv zu bewerten.

Während des Videos nutzt Ryan zudem andere, eher ungesunde Markenprodukte wie Nesquik-Kakao oder Kellog's Krispies, die im Sinne einer gesunden Ernährung für ein Kind in diesem Alter ebenfalls nur selten konsumiert werden sollten. Wie oft Ryan diese verarbeiteten Lebensmittel wirklich isst, wird aus den Videos selbst nicht ersichtlich. Doch andere Kinder, die seine Videos sehen, könnten denken, es sei ganz normal, diese Lebensmittel relativ häufig zu konsumieren.

Bis Juli 2022 hatte dieses Video fast 103 Millionen Aufrufe. Aber nicht nur Kinder-Influencer aus dem anglophonen Sprachraum produzieren solche Videos, auch deutsche Kinder-Influencer punkten bei ihrem – wohl ebenfalls sehr jungen – Publikum häufig mit Videos, die Süßigkeiten in den Mittelpunkt stellen. Bestes Beispiel dafür ist ein Video des Mini-Influencers Johann Loop, der dem ein oder anderen User bereits aus den Videos der Mamavloggerin *mamiseelen* bekannt sein dürfte, denn er ist ihr Sohn. Er hat auf YouTube 300.000 Follower, und auch er hat ein Video[226] zu der bekannten Fast-Food-Kette auf seinem Kanal, welches fast zehn Millionen Mal geklickt wurde. Hier eröffnet er sein eigenes McDonald's-Geschäft in der Küche seiner Eltern. Von den original Burger-, Pommes- und Happy-Meal-Schachteln bis hin zu den Strohhalmen und Kinderspielzeugen ist Johann mit allen McDonald's-Produkten ausgestattet. Dennoch ist das Video nicht als Werbung gekennzeichnet. Ob es sich um Schleichwerbung handelt oder die Familie diese Verpackungsmaterialien irgendwo käuflich erworben hat, bleibt offen. Für einen ungesunden Lebensstil wird in diesem Video in jedem Fall geworben: »Und dann gibt es hier auch noch viele Salate für die, die keine Pommes mögen. Aber das bedeutet wohl, dass wieder sehr, sehr viel Salat übrig bleiben muss«, spricht der damals zehnjährige Johann fröhlich in die Kamera.

Klar, Kinder lieben Pommes und Süßkram. Solange ihre Eltern oder andere erwachsene Bezugspersonen wie Lehrer und Kindergärtnerinnen ihnen vermitteln, dass man diese Dinge in Maßen konsumieren sollte, ist der Verzehr auch nicht problematisch. Doch Kinder-Influencer stellen diese Produkte derart häufig in den Fokus, dass es fast einer Dauerwerbesendung der Süßwarenindustrie gleichkommt. Vermutlich, weil eben solche Videos Kinderaugen zum Leuchten und somit ordentlich Klicks bringen.

Auch Johanns kleine Schwester steht ihrem Bruder in nichts nach. Sie hat als »Clarielle« nicht nur einen eigenen YouTube-Kanal, sondern auch einen Instagram-Account, auf dem die Neunjährige lustige Videos und Bilder mit ihren anderen Geschwistern teilt – die allesamt unter 13 Jahre alt sind und diese Plattform somit eigentlich gar nicht nutzen dürften. Clarielle tritt ganz in die Fußstapfen ihrer Mama, die wohl erkannt hat, dass das Kindchenschema auf einem eigenen Kanal jede Menge Klicks bringt. Clarielles Kanal zählt gut 215.000 Abonnenten, und auch wenn ihre Videos im nicht monetarisierten YouTube-Kids-Bereich veröffentlicht werden, so wirken sich die Aufrufraten durchaus positiv auf den Kanal ihrer Mutter aus, auf dem Clarielle nach wie vor regelmäßig zu sehen ist. Die große Reichweite beider Kinder auf YouTube könnte so auch interessant für zukünftige Markenkooperationen abseits von Social Media werden, zum Beispiel für eigene Kinderkosmetikprodukte oder Spielsachen, die viele Kinder dann kaufen würden, weil sie Clarielle gern auf YouTube zuschauen und glauben, dass Produkte mit ihrem Namen oder Gesicht einfach gut sein müssen – ohne dass die Kinder-Influencerin sie offiziell bewirbt. Damit lässt sich auch erklären, wieso die Nachwuchs-YouTuberin einen Clip mit dem Titel »Korean Candy Challenge | mit kleiner Schwester Elisa | Clarielle«[227] veröffentlicht. Der Süßigkeiten-Test ist als eine Art Unboxing-Video gedreht: In einem Paket befinden sich jede Menge für Clarielle unbekannte Süßigkeiten, welche die Geschwister nach und nach ausräumen, um sich »überraschen« zu lassen. Die beiden jungen Mädchen beißen in ein süßes Teil nach dem anderen, beziehen sich dabei häufig auch auf die süße, kindgerechte Verpackung der Snacks und haben jede Menge Spaß, selbst wenn die Süßigkeiten mal nicht ganz so lecker sind. Darüber, wie viele Kinder ihre Eltern nach den schwer zu erhaltenden koreanischen Süßigkeiten fragen, nachdem sie das rund 14 Minuten lange Video gesehen haben, gibt es keine Statistik. Allerdings ist sehr auffällig, dass in der Videobeschreibung von Clarielles Videos auch jede Menge Affiliate-Links zu Amazon-Produkten zu finden sind. Wer über diesen Link ein Produkt kauft, sorgt dafür, dass derjenige, der den Affiliate-Link gesetzt hat, eine Provision zwischen 1,5 und 20 Prozent des Verkaufspreises erhält – je nach Art des Produktes, der verkauften Menge und der Art des Amazon-Partner-Kontos, welches den Affiliate-Link erstellt hat.[228] So kann man auch mit nicht monetarisierten Kinder-Videos auf YouTube Geld verdienen. Dies wird sogar offen kommuniziert: »Affiliate-Links dienen zum schnellen Auffinden der Produkte und ich werde am Verkauf beteiligt. (...) DANKE FÜR DEINE UNTERSTÜTZUNG«, steht unter Clarielles »Korean Candy

Challenge«, die bis dato (Stand Juli 2022) um die 234.600 Aufrufe hat. Wenn nur jeder Zehnte davon die »Besonderen Stifte«[229] – ein 18er-Pack Posca-Filzstifte in limitierter Auflage zum Preis von 49,99 Euro – kauft, also etwa 23.460 Personen, verdient Clariel-le – oder eher ihre Mutter, die im Impressum als Verantwortliche eingetragen ist – im geringsten Fall (indirekte qualifizierte Käufe über einen Partner-Account bei Amazon) an den Büroartikeln rund 1,5 Prozent. Das macht schon mal 17.591,11 Euro. Handelt es sich um direkt qualifizierte Verkäufe, würde es sogar eine Provision von 7 Prozent geben, was dann gut 82.092,83 Euro zusätzlich geben würde. Ein Amazon-Influencer-Account bekommt 6 Prozent Provision in dieser Produktgruppe, das ergibt circa 70.364,42 Euro zusätzliche Einnahmen durch Affiliate-Links. Der Preis des Produktes und die daraus resultierenden Einnahmen über den Affiliate-Link variieren, je nachdem, für welchen Betrag Amazon das Produkt anbietet. Dank der Affiliate-Links können also über Umwege auch auf YouTube die Kids-Videos zu Geld gemacht werden – eine Art dunkle Monetarisierung, die von der Plattform selbst sicher nicht gewollt ist und in Zügen an Schleichwerbung erinnert.

Somit prägen bereits die Kleinsten der Influencer in den sozialen Netzwerken die Ernährungsgewohnheiten ihrer Altersgenossen zum Negativen. Schließlich ist aus der Entwicklungs- und Lernpädagogik bekannt, dass vor allem junge Kinder durch Nachahmung neue Dinge lernen und Verhaltensweisen verinnerlichen. Besonders kritisch sei, so merken die Forscher an, dass die beliebteste Form, um Süßigkeiten, Fast Food und Co. zu bewerben, sogenannte Unboxing-Videos seien. Bei diesem Format, bei dem ein Creator ein Paket, eine Tasche oder Kiste mit unbekanntem Inhalt vor der Kamera öffnet, auspackt und kommentiert, fällt es gerade jungen Usern mit wenig Medienerfahrung schwer, zwischen Werbebotschaft und einer subjektiven Produktrezension zu unterscheiden, warnen die Medienwissenschaftler. In einer weiteren Studie[230] weisen Psychologen darauf hin, dass Kinder sich von ihren Eltern nachweislich eher die Produkte wünschen, die auf YouTube von gleichaltrigen Influencern beworben werden. Zwar gaben von den 421 befragten Eltern gut 60 Prozent an, dass ihre Sprösslinge solche Videos mehr als eine Stunde pro Woche lang schauten. Welche Produkte dort genau beworben wurden und dass das Konsumverhalten ihrer Kinder genau dadurch beeinflusst wurde, war allerdings nur wenigen klar.

Dies zeigt erneut, dass auch Eltern sich mit den Mediennutzungsgewohnheiten ihres Nachwuchses gezielt auseinandersetzen sollten. Auch um ihnen Medienkompetenzen zu vermitteln, damit sie nach und nach besser unterscheiden können, was Werbung und was eigene Meinung ist. Neben diesen Hauls – wie das Vorführen der Shopping-Ausbeute auch genannt wird – funktioniert noch ein anderes Videoformat besonders gut, um ungesunde Lebensmittel bestimmter Marken in den Fokus der Social-Media-User zu setzen: Challenges. Ein Beispiel dafür wurde in diesem Kapitel mit Clarielles »Korean Candy Challenge« bereits ausführlich vorgestellt. Wie effektiv diese Art von Inhaltsvermittlung an eine bestimmte Peergroup ist, zeigen jedoch die Forschungsergebnisse australischer Wissenschaftler.[231] Über einen Zeitraum von zwei Jahren scannten sie die TikTok-Kanäle von 16 großen Essens- und Getränkeherstellern mit rund 540 Videos, die alle im Schnitt knapp 65.000 Mal angeschaut wurden. Dabei zeigte sich: Wurden Süßigkeiten, Softdrinks oder Snacks wie Chips in Form einer Herausforderung präsentiert, waren die Clips viel erfolgreicher als andere Inhalte zum Thema Essen. Sie wurden bis zu 100 Millionen Mal aufgerufen.

In gewisser Weise beherrschen Kinder-Influencer die Technik der persuasiven Kommunikation besonders gut: eine zwischenmenschliche Kommunikation, die darauf abzielt, seinen Kommunikationspartner (den User vor dem Bildschirm) zu beeinflussen oder zu etwas zu überreden. In dieser Disziplin schlagen sich Kinder unfreiwillig besonders gut: Zum einen greift auch hier das Kindchenschema. Wer die kleinen Mini-Influencer mit großen Augen sieht und ihre kindliche Stimme hört, kann ihnen nicht böse sein. Misstrauen fällt schwer, stattdessen setzt der Mutterinstinkt ein. Zugleich genießen die jungen Influencer bei ihren Altersgenossen einen Vertrauensvorsprung, da sie sie durch die regelmäßigen Videos fast als eine Art Freund oder Klassenkamerad wahrnehmen. Sie werden zu Meinungsführern in ihrer Peergroup. Allerdings, so schreibt das Deutsche Kinderhilfswerk in seinem Tagungsbericht[232] auch, dürfen laut dem Jugendmedienschutz-Staatsvertrag »Videos von Kinder-Influencern keine direkten Kaufappelle an Kinder und Jugendliche enthalten, und sie dürfen diese auch nicht auffordern, ihre Eltern zum Kauf der beworbenen Waren oder Dienstleistungen zu bewegen.« Kinder oder Jugendliche dürfen nicht in gefährlichen Situationen gezeigt werden, das heißt, eigentlich sind auch diverse Mutproben, Pranks und Streiche ein Tabu für diese Kanäle. Weiter schreiben die Jugendschutzexperten: »Eine Kinder-Influencerin bzw. ein Kinder-Influencer, der/die Werbung macht, fällt auch unter das Generalverbot für Werbung, die den Interessen von Kindern oder Jugendlichen schadet oder deren Unerfahrenheit ausnutzt.« Dieser Punkt liegt allerdings im Ermessen des Betrachters und ist nur schwer zu beurteilen. Eigentlich müssten die Landesmedienanstalten und die Kommission für Jugendmedienschutz (KJM) überprüfen, ob diese Richtlinien auch in den sozialen Netzwerken eingehalten werden. Im Rahmen des Wettbewerbsrechts könnten zudem auch andere Influencer solche Verstöße melden – der betroffene Influencer oder vielmehr dessen Eltern würden dann kostenpflichtig abgemahnt werden. Letzteres findet in der Praxis allerdings nur selten statt. Über die Gründe lassen sich nur Vermutungen anstellen, aber es könnte daran liegen, dass diese Grauzone von fast allen Influencern ausgereizt wird und niemand Abstriche machen will. Oder daran, dass die Konkurrenz selbst Kinder sind. Kinder, die oft nicht mal von ihren Eltern kontrolliert werden. Kinder, die vielleicht aufgrund des fehlenden Managements ihrer Eltern nicht ganz so erfolgreich sind wie Ava, Clarielle oder Johann, bei denen es sich aber dennoch um kleine Berühmtheiten handelt.

Mama, ich hab mich selbst zum Kinderstar gemacht

Wie zu Anfang dieses Kapitels erwähnt, kann es auch ganz »normalen« Kindern und Jugendlichen gelingen, auf TikTok und Co. ein paar Hundert Abonnenten zu binden. Es ist fraglich, ob all diese Kinder offen mit ihren Eltern besprechen, was passiert, wenn neben Freunden auf einmal auch fremde Personen zu Followern werden, weil ein Bild oder Video viral gegangen ist. Da »viele Follower« zu haben in der heutigen Zeit ein ähnliches Statussymbol wie das Tragen von Markenklamotten ist, sind viele Teenager sogar regelrecht erpicht darauf, im Internet ein wenig Berühmtheit zu erlangen. Wer über 1000 Follower hat, kann auf dem Schulhof heutzutage sehr gut damit angeben. Influencer ist ein anerkannter Berufswunsch, und insbesondere in der Pubertät sind skeptische Eltern, denen man am besten gar nicht erst erzählt, was TikTok überhaupt ist und welche Videos man dort hochlädt, ein nerviges Übel. Was viele Minderjährige dabei nicht sofort sehen: Mit vielen Followern kommen auch viele Kommentare, viel Neid und viel Hass – und mit dem Ruhm in jungen Jahren gehen auch oft Selbstzweifel und mentale Hürden einher. Das haben schon die Kinderstars der 1990er-Jahre zu spüren bekommen. Ob Macaulay Culkin, der Protagonist aus *Kevin – Allein zu Haus*, Lindsey Lohan aus *Ein Zwilling kommt selten allein* oder Britney Spears, die bereits als Kind in der TV-Show

The Mickey Mouse Club bekannt wurde, sie alle hatten im späteren Leben mit ihrer frühen Berühmtheit zu kämpfen. Klar gibt es auch positive Beispiele von Kinderstars, besonders jene, die einen guten Halt in ihrer Familie und ihrem Umfeld hatten. Aber fast alle Kinderstars eint, dass sie ihre frühe Bekanntheit nicht nur als positiv, sondern ebenso als Herausforderung beschreiben.

So zuletzt auch Millie Bobby Brown, die mit zehn Jahren als »Eleven« in der Netflixserie *Stranger Things* quasi über Nacht zur Celebrity wurde. In einem Livestream[233] mit Disney-Kinderstar Miley Cyrus tauschten die beiden sich über die Bürde des Berühmtseins als Kind aus. Brown sei durch den ganzen Stress und Druck des Rampenlichts nicht mehr so sorglos wie vor ihrer Karriere, erzählt sie. Als sie mehr und mehr in den Fokus der Presse geriet und neben positiven auch negative Schlagzeilen erschienen, verstärkte das den Stress, und sie legte sich sogar einen »Therapie«-Hund zu. Auch Cyrus bestätigt, dass sie einen Hund geschenkt bekam, der ihr durch die turbulente Zeit als »Hannah Montana« in der gleichnamigen Fernsehserie half.

Kinderstars sind durch die Presse einem gewissen psychischen Druck ausgesetzt. Ob sich dieser Druck durch die sozialen Medien verstärkt, ist noch nicht ganz klar, da das Phänomen, hier im jungen Alter Bekanntheit zu erlangen, noch recht neu ist. Psychiaterin Dr. Sue Farmer hat die Vermutung[234], dass die Folgen für die mentale Gesundheit noch schwerwiegender sein könnten. Mini-Influencer müssten sich einerseits mit dem sozialen Druck auseinandersetzen, ein Kind im digitalen Zeitalter zu sein, und zusätzlich dann mit dem Erwartungsdruck an einen Kinderstar. Letztere hätten sowieso schon eine höhere Wahrscheinlichkeit, Depressionen, Angstzustände und Drogenabhängigkeiten im späteren Leben zu entwickeln, weil sie geneigt seien, ihr Gefühl von Selbstwert an die Meinung der Öffentlichkeit und ihren Erfolg zu knüpfen. Und tatsächlich stellt sich die Frage: Wenn Kinderstars der 1990er schon damit zu kämpfen hatten, wenn die Presse negativ über sie schrieb, was passiert dann heute mit Kinder-Influencern, wenn fremde Personen negative Kommentare schreiben, die direkt durch Benachrichtigungen, teilweise täglich, an das Kind herangetragen werden? Diese Frage stellt sich auch für jene Kinder, die ihre Vorbilder lediglich nachahmen und ein kleines Following haben. Hasskommentare im Netz können jeden treffen, da schließlich jeder sie schreiben kann.

Des Weiteren wären da die von Dr. Farmer angeführten ganz normalen Bürden des Aufwachsens im digitalen Zeitalter, mit denen jedes Kind konfrontiert ist. Verschiedene Studien und Untersuchungen zeigen, dass es einen unbestreitbaren Zusammenhang zwischen der Nutzung sozialer Medien, negativer psychischer Gesundheit und geringem Selbstwertgefühl gibt. Während Social-Media-Plattformen diverse Vorzüge mit sich bringen, kann ihre zu häufige Nutzung dazu führen, dass sich die Menschen zunehmend isolierter und unglücklicher fühlen. Diese negativen emotionalen Reaktionen werden zum einen durch den Vergleich von materiellen Dingen und Lebensstilen, die diese Seiten fördern, erzeugt, können aber auch durch den sozialen Druck entstehen, Dinge mit anderen teilen zu müssen, statt sie aktiv für sich zu genießen.

Ein weiterer Faktor, der gegen die exzessive Nutzung von sozialen Medien spricht, ist die ungewöhnlich hohe Dopamin-Ausschüttung bei Benutzung dieser Apps. Eine Studie[235] der Harvard University legt nahe, dass das Posten in sozialen Netzwerken denselben Belohnungsteil des Gehirns aktiviert, der auch bei der Einnahme von Suchtmitteln aktiv ist. Wenn eine Person auf Instagram und Co. einen Like oder eine Benachrichtigung erhält, empfängt das Gehirn eine »Belohnung«, wodurch die Person Freude empfindet. Soziale Medien bieten eine endlose Menge an sofortigen Belohnungen –

in Form von Aufmerksamkeit von anderen. Das Gehirn verdrahtet sich durch diese positive Verstärkung neu und lässt die Menschen nach Likes, Retweets und weiteren Reaktionen verlangen. Werden diese weniger oder gar nicht mehr erhalten, kann sich dies negativ auf die Stimmung auswirken. Im schlimmsten Fall entwickelt sich eine Art Social-Media-Sucht. Laut dem US-amerikanischen »Addiction Center«[236], einem informativen Web-Leitfaden für diejenigen, die mit Drogenkonsumstörungen zu kämpfen haben, schätzen Psychologen, dass heute 5 bis 10 Prozent der Amerikaner die Kriterien für eine Social-Media-Sucht erfüllen. Ein weiterer verstärkender Faktor für die Sucht sei die Tatsache, dass die Belohnungszentren des Gehirns am aktivsten sind, wenn Menschen über sich selbst sprechen. Während Menschen in der realen Welt etwa 30 bis 40 Prozent der Zeit über sich selbst sprächen, täten sie dies in sozialen Netzwerken, dadurch dass es hier darum gehe, sein Leben und seine persönlichen Errungenschaften zu zeigen, in schätzungsweise 80 Prozent der Fälle. Wenn also ein Influencer ein Bild postet, erhält er meist positives soziales Feedback, das das Gehirn dazu anregt, Dopamin freizusetzen. Das eigene Verhalten wird also belohnt und somit das Verlangen verstärkt, in den Social Media über sich selbst zu posten.

Studien in dem noch recht jungen Forschungsgebiet der sozialen Medien werden größtenteils mit jugendlichen oder erwachsenen Personen durchgeführt. Welche negativen Auswirkungen schnelllebige und potenziell süchtig machende Apps wie TikTok und Co. auf Kindergehirne haben, die sich noch in der wichtigsten Entwicklungsphase befinden, lässt sich nur erahnen. Doch neben dem psychischen Druck lauert eine weitere Gefahr für Kinder, die in den Social Media Bekanntheit erlangen.

Sexualisierung von Minderjährigen

Ein Erfolgsmultiplikator in den Social Media ist Freizügigkeit. Dies betrifft die Freizügigkeit in den Informationen, die mit den Followern geteilt werden, aber besonders die Freizügigkeit in Hinblick auf Nacktheit und Sexualität. 2020 führte das Kollektiv »European Data Journalism Network und Algorithm Watch« eine Studie[237] mit 26 Teilnehmern durch, die sich ein Browser-Add-on installierten, während sie Instagram nutzten. Schnell wurde deutlich, dass der Instagram-Algorithmus viel nackte Haut bevorzugt, etwa von Menschen in Badeanzügen oder leichter Kleidung, da diese Posts regelmäßig ganz oben im Newsfeed der Probanden erschienen. Grund dafür sind vermutlich nicht nur die Likes, sondern auch eine automatische Bildanalyse, die verwendet wird, um zu entscheiden, ob ein Bild im Newsfeed des Nutzers gezeigt wird oder nicht. Instagram streitet jede Verantwortung ab und schiebt die Bevorzugung von freizügigen Bildern dem jeweiligen Nutzer zu.

Aber egal, warum leicht bekleidete Bilder besser performen, die Frage ist, wie sich eine solche Präferenz der User oder des Algorithmus auf das Postingverhalten von Influencern auswirkt. Und inwiefern ein Teenie-Creator dadurch schon in jungen Jahren von der Marketingstrategie »Sex sells« vereinnahmt wird. Um dies zu beurteilen, wurden zwölf aufeinanderfolgende Foto-Posts der damals 14-jährigen Instagrammerin Coco Basics[238] zwischen dem 9. Februar und 22. März 2021 zunächst chronologisch und danach nach »Likes« geordnet. Sofort fiel auf, dass die Bilder umso beliebter waren, je mehr Haut gezeigt wurde.[239] Die zwei beliebtesten Fotos waren die eindeutig freizügigsten: Auf einem trägt die junge Influencerin nur ein Satin-Tuch als Oberteil, auf dem anderen ist sie bauchfrei zu sehen, während ein Teil ihres Tangas über den Hosenbund vorguckt. Dieses Bild hat etwa 11.000 Likes mehr als ein vergleichbares Bild mit Winterkleidung im Schnee. Was dieses

»Sex sells«-Phänomen mit einer 14-Jährigen auf der Suche nach Anerkennung und Erfolg im Netz macht, ist unklar. Fraglich ist auch, welches Signal es an erwachsene Männer aussendet, die sich ihr öffentliches Profil mit mittlerweile 336.000 Followern ansehen. Zwar bekommt man das Gefühl, dass die Kommentarspalten von Teenie-Influencerinnen ordentlich frisiert und zensiert werden, aber vereinzelt findet man immer wieder ein paar aktuellere Kommentare von erwachsenen Männern, die Herz-Emojis oder Flammen kommentieren. Auch unter den Followern diverser Kinder- und Teenie-Influencer findet man schon nach kurzer Suche Accounts, die eindeutig Männern im Alter zwischen 30 und 60 Jahren gehören. In einzelnen Fällen findet man sogar noch skurrilere Seiten, die Soft-Pornografie verbreiten.

Wie die Geschlechter-Verteilung und Demografie der Follower von Kinder-Influencern wirklich aussieht, kann man nicht genau sagen, da nur die Kanalbesitzer Zugriff auf die Analysen dieser Daten haben. Einigermaßen verlässliche Zahlen sind lediglich über professionelle Analyseplattformen für Social-Media-Marketing zu erwerben, da diese Plattformen die Followerschaft von Influencern durch Programme und künstliche Intelligenzen auswerten. Ein aussagekräftiges Beispiel aus der deutschsprachigen Influencer-Szene gibt es bislang nicht. Der YouTuber *Dad Challenge Podcast*, kaufte jedoch genau solche Daten für eines seiner Videos[240], um aufzuzeigen, wie die Follower-Demografie einiger der größten US-Kinder-Influencer aussieht. Die damals vierjährige Elle, ein Kind der Familien-Vlogger *The ACE Family*, hatte zu diesem Zeitpunkt fünf Millionen Follower auf Instagram. 57 Prozent davon waren laut der Analysedaten männlich. Und davon wiederum waren 73,2 Prozent zwischen 18 und 54 Jahre alt, was eine Gesamtzahl von über zwei Millionen erwachsenen männlichen Followern bei dem vierjährigen Mädchen ausmacht. Bei der zehnjährigen Everleigh Rose, Tochter der Familien-Vlogger *The LaBrant Family*, sind bei zwei Millionen Followern gleich 70 Prozent männlich. Sie ist durch Turn- und Tanzvideos, teilweise in knapper Kleidung und mit Häschenohren, bekannt geworden. Für diese ungewöhnliche Follower-Verteilung gibt es drei Erklärungsansätze:

1. Es gibt erwachsene Männer, die ihre Kinder zum Zeitvertreib an ihren Instagram-Account lassen.
2. Es gibt erwachsene Männer, die ein großes Interesse an der eigenen Vaterschaft haben und Kinder lediglich süß finden.
3. Es gibt erwachsene Männer, die sich diese Videos zur sexuellen Befriedigung anschauen.

Die Wahrheit ist wohl eine Kombination aus allen drei Optionen und gilt natürlich genauso für erwachsene weibliche Follower, wenngleich hier Option zwei statistisch eine größere Rolle spielen könnte. Dennoch steht besonders bei einem so großen Following quasi fest, dass die Bilder auch in pädophile Kreise gelangen. Erhöhte Zahlen von männlichen Followern bei knapp bekleideten Kindern wie Everleigh verstärken diesen Verdacht. Ein häufiges Argument von Kinder-Influencern und ihren Eltern ist, dass man die Opfer doch bitte nicht dafür verantwortlich machen sollte, dass sich auch die »falschen« Leute ihre Videos anschauen. Allerdings hat diese Argumentation einen logischen Fehler. Kinder haben kein Verantwortungsbewusstsein und sind sich nicht der Konsequenzen ihres Tuns bewusst, wenn sie ein Video, in dem sie Spagat machen oder an einem Lolli lutschen, bei Social Media posten und dabei eventuell sogar Daten wie Namen, Alter und ungefähren Wohnort angeben. Wenn sie im erwachsenen Alter merken, dass sie Inhalte produziert haben, von denen sie nicht möchten, dass Fremde sie besitzen, ist es zu spät. Die Videos und Informationen »bleiben«, einmal veröffentlicht, im Netz. Die Eltern tragen die Verantwortung für die verbreiteten Inhalte und machen ihre Kinder selbst zum Opfer, wenn sie nicht rechtzeitig eingreifen.

Auch auf YouTube gibt es Hinweise darauf, dass freizügige Inhalte von Minderjährigen nicht nur unbewusst von Followern, sondern auch aktiv von erwachsenen Personen konsumiert werden. Die YouTube-Suche, die ähnlich wie bei Google funktioniert, schlägt die am häufigsten angefragten Suchen automatisch vor. Gibt man in einem Inkognito-Browser, also einem Modus, der das private Surfen im Internet erlaubt, ohne dass Dritte Zugriff auf Verlauf und Cookies haben, das Wort »Bikini Haul« (Bikini-Einkauf) ein, schlägt die automatische Suchergänzung unter anderem »15 jahre«, »13 jahre«, »10« oder »teenager« vor (Stand 25.07.2022). Jugendliche Creator sollten sich bewusst sein, dass auch ihre Inhalte nicht nur von Gleichaltrigen konsumiert werden.

Bedenklich wird es vor allem dann, wenn intime Bilder und Informationen, gerade bezogen auf die eigene Sexualität, preisgegeben werden. Der 14-jährigen Mavie Noelle folgen auf ihrem YouTube-Account über 826.000 Abonnenten, aktiv ist sie auf diesem Kanal schon seit über sieben Jahren. Ihre YouTube-Karriere begann also, als sie noch eine Grundschülerin war. Aktuell zeigt sie auf ihrem Kanal all das, wofür sich Mädchen im Teenie-Alter eben so interessieren, darunter auch ein Girl-Talk-Video, in welchem sie über Periode, Jungs, Probleme und Beziehungen spricht. »Das ist das Video, wovor ich am meisten Angst hatte, dass ich das irgendwann mal drehe, aber wir machen einen Girls-Talk«, leitet sie ein und teilt dann trotz ihrer vermeintlichen Bedenken mit über 222.000 Zuschauern, dass sie am 22. Oktober 2020 das erste Mal ihre Tage bekommen habe, aktuell nur Tampons benutze und noch keinen festen Freund habe, weil sie bisher in niemanden verliebt sei.[241] Dass sie diese Informationen genauso fröhlich und offenherzig mit einer Gruppe fremder 40-jähriger Männer auf der Straße teilen würde, ist unwahrscheinlich. Im Internet fällt diese Scham durch die Anonymität der Follower weg.

Diese wichtige Erkenntnis sollte man als Eltern auch den eigenen Kindern vermitteln, sobald sie in sozialen Medien aktiv sind. Tanz-Challenges auf TikTok, die von bekannten Teenie-Influencern vorgetanzt werden, werden gern von ihren Followern imitiert, da es ein spaßiges Unterfangen ist, das gleichzeitig Miteinander und Austausch bietet. Problematisch wird dies dann, wenn Tänze in knapper Kleidung zu Songs präsentiert werden, deren deutsche Bedeutung die jungen Kinder vielleicht noch nicht kennen. So tanzt die 14-jährige Illia von *Ilias Welt*[242], während Megan Thee Stallion in ihrem eindeutig sexuell zu interpretierenden Song »WAP« im Hintergrund (hier in deutscher Übersetzung) rappt: »Euer Ehren, ich bin eine verrückte Schlampe, Handschellen, Leinen, wechsle meine Perücke, damit er das Gefühl hat, dass er mich betrügt, leg ihn auf die Knie, geb ihm etwas, an das er glauben kann. Ich habe noch nie einen Kampf verloren, aber ich suche nach Schlägen.«

Der YouTube-Kanal *follow me.reports* hat 2019 weitere erschreckende Fälle der Sexualisierung von Kindern im Netz aufgedeckt.[243] Kinder, die ihre Kanäle augenscheinlich ohne Kontrolle der Eltern führen, werden in Livestreams unter anderem dazu aufgefordert, sich Duschgel auf die Füße zu schmieren, besonders schnell zu atmen oder zweideutige Dinge zu sagen, und sie tun es, weil sie nicht verstehen, was sie da machen und den witzigen Ideen ihrer Follower nachkommen wollen, um Bestätigung zu erhalten. Was passieren kann, wenn Kinder davon träumen, in den sozialen Medien berühmt zu werden, zeigt ein Experiment der Sat.1-Fernsehsendung *Akte*[244]. Eine Mitarbeiterin kontaktierte getarnt als TV-Redakteurin ein zwölfjähriges Mädchen, deren Mutter eingeweiht war, über Instagram. In der Hoffnung auf einen TV-Auftritt zusammen mit echten Stars gab die Zwölfjährige ohne zu zögern ihre Telefonnummer heraus, nach ein wenig Überzeugungsarbeit, für den vermeintlichen Vertrag sogar ihre aktuelle Adresse.

Das Herauslocken von Informationen und die gezielte Manipulation von Kindern in den sozialen Medien wird in Fachkreisen als Cyber-Grooming (Deutsch sinngemäß: virtuelle Anbahnung) bezeichnet. Die Kontaktaufnahme findet dabei häufig über Likes, Follows und erste Chats statt. Oft wird eine Freundschaft oder aber erpresserischer Druck aufgebaut, um an sensible Daten oder Fotos zu kommen. Ziel ist, die minderjährigen Opfer, ohne dass diese sich dessen bewusst sind, zu ködern, um sie entweder online zur eigenen Befriedigung zu nutzen oder offline Straftaten zu begehen, die vom sexuell motivierten Übergriff bis hin zur Vergewaltigung reichen. In Zeiten, in denen Teenie- und Kinder-Influencer einen anscheinend sorglosen Umgang mit sozialen Medien pflegen, ist es besonders wichtig, die eigenen Kinder aufzuklären. Kinder sollten nicht unter ihrem Klarnamen im Netz zu finden sein, geschweige denn Wohnort oder Geburtstag preisgeben. Es ist Aufgabe der Eltern, diese Aufklärung vorzunehmen, aber auch Schulen sollten ihren Einfluss nutzen, um Kinder vor Cyber-Grooming zu schützen. Inwiefern Plattformen in Zukunft Verantwortung übernehmen müssen, bleibt abzuwarten, aber auch die Eltern von Kinder-Influencern könnten in den entsprechenden Videos vermehrt Verantwortung übernehmen und über Gefahren aufklären.

Kapitel 6

#wanderlust – Warum Travel-Blogger die Umwelt verschmutzen und dabei Steuern sparen

Das Wort »Fernweh« ist wohl eines der poetischsten in der deutschen Sprache: Es beschreibt die Sehnsucht nach weit entfernten Orten, nach Palmen, Sonne, Strand, Bergen und Wüsten. Ein Gefühl, das viele irgendwann einmal befällt. Sei es, weil sie gerade viel Stress im Büro haben oder einfach lange nicht mehr im Urlaub waren. Wer dann nicht spontan in den Ferienflieger nach Mallorca steigen kann, sucht sein Heil in der pittoresken Welt der Travel-Blogger. Eine Fernweh-Auszeit mit ein paar Klicks in wenigen Minuten, in denen sich die Sorgen des Alltages für einen Moment vergessen lassen. Das kommt gut an: So entführen etwa die beiden Influencer Terence Licitra und Karen Genchi auf ihrem Instagram-Account *terplanet* ihre rund 800.000 Follower in die Welt der spektakulärsten Luxushotels auf den Malediven, Sizilien oder Jamaica. Die meisten Normalverdiener können sich diese Ferienunterkünfte wohl eher nicht leisten. Für Licitra und Genchi ist der Preis allerdings kein Problem: Die meisten ihrer Luxusreisen sind gesponsert. Auf TikTok haben sie ganze 1,8 Millionen Follower. Das Beispiel der beiden Italiener, die eine Zeit lang in Deutschland gelebt haben, zeigt, wie lukrativ Werbung in der Reisebranche sein kann. Noch vor der Covid-19-Pandemie, im Jahr 2019, wurden von deutschen Urlaubern insgesamt 70,8 Millionen[245] Reisen im In- und Ausland unternommen, weltweit waren es insgesamt sogar mehr als 1,5 Milliarden

Auslandsreisen. Nach einem Einbruch in der Touristikbranche im Jahr 2020 und 2021 erholten sich die Zahlen wieder. Inzwischen ist die Anzahl der Reisen in etwa auf Vor-Pandemie-Niveau. Die Tourismusbranche ist also ein potenzielles Millionengeschäft – bei dem sich auch die führenden Reiseveranstalter die Hilfe von Influencern holen.

Hauptsache, »instagrammable«: Wenn der Urlaub zur Kulisse wird

Das Unternehmen TUI ist mit einem Jahresumsatz von 7,25 Milliarden Euro der mit Abstand größte Player auf dem Markt und arbeitet gezielt mit Reise-Bloggern zusammen, um die zumeist massentouristischen Urlaubsziele für seine Kunden noch attraktiver zu machen. Für die Werbekampagne *Capture the Moment*[246] zeigt etwa der Outdoor-Fotograf Hannes Becker, der mit aktuell über 1,7 Millionen Followern auf Instagram zu einem der erfolgreichsten Blogger im Bereich Reisen im deutschsprachigen Raum zählt, wie er durch die idyllische Landschaft der Berge im Grödnertal und vorbei am Karersee in Südtirol sowie am Lago di Sorapis in Italien zieht. Das Video ist mit pathetischer Musik untermalt, die Schnittführung in typischer Instagram-Ästhetik in Zeitlupen gestaltet, und im Off sinniert der Reise-Blogger Sätze wie: »Oft vergessen wir, wofür es sich lohnt zu reisen. Neue Orte zu erleben, einfach abzuschalten.« Dabei ist er grundsätzlich allein in der Natur zu sehen, keine Menschenseele weit und breit – obwohl die Orte, die Becker im Video besucht, bekannte Reiseziele sind. Im Sommer 2022 von Mai bis Juli gab es im Grödnertal 318.000 Übernachtungen[247], und in der Wintersaison 2021[248] zählte ganz Südtirol mehr als zwei Millionen Übernachtungen. Menschenleer ist es in der Region also bestimmt nicht – doch die epischen Aufnahmen des Reise-Bloggers suggerieren unberührte Natur ohne Touristenmassen. Ein fatales Signal, das zur Zerstörung ganzer Landschaften führen kann – dazu später mehr.

Gemeinhin gewinnt man den Eindruck, dass es den meisten Reise-Bloggern eher um die perfekte Fotokulisse geht als um ein echtes Reiseerlebnis mit Locals und in der Natur. Damit haben sie etwas gemein mit vielen jungen Urlaubern der Generation Z und Y, also jenen, die zwischen den Jahren 1980 bis 2012 geboren wurden. So ergab eine Umfrage[249] eines britischen Ferienhaus-Versicherers im Jahr 2017, dass der »Instagrammability«-Faktor bei gut 40 Prozent der Reisenden zwischen 18 und 33 Jahren das Hauptkriterium sei, ein Urlaubsziel und eine Unterkunft auszusuchen. Bei der Recherche nach einer Destination für die freien Tage setzen die meisten deutschen Bundesbürger in dieser Altersgruppe ebenfalls auf das Internet: Von den 20- bis 34-Jährigen, also eben genau jener Zielgruppe, die hauptsächlich in den Social Media unterwegs ist, lassen sich etwa 64 Prozent durch Posts auf Instagram und Co. bei ihrer Reiseplanung inspirieren. Jeder Fünfte hat sogar nur durch die Empfehlung eines Travel-Bloggers schon einmal eine Reise gebucht, fand eine Marketing-Studie der GfK[250] heraus. Sogar bei Influencern, die primär eigentlich gar nicht aus der Tourismusblase kommen, hat sich inzwischen herumgesprochen, dass sich Videos in Palmen- und Strandkulisse besser klicken als ein Post aus dem kalten, grauen Deutschland. Vermutlich auch deswegen ziehen immer mehr Influencer ins Ausland: so etwa die Mamibloggerin Isabeau Kleinemeier, die seit gut einem Jahr ihr neues Leben unter Palmen und der Sonne Madeiras in Portugal auf YouTube zeigt – mit dabei natürlich ihr Mann und ihre vier Kinder. Die ersten Videos aus der neuen, im Vergleich zu Deutschland exotischen Heimat hatten zwischen 500.000 und 700.000 Aufrufe und waren damit in etwa doppelt so erfolgreich wie ein Durchschnittsvideo der Mamavloggerin. Auch die YouTuber und Reality-TV-Stars Lisha und

Lou Savage, deren YouTube-Kanal *Lisha&Lou* immerhin mehr als 400.000 Menschen abonniert haben, entschlossen sich 2020 auszuwandern – und zwar nach Mallorca. Den Alltag auf der liebsten Sonneninsel der Deutschen zeigen sie nicht nur auf YouTube, sondern vermarkten ihn zudem im deutschen Fernsehen, wo sie in der Sendung *Goodbye Deutschland* auf Vox zu sehen sind.

Ein Traum für jeden Influencer: perfekte Fotobedingungen und Steuern sparen

Manche Regionen vermarkten sich gleich selbst als Influencer-Paradies – nicht nur durch eine traumhafte Kulisse, sondern durch erhebliche Steuervorteile. So auch Dubai, das zu den Vereinigten Arabischen Emiraten gehört. Für den Preis von umgerechnet gerade einmal 3600 Euro im Jahr können Social-Media-Stars dort eine offizielle Influencer-Lizenz beantragen, mit der sie das Arbeits- und Aufenthaltsrecht erhalten. Angesichts der Jahresumsätze der deutschen Top-Influencer kein allzu hoher Preis. So lockt es immer mehr der deutschen Netzprominenz in das Emirat: unter anderem Beauty-Influencer Sami Slimani, Vlogger Simon Desue und seine Freundin, Ex-*Germany's-Next-Topmodel*-Teilnehmerin Enisa Bukvic, außerdem Model Fiona Erdmann und Ex-*Bachelor*-Kandidatin Georgina Fleur. Der Scheich-Staat wirkt attraktiv, wenn man einen Blick auf das dort gültige Steuerrecht[251] wirft: Die Umsatzsteuer in dem arabischen Land beträgt gerade einmal 5 Prozent, in Deutschland sind es zwischen 7 und 19 Prozent. Neben der geringen Umsatzsteuer gibt es in Dubai keine weiteren Einkommens- oder Ertragsteuern. Lohnt sich also. Immerhin liegt der Spitzensteuersatz hierzulande bei 42 Prozent. So kann ein findiger deutscher Influencer, der nach Dubai auswandert, einen großen Teil seines zu versteuernden Einkommens einfach einbehalten, statt es an den Staat abzugeben. Für die Topverdiener der Branche kann dies ein fünf- bis siebenstelliger Betrag sein. Recht ironisch wirken bei einer solchen Steuerflucht aus Deutschland Postings zum Thema Sparsamkeit wie beispielsweise von »Dubai-Influencer« Sami Slimani. Im Video »10 GELD-FEHLER, die JEDER in seinen 20ern VERMEIDEN sollte!«[252] erklärt er seinen Zuschauern, wie man schon in jungen Jahren sorgsam Rücklagen ersparen kann. Dabei nennt er seine vermutliche Nummer eins der Fehler (Steuern in Deutschland zu zahlen) leider nicht. In einem anderen Video[253] erzählt er, dass er sechsstellig im Monat verdient. Auch das ist sicherlich einfacher, wenn man einen großen Teil an Steuern einfach einspart.

Familie Harrison, die als *Team Harrison* auf YouTube zu den erfolgreichsten Familien-Bloggern gehört, hat sich während der Coronapandemie ebenfalls entschieden, nach Dubai auszuwandern. Das glamouröse Leben in den Vereinigten Arabischen Emiraten scheint perfekt zu der vierköpfigen Familie zu passen: Nach einer kurzen Rückkehr in die deutsche Heimat im Herbst 2021 leben sie nun wieder in dem Wüstenstaat – trotz Kritik. Denn die bereits erwähnte Influencer-Lizenz, die für die Steuerfreiheit sorgt, hat strenge inhaltliche Auflagen. Sie untersagt etwa, staatskritische oder religiöse Inhalte zu posten.[254] Während sich Sarah Harrison und andere Influencer im Bikini am Pool ihrer Dubai-Villa ablichten und Prosecco schlürfen, sieht der gesellschaftliche Alltag im Emirat ganz anders aus. Im öffentlichen Raum zu tanzen oder sich zu küssen ist verboten. Alkohol dürfen nur Personen ab 21 Jahren mit einer staatlichen Alkohollizenz erwerben, Homosexualität ist in dem Land strafbar – und der Scheich von Dubai, Muhammad bin Raschid Al Maktum, sperrte eine seiner Töchter, Prinzessin Latifa, vermutlich jahrelang ein, weil sie 2018 versuchte, aus dem Emirat zu fliehen[255].

So ist es auch kein Wunder, dass sich die Dubai-Influencer besonders im »Pride Month« Juni mit Posts zu Themen wie Diversität und LGBTQ+-Community extrem zurückhalten beziehungsweise schweigen. Während viele ihrer Influencer-Kollegen in diesem Monat auf die Akzeptanz von gleichgeschlechtlichen Beziehungen aufmerksam machen, würden Dubai-Influencer für einen solchen Post ihre Lizenz verlieren. Aber auch Firmen greifen diesbezüglich im »Pride Month« gern ins Klo: Der Automobilhersteller BMW führt für seine Marke in verschiedenen Ländern eigene Instagram-Accounts. Während die Accounts *bmwdeutschland* und *bmwuk* im Monat Juni 2022 ihr Logo und Instagram-Profilfoto mit einem Regenbogen im Hintergrund versahen, blieben die Logos der Accounts *bmwsaudiarabia, bmwqatarofficial* und *bmw_agmc,* der unter anderem auch für Dubai zuständig ist, unverändert. Man schmückt sich eben nur in den Ländern mit Diversität, in denen es gut ankommt.

Neben den ethischen Aspekten kann das Steuersparmodell Dubai für viele Influencer zudem ein teures Nachspiel mit dem deutschen Finanzamt haben. Wenn der Influencer nämlich trotz Hauptwohnsitz in Dubai ganz oder teilweise steuerpflichtig in der Bundesrepublik ist.[256] Zwar gibt es zwischen den Vereinigten Arabischen Emiraten (VAE) und Deutschland ein Abkommen, welches eine Doppelbesteuerung verhindert. Das gilt aber nur für Staatsbürger der VAE, nicht für Ausländer mit einem Wohnsitz in Dubai. So kann es sein, dass ein Influencer beispielsweise dann trotzdem in Deutschland Steuern zahlen muss, wenn er oder sie trotz eines Hauptwohnsitzes in Dubai noch einen zweiten in Deutschland hat. Dabei reicht es schon, wenn nur regelmäßig eine Adresse aufgesucht wird, zu der man einen eigenen Schlüssel hat. Auch wer noch einen Lebensmittelpunkt in der Bundesrepublik hat, also zum Beispiel Kinder oder eine Firma, oder insgesamt mehr als 183 Tage im Jahr hierzulande verbringt, muss in Deutschland ganz normal Einkommensteuer zahlen. Diese 183-Tage-Regel ist auch der Grund, warum Influencer wie Sarah und Dominic Harrison oder Sami Slimani immer wieder betonen, dass sie sich nur zum Urlaub in der deutschen Heimat aufhalten – nicht, dass das Finanzamt noch auf andere Gedanken kommt.

Komplett in Dubai zu bleiben, scheint für die meisten deutschen Dubai-Influencer trotzdem keine Alternative zu sein. Der weniger als 183 Tage lange Deutschlandurlaub wird vorzugsweise in den August gelegt, da die Durchschnittstemperatur in dem arabischen Emirat zu dieser Zeit bei 35,7 Grad Celsius liegt, maximal sogar bei 42,3 Grad Celsius.[257] Zum Vergleich: In Berlin herrscht im August eine durchschnittliche Temperatur von 19,5 Grad Celsius[258]. YouTuberin *Labellda* betont in einem ihrer Dubai-Alltags-Vlogs[259], in welchem sie sich mit ihrer Familie von einem klimatisierten Gebäude zum nächsten flüchtet: »Ich sag's euch, der Sommer mit Maske in Dubai, der ist wirklich nicht ohne.« Der Aufnahmezeitpunkt des Videos ist wohlgemerkt Anfang Juni, und die Höchsttemperaturen sind bei Weitem noch nicht erreicht. Außerdem erzählt *Labellda*, dass sich das Leben in Dubai für sie und ihre Kinder wie in einer Blase anfühle. Eigener Pool, tolle Ausflugsziele und ein englischsprachiger Kindergarten böten eine andere Glitzer- und Glamour-Welt als die, in der sie selbst aufgewachsen sei. Sie sei damals noch mit dem Bus gefahren und habe Bolz- und Spielplatz um die Ecke gehabt. Auch die fehlende Kultur in einem neu aus dem Boden gestampften Emirat wie Dubai mache ihr zu schaffen.

Tatsächlich ist diese Beobachtung nicht ganz falsch. Die Arabischen Emirate sind erst durch Ölexporte in den Sechziger- und Siebzigerjahren zu enormem Reichtum gekommen und vor allem in den letzten Jahrzehnten exorbitant gewachsen, was die Größe, die Architektur und Infrastruktur betrifft.[260] Besonders das Emirat Dubai hat sich zu einem internationalen Ort für Glamour und Prunk entwickelt. Nur etwa 15 Prozent der Einwohner sind heute noch einheimische Emiratis. Die anderen 85 Prozent sind sogenannte Expats, also eingewanderte wohlhabende Menschen aus dem Westen, und zu einem anderen, sehr viel größeren Teil Gastarbeiter aus Indien, Pakistan oder Bangladesch. Dubais Verhältnis von Männern zu Frauen ist verzerrt, da etwa 75 Prozent der Bevölkerung männlich sind.[261] Das mag unter anderem daran liegen, dass die Gastarbeiter, maßgeblich für den Aufbau der Gebäude und Infrastruktur der Stadt verantwortlich, größtenteils männlich sind. Aber auch weibliche Gastarbeiter kommen in Haushalten zum Einsatz. Organisationen wie Human Rights Watch sprechen hier schon seit Jahren von moderner Sklaverei.[262] Einige Arbeitgeber hielten den Arbeitnehmern Löhne und Sozialleistungen vor, erstatteten die Anwerbegebühren nicht, beschlagnahmten die Pässe der Arbeitnehmer und brächten sie in minderwertigen Unterkünften unter.[263]

Wie lange das vermeintliche »Glamour«-Emirat noch als solches bestehen kann, ist zudem fraglich. Einige Klimaforscher vermuten, dass die Temperaturen ab 2071 dort auf bis zu 60 Grad Celsius ansteigen könnten, wenn der Klimawandel weiter fortschreitet. Eine Computermodellprognose legt nahe, dass am Rande des Persischen Golfs Hitzewellen entstehen könnten, die auch für gesunde Menschen, die sich länger als sechs Stunden draußen aufhalten, definitiv tödlich wären.[264]

Aber zurück zu den steuersparenden Influencern: Eine eingeschränkte Steuerpflicht besteht zudem für im Ausland ansässige Personen, die durch Immobilien oder andere Geschäfte regelmäßig in Deutschland Einkünfte beziehen. Alle vermeintlichen Steuerschlupflöcher Dubais scheint die Crème de la Crème der Influencer-Szene also nicht ganz durchschaut zu haben: Bundeskanzler Olaf Scholz von der SPD, im Juni 2021 noch Bundesfinanzminister, erklärte öffentlichkeitswirksam auf Instagram[265], dass die Behörden eine Steuer-CD erworben hätten mit steuerlich relevanten Daten aus dem Emirat Dubai. Damit wolle man vor allem Steuerpflichtigen auf die Schliche kommen, die über Grundstücke und Immobilien in dem Golfemirat verfügten. Der Politiker betont: »Steuerhinterziehung ist kein Kavaliersdelikt, sondern eine Straftat.« Namen wurden nicht genannt, es lässt sich aber vermuten, dass auch der ein oder andere Dubai-Influencer ins Visier der Steuerfahnder geraten ist. Nun könnte man an dieser Stelle natürlich debattieren, inwiefern diese ganze Diskussion um verlogene Influencer, die ein Fassaden-Leben in Dubai führen und Steuern sparen, um noch reicher zu werden, eine Neid-Debatte ist. Doch das stimmt so nicht. Diesen Influencern folgen Millionen vor allem junge Menschen, die gerade dabei sind, ihre Identität zu finden und Zukunftspläne zu schmieden. Wird einer ganzen jungen Generation vorgelebt, es sei okay, in einem fragwürdigen, teilweise menschenverachtenden Staat zu leben oder Urlaub zu machen, solange man für sich selbst nur das Beste herausholen kann und dabei sogar Straftaten in Kauf nimmt, wird unsere Gesellschaft irgendwann aus vielen hedonistischen Egoisten bestehen. Da helfen auch die schönen Bilder auf Instagram nicht, die die Reise-Blogger in die Welt senden – und dabei noch ganz anderen Schaden anrichten.

Ein Bild, das ganze Landschaften zerstört

Plattformen wie YouTube, Instagram und auch TikTok sind aber auch wie gemacht für Reise-Blogger: Schöne Bilder vor traumhafter Kulisse sind hier genau richtig aufgehoben. Sie wecken das Fernweh der daheimgebliebenen User, geben einen Ausblick auf spektakuläre Orte – und liefern noch spektakulärere Fotomotive. Mit drastischen Folgen für die Umwelt. Zahlreiche Sehenswürdigkeiten und Nationalparks im In- und Ausland bekamen diese bereits zu spüren. So wandten sich bereits im Sommer 2019 französische Lavendel-Bauern aus der Provence mit einem Hilferuf an die Social-Media-

Community: »Respektiert unsere Arbeit«, steht auf einem Plakat, das der Fotograf Paul Reiffer auf Twitter[266] postete. Der Grund dafür waren Hunderttausende, die zuvor die lila blühende Pracht für das perfekte Instagram-Bild niedergetrampelt hatten. Angestachelt durch den Hashtag #lavenderfields, der bis jetzt 392.000 Mal benutzt wurde, und durch Bilder, die jedes Mal eine Person scheinbar allein in der fliederfarbenen Naturidylle zeigen – obwohl keine fünf Meter entfernt ein anderer genau dasselbe Motiv nachstellt. Auch die Berliner Influencerin Nastasia Pupkoff, auf Instagram unter dem Namen *nastasia.life* unterwegs, posiert inmitten der Lavendelfelder, sie hält sogar einen ganzen Bund in der Hand.[267] Ob sie den vorher gekauft oder dort gepflückt hat, bleibt für ihre rund 113.000 Follower unklar. Der Bildausschnitt suggeriert unberührte Natur, doch in Wirklichkeit müssen Reise-Blogger an manchen Feldern recht lange nach einem Spot suchen, an dem sie ihr Lavendelbild schießen können, weil einige Stellen regelrecht niedergetrampelt sind. Das Problem bei solchen Bildern ist, dass der User, der das Bild auf den Blogs und Profilen der Influencer sieht, von dieser Realität nichts mitbekommt. Stattdessen denkt er oder sie sich, dass es da ja wirklich sehr schön aussieht. In der Konsequenz reisen noch mehr Touristen an diese Orte, die eigentlich dringend eine Verschnaufpause bräuchten.

Ein Beispiel aus Deutschland während der Coronapandemie im Sommer 2020 führt die drastischen Folgen des neuen Influencer-Tourismus noch extremer vor Augen. Bis zu 350 Personen sollen zu der Gumpe am Königssee in Bayern gekommen sein, um dort ein einmaliges Erinnerungsfoto zu kreieren: badend in einer Art natürlichem Infinity-Pool direkt am Abhang eines Wasserfalls, im Hintergrund Wald und Bergpanorama. Für das sonst nur wenig besuchte Areal im Naturschutzgebiet verheerend: Die vielen Besucher legten durch ihren Weg zu der Gumpe ganze Steilhänge frei, die nun weggespült werden. Das bedroht nicht nur das Habitat der dort heimischen Tiere, sondern kann auch lebensgefährlich für Menschen werden. Das zuständige Landratsamt Berchtesgaden reagierte und verhängte für die nächsten fünf Jahre ein Betretungsverbot – wer dort dennoch erwischt wird und ein Foto macht, kann mit bis zu 25.000 Euro Bußgeld rechnen. Auslöser des Wasserfall-Hypes am Königssee war die Influencerin Yvonne Pferrer, mit gut 1,5 Millionen Followern eine der erfolgreichsten Reise-Influencerinnen im deutschsprachigen Raum. Lässig und nur mit einem Bikini bekleidet posierte sie im – durchaus gefährlichen – Naturpool, in dem 2020 sogar zwei 21-Jährige ertrunken sind, weil sie die starke Strömung und die Tiefe unterschätzt haben. In der Instagram-Story zu ihrem Bilderbuchpost[268] am Königssee beschreibt die ehemalige *Köln-50667*-Darstellerin ihren Followern auch noch detailliert, wie sie selbst den Weg durch den Wald finden, um das Foto nachzustellen. Das Foto ist noch immer auf Pferrers Kanal zu sehen, obwohl sogar die Nationalpark-Verwaltung sie um eine Löschung gebeten hatte. Immerhin hat sie die Caption inzwischen um einen Warnhinweis ergänzt: »Nachdem wir diesen wunderschönen und einzigartigen Ort besucht haben, hat der Nationalpark Berchtesgaden mit uns das offene Gespräch gesucht, um auf folgende Problematik aufmerksam zu machen: Der Ort stellt zu große Gefahren da, Müll und Trampelpfade greifen negativ ins Ökosystem ein. Der Nationalpark möchte also nicht, dass noch mehr Menschen hierherkommen! Uns ist die offene Kommunikation wichtig und wie immer möchten wir euch auch diese Info weitergeben, um damit die Natur zu schützen.« Darüber hätte sich die Influencerin auch im Vorfeld schon Gedanken machen können.

Auch die isländische Regierung steht den Spuren, die viele Social-Media-Touristen inzwischen auf der Insel hinterlassen, ohnmächtig gegenüber. So bittet der isländische Umweltminister Gudmundur Ingi Gudbrandsson gegenüber der britischen BBC[269] die Social-Media-User inständig, darauf zu achten, die Umwelt nicht willkürlich zu schädigen. Auf der Suche nach dem perfekten Instagram-Motiv würden viele unbeachtet Moose zertrampeln oder wilde Island-Pferde mit Drohnenaufnahmen stören. Die Liste der Destinationen, die durch Instagrammer regelrecht überfallen werden, ließe sich beliebig ergänzen: Mohnblumenfelder in Kalifornien, Tulpenfelder im rheinischen Jülchen, die Terrassen auf der griechischen Insel Santorini, die Hängeseilbrücke Geierlay und, und, und ...

#vanlife: Der postmoderne Hippie-Öko-Lifestyle hat einen Haken

Ähnlich unachtsam gehen auch die sogenannten Vanlife-Influencer mit ihrer Umwelt um – auch wenn die meisten von ihnen suggerieren, einen sehr minimalistischen, nachhaltigen und bewussten Lifestyle zu führen. Aber der Reihe nach: Was ist überhaupt Vanlife? Zum ersten Mal tauchte der Hashtag im Jahr 2011 auf. Damals hatte das allerdings wenig mit den Yoga praktizierenden digitalen Nomaden im ausgebauten Boho-Chic-Camper zu tun. Stattdessen kündigte der ehemalige Ralph-Lauren-Designer Foster Huntington mit gerade einmal 23 Jahren seinen Job und tauschte seine New Yorker Wohnung freiwillig gegen einen von ihm ausgebauten Camper des Typs VW T3 Synchro, Baujahr 1987 ein. Das versprach Abenteuer und ungeahnte Freiheiten, die manch einen User vielleicht auch etwas neidisch zurückließen. Schnell fand sein Lebensstil Nachahmer: Inzwischen zählt der Hashtag #vanlife über 13 Millionen Erwähnungen. In allen Bildern präsentieren sich die Camper als echte Aussteiger, die ein minimalistisches Leben ganz im Sinne des Zeitgeistes führen. Nachhaltig und abenteuerlustig, ohne viel Komfort und ohne Kompromisse. Doch genau darauf müssen sich Vanlifer einstellen: jede Menge Kompromisse. Auch davon kriegen User nur am Rande etwas mit. Videos mit Titeln wie »10 Reasons Why Van Life Sucks«[270] des US-amerikanischen Reise-Bloggers Christian Schaffer gibt es zwar, aber sie enthalten neben den vermeintlich nervigen Aspekten des Camperlebens (wenig Platz, man muss ständig tanken und Müll entsorgen und so weiter) ganz nebenbei auch noch Produktplatzierungen von Tools, die einem das Vanleben dann doch nicht so schlimm erscheinen lassen. Die weniger angenehmen Aspekte des Lebens ohne eigene Toilette und Dusche werden in den sozialen Medien eher selten thematisiert. Auch in diesem Fall zählt die schöne Kulisse mehr als die Realität – und verlockt vielleicht andere dazu, ihr Leben gegen etwas einzutauschen, das sie sich dank Instagram und Co. ganz anders vorgestellt haben. Hinzu kommt, dass der vermeintliche Ausstieg aus dem normalen Alltag eigentlich nur für jene möglich ist, die sich in einer ziemlich privilegierten Lage befinden. Ein Einsiedlerleben im Kleinbus muss man sich erst einmal leisten können.

Ein neuer Peugeot Boxer, ein gängiges Van-Modell, das sich gut zum Ausbau eignet, kostet etwa 36.000 Euro – ohne Einrichtung für ein Leben auf Rädern wohlgemerkt. Einen VW California 6.1, ebenfalls beliebt in der Vanlife-Community, gibt es in der günstigsten Ausstattung für etwa 54.500 Euro. Wer mit einem Elektro-Van nachhaltiger unterwegs sein will, muss noch tiefer in die Tasche greifen: Ein Mercedes E-Sprinter kostet ohne Umbau mindestens 54.100 Euro, ein VW ID Buzz ist ab etwa 64.580 Euro erhältlich. Der Ausbau eines Wagens zum Camper dauert dann noch einmal um die zwei Monate und verschlingt einige Tausender. Ein teures und langwieriges Vergnügen, das nur wenige Blogger – wie etwa Paul Nitzschke in seinem Vlog *Passport Diary*[271] – auf YouTube transparent dokumentieren.

Auch die Zeit auf Weltreise im Van will finanziert werden. Nicht jeder hat eine Arbeit, die sich remote im Homeoffice erledigen lässt. Bei den Reise-Bloggern sorgen meistens Product-Placements und Monetarisierung von YouTube-Videos für das Einkommen. Aber womöglich ist gerade dieser Aspekt Teil der Faszination: Vanlife ist ein exklusives Nomadentum, das nicht jeder haben kann. Noch absurder ist da der Fakt, dass auf der anderen Seite etwa eine Million US-Amerikaner mittlerweile in Autos, Campern oder Wohnmobilen leben, um in Zeiten steigender Mieten und Wohnungsnot der Obdachlosigkeit zu entgehen. Im Jahr 2015 ging die US-Zensusbehörde[272] von gut 20 Millionen Bürgern aus, die so wohnen.

Der Film *Nomadland* (2020) mit Schauspielerin Frances McDormand in der Hauptrolle nimmt sich dieser Problematik vieler im Niedriglohnsektor tätiger Menschen an. Da wirken Aussagen diverser Influencer wie »Wer sich wirklich anstrengt und arbeiten will, kann es schaffen« wie blanker Hohn. Viele Vanlife-Influencer romantisieren die prekäre Lebensrealität von Millionen Menschen, die keine andere Wahl haben, als in einem Camper zu nächtigen, und in Armut leben. Die 33-jährige TikTokerin Natasha Scott macht die Diskrepanz zwischen dem scheinbar glamourösen Vanlife, das Millionen Menschen von idyllischen Posts in den Social Media kennen, und der Realität im wahren Leben sichtbar. Auf ihrem TikTok-Account *Nomadgonewrong*[273] schauen ihr bis zu 1,3 Millionen User dabei zu, wie sie zeigt, welche Habseligkeiten ihr geblieben sind, nachdem sie sich während der Coronapandemie dazu entschieden hatte, keine neue Mietwohnung zu suchen, als sie ihre alte wegen eines Verkaufs der Immobilie aufgeben musste. Sie wollte, inspiriert von der Vanlife-Bewegung, in einem Camper durch die USA ziehen. Die wenigen Teile, die sie noch besaß, passten alle in einen fünf Quadratmeter großen Lagerraum, den sie angemietet hat. Scott hatte bereits zuvor viele Reisen unternommen und sich selbst als »Halbnomadin« bezeichnet, die von Airbnb-Unterkunft zu Airbnb-Unterkunft und von Hotelzimmer zu Hotelzimmer zog. Nun träumte sie von noch größeren Abenteuern und bereitete ihr Vanlife-Erlebnis akribisch vor: Sie suchte sich Jobs, die man remote, also unterwegs erledigen konnte, und wollte gelegentlich einige Auftragsarbeiten vor Ort übernehmen. Doch der Plan ging nicht auf. Infolge der steigenden Inflation seit dem Ukrainekrieg im Februar 2022 und den erhöhten Sprit- und Lebensmittelpreisen fällt es Scott schwer, sich über Wasser zu halten. Mittlerweile bittet sie auf der Crowdfunding-Plattform Go Fund Me[274] andere um Spenden, damit sie sich die Dinge des täglichen Lebens weiterhin leisten kann. Sie selbst sagt in einem Video[275], es sei wichtig, Millionen Followern von Travel-Bloggern zu zeigen, wie die Realität aussehe: »Es war mir ein wenig peinlich, dieses Video zu drehen, aber ich möchte ganz ehrlich zu jedem sein, der daran dachte, diesen Lebensstil zu leben. Ich habe alles richtig gemacht. Ich habe mich auf allen Websites angemeldet und mich auf Hunderte von Jobs beworben. Ich habe alles richtig gemacht und irgendwie bin ich trotzdem gescheitert.« Nicht nur in den USA, auch in Deutschland häufen sich diese Fälle, vor allem in teuren Wohngegenden wie Berlin oder München. Während manche Menschen aus der Not heraus im Auto schlafen, hausen Vanlife-Influencer teilweise in regelrechten Luxus-Campern.

Wer dem ein oder anderen Travel-Blogger in den Social Media folgt, der hat vielleicht schon einmal grob im Kopf überschlagen, wie viel so ein Leben im Van zwischen Sandstränden und Palmen kosten mag. Denn selbst Accounts, denen gerade einmal 50.000 Menschen folgen, prahlen, dass sie sich die Weltreise von den Einnahmen als Influencer finanzieren – und das quasi jeder schaffen könne. Abgesehen davon, dass die Einnahmen bei einem Account dieser Größe – wenn man es richtig anstellt – eventuell wirklich zum Überleben ausreichen, gibt es viele Faktoren, die das Dasein als sogenannter digitaler Nomade um einiges günstiger machen, als man das aus Deutschland oder von einer klassischen Urlaubsreise gewohnt ist. Besonders im asiatischen Raum sind die Preise für Lebensmittel deutlich geringer, und auch Vans sowie Wohnraum im Ausland sind oft um einiges günstiger, wenn sie für mehrere Wochen oder Monate gemietet werden. Wer Europa oder Asien mit einem Van bereist und wild campt, spart sich die Wohnungsmiete sogar komplett. Travel-Blogger, die gut fotografieren können und eine große Reichweite haben, schließen hingegen gern Deals mit Hotels ab. Kostenlose Übernachtung im Gegenzug für Website-Fotos oder Werbepostings. Das Verrückte: Diese Zusammenarbeit muss häufig nicht einmal als Werbung gekennzeichnet werden, wenn die Gesetze im Reiseland dies nicht verlangen. Vereinfacht wird die finanzielle Lage vieler Travel-Blogger dadurch, dass die Einkommensteuer für viele digitale Nomaden in Deutschland und auch in anderen Ländern entfällt. Denn wer weder in Deutschland noch in anderen Ländern einen festen Wohnsitz hat und seine Einkünfte nicht direkt aus Deutschland bezieht, ist – mit einigen Tricks – weltweit nicht steuerpflichtig.[276]

Auf ihrem Blog *Life to go* geben Jessi und Daniel an, komplett aus Deutschland abgemeldet zu sein: kein Wohnsitz, keine Geschäftsverbindungen.[277] Im Impressum ihrer Website ist eine Adresse in Kanada angegeben. Auch sie scheinen einen Trick anzuwenden, auf den viele digitale Nomaden zurückgreifen, um Einkünfte von deutschen Firmen wie zum Beispiel deutschen Werbepartnern nicht direkt aus Deutschland beziehen zu müssen. Das Geheimnis lautet: Firmengründung in Kanada. Der digitale Nomade Dennis Spieß beschreibt die sogenannte Kanada LLP in einem Blogeintrag[278] als die »goldene Eier legende Wollmilchsau« unter den Offshore-Firmen-Konstrukten. Das deutsche Finanzamt sei bei

Ländern wie Kanada nicht kritisch, auch Geschäftskunden würden Rechnungen aus Kanada bereitwillig akzeptieren, da dieses Land ja allgemein nicht als Steuerparadies bekannt sei. Wenn man als Blogger mit einer Kanada LLP Rechnungen an deutsche Unternehmen stellt, kann die Steuerschuldnerschaft nach Paragraf 13b Umsatzsteuergesetz umgekehrt werden und die persönliche Umsatzsteuer entfällt. Die Steuerthematik in Kanada ist laut Spieß zu vernachlässigen: »Die LLP ist eine sogenannte Flow-Through-Struktur. Das bewirkt, dass, solange du selbst in Kanada keine Kunden hast, du für deine internationalen Geschäfte keine Steuern in Kanada bezahlen oder verrechnen musst. Dementsprechend gibt es hier auch keinen Papierkram. Steuererklärung und Buchhaltung ade!«, schreibt er im Artikel. Hinzu kommt, dass der deutsche Staat und Kanada ein Doppelbesteuerungsabkommen vereinbart haben, welches verhindert, dass ein Staatsangehöriger der beiden Länder doppelt besteuert wird. Auch das Problem, als digitaler Nomade keinen festen Wohnsitz zu haben, kann man mit einer kanadischen LLP geschickt kaschieren. Viele Banken und Krankenversicherer würden auf einer Adresse bestehen, um digitale Nomaden als Kunden zu akzeptieren. Als CEO einer internationalen Firma mache man mehr her als ein »obdachloser Backpacker«, betont Spieß. »Und wenn du irgendwo kein Touri-Visum bekommst, dann probiere es stattdessen mal als Geschäftsmann mit Business-Visum«, so ein weiterer Tipp des Bloggers.

Kein Wohnsitz und kaum bis keine Steuerabgaben – ein tolles Modell für die Personen, die es nutzen. Allerdings kein gutes Modell für die Allgemeinheit in Deutschland. Das Gemeine ist nämlich: Sollten sich diese digitalen Nomaden nach einigen Jahren entscheiden, wieder in Deutschland leben zu wollen und hier wieder einen Wohnsitz anzumelden, werden sie – aufgrund ihrer Staatsangehörigkeit – mit offenen Armen empfangen und im Zweifelsfall sogar vom sozialen Netz aufgefangen. Alles finanziert durch deutsche Bundesbürger, die ganz regulär ihre Steuern bezahlt haben. Denn die deutsche Staatsangehörigkeit kann man dem Grundgesetz zufolge nicht dadurch verlieren[279], dass man sich jahrelang dem deutschen Fiskus entzogen hat und ohne Wohnsitz, aber mit Firma in Kanada im Ausland umherreiste. Auch im Falle einer Notsituation wie Umweltkatastrophen, Geiselnahmen et cetera sorgt sich der deutsche Staat weiterhin um seine Angehörigen. Und auch Sozialleistungen wie Arbeitslosengeld II[280], umgangssprachlich als Hartz 4 bekannt, stehen einem rückkehrenden Nomaden weiterhin zu, sofern kein Vermögen vorhanden ist. Es ist ein wenig unaufrichtig, von den Sozialleistungen, Infrastrukturen oder dem Bildungssystem eines Landes zu profitieren, wenn man sich selbst jahrelang der Steuerzahlung entzogen hat.

Nur noch kurz die Welt retten – aber wohl eher nicht als Travel-Blogger

Neben dieser sozialen Verantwortung, die viele Vanlife-Influencer ausblenden, spielt auch der Klimaschutz eine Rolle. Wie bereits erwähnt, denken offenbar viele, dass ein nachhaltiger Lebensstil mit entsprechenden Produkten und vegetarischer Ernährung die Erderwärmung schon stoppen könnte. Zahlreiche Reise-Influencer machen Werbung für nachhaltig produzierte Waren bestimmter Marken. Auch der Vanlife-Blogger Sebastian Schieren, dem auf Instagram rund 219.000 Menschen folgen, auf TikTok sogar rund 2,8 Millionen, postete etwa eine bezahlte Werbepartnerschaft mit der Schuhmarke Timberland[281], in der er die »eco-friendly«, also nachhaltig produzierten Schuhe anpreist. Versehen ist der Post mit den entsprechenden Hashtags #earthkeepers sowie #NatureNeeds-Heroes. Natürlich ist es vernünftig, bei der Wahl seiner Kleidung auf nachhaltige Produktionsbedingungen zu achten. Das bringt aber alles nichts, wenn man sich im Gegensatz dazu die verheerende Ökobilanz der Vanlifer genauer anschaut. Die CO_2-Emissionen gängiger Van-Modelle, wie einem Peugeot Boxer, liegen laut der Onlineplattform CarWiki zwischen 168 und 236 Gramm pro Kilometer.[282] Macht bei einer Fahrt von Hamburg ins Allgäu mit dem Camper zwischen 130 und 183 Kilogramm Kohlendioxid-Ausstoß, und das auch nur, wenn der Camper leer und nicht, wie bei den meisten Reisenden, vollständig beladen ist. In diesem Fall steigert sich der Ausstoß noch mal enorm. Zum Vergleich: Ein Linienflug von Hamburg nach München kommt mit 161 Kilogramm CO_2 auf fast den gleichen oder sogar einen deutlich niedrigeren Emissionswert.[283] Ein normaler Kleinwagen stößt pro gefahrenem Kilometer übrigens je nach Modell zwischen 98 und 116 Gramm Kohlendioxid aus. Umweltrettung sieht anders aus.

Ob und wie Reise-Influencer ihre Flug- und Fernreisen CO_2-kompensieren – etwa durch eine Geldzuwendung an Organisationen wie Atmosfair –, darüber gibt es kaum konkrete Hinweise und Zahlen. Einige Influencer geben es in ihrer Caption an oder erteilen in ihrer Story Auskunft darüber. Die Norm scheint ein solches Verhalten jedoch nicht zu sein – und das Lieblingsthema der digitalen Nomaden im Übrigen auch nicht. Im Rahmen einer journalistischen Anfrage für Deutschlands größtes Online-Reisemagazin wurden fünf reichweitenstarke Travel-Blogger auf Instagram im deutschsprachigen Raum mit Followerzahlen zwischen 1 und 1,5 Millionen gefragt, ob und wie sie ihre Reisen nachhaltig gestalten. Also, ob sie etwa ihre Flugreisen kompensieren, ob ihnen nachhaltiges Reisen generell wichtig erscheint, ob sie nachhaltige Reiseaccessoires nutzen und ob sie bei ihrer Reiseplanung Faktoren wie Umweltschutz, Entfernung des Reiseziels und die Art der Anreise – ob mit Bahn oder Flugzeug – berücksichtigen. Nur ein Management meldete sich zurück, alle anderen lehnten ein Statement ab oder antworteten erst gar nicht auf die Anfrage. Selbstverständlich kann eine Fernreise an sich nie zu 100 Prozent nachhaltig und grün gestaltet werden. Es gibt jedoch Mittel und Wege, um einen Aufenthalt im Ausland grüner, also verträglicher für Klima und Umwelt zu gestalten: etwa den CO_2-Ausstoß von Fernflügen zu kompensieren, Verpackungsmüll zu vermeiden oder eher auf nachhaltige Reiseaccessoires zu setzen. Auch bei der individuellen Reiseplanung können Travel-Blogger ihren ökologischen Fußabdruck verträglicher gestalten: indem man statt mit dem Flugzeug oder dem eigenen Auto mit der Bahn anreist oder Routen vorteilhaft miteinander kombiniert. Dass sich jedoch nur ein einziger reichweitenstarker deutschsprachiger Travel-Blogger zu diesem Thema äußern wollte, spricht Bände. Entweder erscheint vielen das Thema heikel, weil das Reisen an sich eben nie komplett nachhaltig sein kann und jede Antwort zum Thema falsch aufgenommen werden könnte – immerhin verdienen die Influencer mit der Gunst ihres Publikums und den Reisen ihren Lebensunterhalt. Oder aber, es soll einfach die schöne Illusion nicht zerstört werden. Schließlich sind die konkreten Zahlen des CO_2-Ausstoßes bei einer Fernreise eher unschön.

Für den Hin- und Rückflug von Berlin nach Kapstadt in Südafrika, ein bei vielen Influencern beliebtes Reiseziel, müsste man für einen Linienflug in der Economy-Class als Einzelperson insgesamt 5300 Kilogramm CO_2 kompensieren. Das entspricht einer Spende von 122 Euro, durch die dann Klimaschutzmaßnahmen initiiert würden, etwa das Pflanzen von Bäumen oder der Ausbau nachhaltiger Energiequellen. Das klimaverträgliche Jahresbudget[284] einer einzelnen Person liegt übrigens bei 1500 Kilogramm Kohlendioxid pro Jahr. Eben exakt die Menge an Kohlenstoffdioxid, die jeder Mensch eigentlich verbrauchen dürfte, wenn die Ziele des Pariser Klimaabkommens von 2015 bis 2050 erreicht werden sollen.

Sprich: eine bis dahin vollständig dekarbonisierte Weltwirtschaft – mit dem Ziel, die Erderwärmung auf maximal 1,5 Grad Celsius einzudämmen. Bei den 1,5 Tonnen CO_2 pro Kopf handelt es sich um einen Durchschnittswert: In manchen Jahren kann er darüber liegen, später sogar etwas niedriger sein. Diesen Wert übersteigen die meisten Travel-Blogger um ein Vielfaches – nicht einmal wir Durchschnittsmenschen kommen zumeist auf diesen Wert. Aktuell verbraucht jeder von uns durchschnittlich um die 10.000 Kilogramm Kohlendioxid im Jahr. Es liegt also noch ein weiter Weg vor uns. Ein Rechenbeispiel anhand der Reiseziele des Travel-Blogger-Paars *Life to go*[285] aus dem Prä-Pandemie-Jahr 2019, bevor die Reisebranche eingebrochen ist, verdeutlicht die Problematik. Das junge Pärchen hat all seine Reiseziele sowie die Flüge dorthin auf YouTube dokumentiert. In jenem Jahr unternahmen sie unter anderem eine gesponserte Pazifik-Kreuzfahrt und Reisen mit dem Flugzeug von Thailand nach Nordamerika, quer durch Französisch-Polynesien und Südamerika, um am Ende wieder in Asien anzukommen. Insgesamt 14 Linienflüge und eine zweiwöchige Kreuzfahrt, die sich über den ganzen Globus erstreckten. Laut dem myclimate[286]-Rechner ergibt sich bei der detaillierten Auflistung und Analyse aller Flugrouten sowie Schiffsstrecken der beiden im Jahr 2019 ein CO_2-Fußabdruck von 15.300 Kilogramm pro Kopf. An dieser Stelle sind ihre zahlreichen Auto-, Bus- und Schiffsrundreisen in den jeweils besuchten Ländern noch nicht miteinberechnet. Auch der Lebensunterhalt wie Nahrung, Klimaanlagen, Heizungen, Kleidung, private Anschaffungen und Ähnliches sind nicht in dieser Kohlendioxid-Rechnung eingespeist. Der gesamte Pro-Kopf-Ausstoß dieser Travel-Blogger könnte alles in allem also bei 25 bis 35 Tonnen Kohlendioxid liegen. Wir erinnern uns: Der Pro-Kopf-Ausstoß des deutschen Durchschnittsbürgers liegt bei 7,75[287] bis 11,6[288] Tonnen im Jahr.

Trotzdem werben Travel-Blogger sorglos für ihren Lebensstil, ohne diese Problematik in ihren Videos zu erwähnen – indem sie etwa transparent in ihren Posts erklären würden, wie sie ihren CO_2-Fußabdruck kompensieren, oder darauf hinwiesen, welche klimaverträglichen, wohl aber auch weniger komfortablen Reisealternativen es gäbe. Manch einer mag Klimaaktivistin und Influencerin Greta Thunberg belächelt haben, als sie mit einem Segelboot 14 Tage lang über den Atlantik reiste, um am UN-Klimagipfel in New York 2019 teilzunehmen. Aber immerhin war ihre Überseereise klimaverträglicher als ein Langstreckenflug von Schweden in die USA. Angesichts der hohen Emissionswerte, die ein Travel-Blogger mit seinem Lifestyle in einem Jahr fabriziert, bekommen die schönen Bilder und enthusiastischen Reise-Vlogs einen faden Beigeschmack.

Was könnte man besser machen? Ein kurzer Verhaltenskodex für Travel-Blogger und andere Reisende

Um ehrlich zu sein: Überall dort, wo Touristen sind, wird es auch Schäden an der Umwelt geben. Den perfekten klimaneutralen Tourismus gibt es nicht. Da aber Reise-Blogger eine Art Vorbildfunktion haben und als Inspirationsquelle für ihre Follower dienen, könnten sie durch ein verändertes Postverhalten doch einiges erreichen. Die gemeinnützige Umweltschutzorganisation Leave No Trace hat daher einige Verhaltensregeln[289] zusammengetragen, die Influencer aus dem Bereich Reisen, aber auch ganz normale User, die ihre Urlaubsschnappschüsse in den Social Media teilen wollen, beherzigen sollten. Natürlich muss nicht jedes Foto, das man an einem fremden Ort von sich aufnimmt, in den Social Media landen. Aber das Schöne an Social Media ist doch, dass man andere Menschen ein wenig an seiner Welt teilhaben lassen kann. Wenn man also doch einmal ein Foto von seinem Ausflug an einen spektakulären Wasserfall mit natürlichem Infinity-Pool posten will, dann sollte man vielleicht vor allem auf eines verzichten: den Geotag. Die Kennzeichnung des Standortes ist nämlich für die meisten Social-Media-Nutzer das Indiz, um zu erkennen: Ah, da ist dieses fabulöse Foto entstanden – und schwups machen sich Tausende auf die Reise. Viel weniger Menschen würden sich selbst die Mühe machen, den Ort zu recherchieren. Das Problem ist natürlich: Der Algorithmus von Instagram und Co. präferiert Posts mit Ortsmarkierungen, vor allem, wenn es populäre Orte sind. Die Lösung: Influencer und User können einen allgemeinen Geotag einer Region oder Stadt verwenden, statt die genaue Lage zu präzisieren.

Auch bei der Auswahl des Fotomotivs kann man Verantwortung als Vorbild übernehmen: Erinnern wir uns an den Fotografen Hannes Becker im scheinbar verlassenen Skigebiet Südtirols. Statt dieser Natur-pur-Motive hätte er sich auch, zumindest in einem zweiten Foto, mit anderen Touristen auf den offiziellen Wanderwegen zeigen oder aber Straßen- und Hinweisschilder mit in das Motiv aufnehmen können. Das spiegelt ein sehr viel realistischeres Bild der Umwelt wider.

Auch ihren CO_2-Fußabdruck könnten Influencer deutlich reduzieren, wenn sie ein paar einfache Regeln befolgen würden, auf die etwa Atmosfair[290] hinweist. Flugreisen sollten nur dann gebucht werden, wenn es keine CO_2-ärmere Alternative gibt. Eine CO_2-Kompensation ist in einem solchen Fall eine gute Möglichkeit, den Klimaschaden in Grenzen zu halten. Auch mehr Transparenz wäre bei einigen Influencern hilfreich: Je häufiger in den Social Media thematisiert wird, dass Influencer zwar zu ihren Traumzielen fliegen, sie aber entweder das CO_2 kompensieren oder aber sich ganz für eine alternative Anreise beispielsweise mit dem Zug entschieden haben, desto mehr entsteht auch aufseiten der User ein Bewusstsein für den Klimaschutz – ohne das Reisen gleich an sich zu verdammen.

Kapitel 7

#photooftheday – Warum Influencer die Menschheit uniformieren

Eigentlich ist Instagram ziemlich monoton. Gleiches gilt für YouTube oder TikTok. Funktioniert eine Formel erfolgreich, wird sie immer wieder angewendet. Das freut die Influencer, die mit wenig Aufwand viel Wirkung erzielen können. Auch der Algorithmus der sozialen Netzwerke findet das praktisch, weil er schnell lernt: Leute, die jenes mögen, werden mit sehr hoher Wahrscheinlichkeit auch diesen Inhalt gut finden. Andererseits sind die immer ähnlichen Inhalte für die User auf Dauer eher öde. Trotzdem scrollen wir uns alle jeden Tag durch unsere Feeds, schauen Insta-Storys, Reels, Vlogs und TikTok-Clips.

Das liegt zum einen, wie bereits erwähnt, an unserem Gehirn: Es ist dasselbe Prinzip wie bei den vielen gleich aussehenden Beauty-Influencern aus Kapitel zwei, die besonders viele Likes bekommen. Evolutionsbedingt liebt unser Gehirn es einfach, Ähnlichkeiten und Bekanntes zu erkennen. Da muss der Denkapparat nicht so viel Energie aufbringen. Das ist überlebenstechnisch klug und wird belohnt mit Glückshormonen, die der Körper beim Erkennen von bekannten Bildern oder dem Hören ähnlicher Musik ausschüttet. Übrigens auch der Grund, warum im Sommer 2022 unter gefühlt jedem zweiten Reel oder TikTok-Video Harry Styles' Song »As it Was« oder ABBAs »Angeleyes« in einer Highpitch-Version erklang.

Lediglich die Tatsache, dass wir evolutionsbedingt darauf programmiert sind, bereits Bekanntes zu mögen, kann den Erfolg der immer gleich gebauten Social-Media-Inhalte jedoch nicht erklären. Auch die Algorithmen des World Wide Web können nicht allein schuld sein. Es gibt eine Vielzahl von Faktoren, die darüber hinaus Einfluss auf uns nehmen und dafür sorgen, dass User in den sozialen Medien eher einen Like verteilen, wenn etwas nach Schema F aufgebaut ist, dass sie diese Sache anschließend adaptieren und in ihren eigenen Posts umsetzen. Zum einen ist da der Wunsch nach Anerkennung. In der Soziologie und Psychologie gibt es den Begriff der sozialen Gruppe, innerhalb derer sich soziale Normen, kollektive Werte und Rollenvorstellungen bilden. Soziale Gruppen können identitätsstiftend für die eigene Persönlichkeit sein, wie der britische Sozialpsychologe Henri Tajfel[291] sagt, woraus für viele Menschen der Wunsch erwächst, zu einer bestimmten Gruppe zu gehören. Ein Like ist somit mehr oder weniger die symbolische Äußerung, dass man innerhalb einer sozialen Gruppe anerkannt wird und dazugehört – und dieses Wir-Gefühl stellt sich eben schneller ein, je mehr Konsens man schafft. Etwa durch einen gemeinsamen Look, gemeinsame Lebensentwürfe, ähnliche Bilder und gemeinsame Codes wie etwa Hashtags. Diese ganz eigene, uniforme Sprache in den sozialen Netzwerken lässt sich gut an den folgenden Beispielen erläutern. Im Prinzip gibt es nämlich drei Punkte, die dafür sorgen, dass die Perfekt-Formel in den Social Media aufgeht: die perfekte Optik, das perfekt (inszenierte) Leben und die perfekten Fotos.

Die perfekte Optik

Es gibt Menschen, die würden einfach alles für ein makelloses Aussehen geben. Was andere Menschen über sie und ihr äußeres Erscheinungsbild denken, scheint ihnen wichtiger als alles andere.

Wie konnte es nur so weit kommen? Natürlich könnte an dieser Stelle kulturpessimistisch darüber philosophiert werden, dass Social Media der Untergang des Abendlandes sind und Instagram und Co. die Gesellschaft so sehr in ihren Fängen haben, dass alles Hoffen und Beten auf Verbesserung vergeblich ist. Aber ganz so einfach ist die Sache nicht. Wie die bereits vorgestellten Mechanismen der Beauty-Influencer zeigen, manifestieren sich Vorstellungen davon, was besonders schön und angesagt ist, vor allem dann, wenn sie nur häufig genug in die Feeds gespült werden und somit als soziale Norm erscheinen. Selbst dann, wenn die Realität abseits der virtuellen Spielplätze ganz anders aussieht – und Brazilian Butt Lifting, Brust-OPs und Thigh-Gaps durch Fettabsaugung so schmerzhaft sind, dass die Patientinnen wochenlang außer Gefecht gesetzt bleiben. Oder dass das im YouTube-Tutorial faszinierend vorteilhaft erscheinende Contouring-Make-up, welches die Wangenknochen so schön betont, in Wirklichkeit aussieht, als hätte man sich Flecken und Balken ins Gesicht gemalt. Neben den Insta-Beautys und YouTube-Make-up-Tutorial-Pros hat sich in der wunderbaren Welt der Oberflächlichkeiten noch eine andere Spezies der Influencer einen gewissen Ruf erarbeitet: die Fashion-Blogger. Ihnen ist es unter anderem zu verdanken, dass sich Jugendliche reihenweise für Kleidung von High-Fashion-Marken wie Prada, Gucci und Louis Vuitton verschulden, sich teilweise schon früh in die Privatinsolvenz begeben müssen und dann auch noch mit ihren Klarna-Schulden auf TikTok angeben. Mode war schon immer ein Ausdruck von Identität und Lebensgefühl. Sie drückt außerdem bestimmte Codes aus und signalisiert denjenigen, die sie kennen, dass man die Regeln verstanden hat und dazugehört zur Modeelite. Während früher allerdings Models wie Heidi Klum oder Kate Moss die Fashion-Vorbilder waren, prägen nun vor allem Reality-TV-Stars wie Kim Kardashian, Rapper wie Money Boy oder Capital Bra und Popmusiker wie

Harry Styles, der Perlenketten und plakative Looks des Labels Gucci als Markenbotschafter in Szene setzt, sowie Justin Bieber oder Ariana Grande, die Gummiclogs der Marke Crocs wieder hip machten, den Modegeschmack von Millionen Usern der Generation Z. Die Outfits, die sie auf ihren Postings tragen, oder die Marken, welche sie besingen, wollen ihre Follower haben – quasi, um ihren Idolen ein bisschen näherzukommen. Nicht selten geht für so ein Outfit oder auch nur ein Teil des Looks das gesamte Monatsgehalt drauf – von wohlgemerkt eher jungen Menschen, die sich gerade erst im Berufseinstieg befinden und dementsprechend wenig verdienen und keine Rücklagen haben. So gibt etwa in einer YouTube-Reportage[292] des funk-Formats *Y-Kollektiv* des öffentlich-rechtlichen Rundfunks ein Auszubildender bei der Deutschen Bahn an, dass er sich gerade in Hamburg am Neuen Wall, wo sich die meisten Flagship-Stores der großen Modeluxusmarken befinden, für 1200 Euro eine Trainingsjacke von Gucci gekauft habe. Die teuren Kleidungsstücke werden zu Statussymbolen – auch weil andere sie populär machen. Die russisch-deutsche Hochstaplerin Anna Sorokin, eher bekannt als Anna Delvey, nutzte die perfekte Optik auf Instagram sogar für einen Millionenbetrug: Sie gab sich zwischen 2013 und 2017 als reiche Erbin aus und wollte sich in der New Yorker High Society einen Namen machen. Angeblich wollte sie einen innovativen Kunstklub unter dem Namen »Anna Delvey Foundation« gründen und ging dafür auf Investorensuche. Mit Erfolg, bis sie aufflog. Insgesamt betrog sie Freunde, Banken und Geschäftspartner um circa 250.000 Euro. Im Jahr 2019 wurde sie wegen Betruges angeklagt, schuldig gesprochen und inhaftiert, im Jahr 2021 jedoch wegen guter Führung wieder entlassen.[293] Der Schwindel konnte nur so gut funktionieren, weil sie sich auf Instagram entsprechend darstellte: Sie postete nur in teuren Restaurants, reiste um die Welt, traf sich mit reichen Leuten und trug natürlich ausschließlich Designermode.

Die Illusion war so perfekt, dass sie rund eine Million Follower auf Instagram[294] versammeln konnte und Netflix, noch während sie im Gefängnis saß, die Rechte an einer Verfilmung ihrer Lebensgeschichte für eine Serie erwarb.[295]

Einen weitaus größeren Einfluss auf die breite Masse hat allerdings der Rapper Capital Bra, den auf YouTube mehr als 2,6 Millionen Menschen abonniert haben und dem auf Instagram sogar mehr als 4,1 Millionen Menschen folgen. So rappt er etwa im Song »Roli Glitzer Glitzer«[296] über die Luxus-Uhrenmarke Rolex mit Lines wie: »Aber am Arm Roli trotz den Hungerlöhnen«. Dazu trägt der Rapper im Video mit seinen Kollegen Luciano und Eno einen Gucci-Trainingsanzug sowie ein Käppi derselben Marke. Gesamtwert des Outfits ohne Schuhe und Uhr: rund 2700 Euro, sofern die Teile tatsächlich von dem exklusiven italienischen Designerlabel stammen.[297] In zahlreichen weiteren Songs besingt der Rapper die Edelmarke, rauscht in schnellen und vor allem teuren Autos von Ferrari oder Lamborghini umher. Mit seinen Songs und ebenso seiner Präsenz in den Social Media verkörpert der Rap- und Fashion-Influencer ein Lebensgefühl, das für viele seiner Fans unerreichbar erscheint. Neben klassischer Promo für seine Songs finden sich auch offensive Eigenwerbe-Posts für etwa seinen Eistee oder für seine Kooperation mit dem Sportartikelhersteller Adidas, mit dem er einen eigenen Sneaker entworfen hat. Übrigens ohne den Post[298] als Werbung zu kennzeichnen, obwohl in der Caption mit den Worten »hol ihn dir« offensiv dazu aufgefordert wird, den Schuh zu kaufen. Ein anderes Mal postet »Capi«, wie der Musiker von seinen Fans genannt wird, Bilder vor einer traumhaften Sommerkulisse im Ausland, dabei trägt er natürlich eine Gucci-Shorts, deutlich sichtbar ist darunter, in Anlehnung an die ikonischen Werbemotive des US-amerikanischen Fashion-Labels aus den 1990er-Jahren mit dem

Schauspieler Mark Wahlberg, der Bund seiner Calvin-Klein-Unterwäsche zu sehen, und natürlich eine Rolex.

Kein Wunder also, dass diese Art von Look mit sichtbaren Marken bei den Jugendlichen und jungen Erwachsenen hoch im Kurs stehen. Allein der Umsatz des Traditionshauses Gucci aus Florenz hat sich laut Statista in den letzten zehn Jahren mehr als verdreifacht – auf einen Wert von rund 9,7 Milliarden Euro im Jahr 2021.[299] Laut einer Trend-Liste des Online-Luxus-Händlers Lyst ist die Marke zudem die angesagteste und meistgefragte im zweiten Quartal des Geschäftsjahres 2022 – noch vor anderen Edelmarken wie Balenciaga, Prada oder Valentino.[300] Dass die meisten Teenager sich die Mode solcher Marken eigentlich nicht von ihrem Taschengeld leisten können, dürfte jedem klar sein. Wer keine Fakes tragen möchte, also billige Kopien der Designermode aus dem Ausland, greift in Zeiten des Onlineshoppings gern auf das schwedische Fintech Klarna zurück. Der Finanzdienstleister mit einer offiziellen Banklizenz bietet in vielen Onlineshops ein sogenanntes *Buy now, pay later* (Kaufe jetzt, zahle später) an, eine Art Ratenzahlung auf Rechnung. An sich keine neue Idee, das Problem ist nur, dass die Zinsen bei Klarna, sollte man seine Raten oder Rechnung nicht fristgemäß begleichen, exorbitant hoch sind – bis zu 14,99 Prozent können es sein. Gerade finanzschwache und in dem Bereich wenig erfahrene Jugendliche oder junge Erwachsene schaffen es häufig nicht, die Zahlungen fristgemäß zu tilgen – wie sie die Klarna-App oder einen Onlineshop bedienen, wissen die Digital Natives aber sehr wohl. Hinzu kommt wohl eine gehörige Portion Naivität und der Wunsch, sich auch einmal etwas Schönes zu gönnen. Das führt dazu, dass etliche junge Menschen sich verschulden, nur um perfekt auszusehen. Auf TikTok hat der Hashtag #klarnaschulden mehr als 29,8 Millionen Aufrufe. Darunter finden sich viele Clips, die einen Screenshot des aktuellen Klarna-Kontostandes in der App zeigen. Bei den meisten sind sie vierstellig. Dazu sagen die Creator selbstbewusst Dinge in die Kamera wie: »Alter, ich wette, niemand kann meine Klarna-Schulden toppen.« Auch wenn einige der User den Kauf auf Rechnung bei Klarna nur als Vorfinanzierung nutzen, um dann einige Einkäufe wieder zurückzuschicken, gibt es unter den vermeintlich witzigen TikTok-Clips wohl auch Nutzer, die ein tatsächliches Problem haben – sich aber durch das Teilen ihrer Clips eine Bestätigung oder zumindest ein Zugehörigkeitsgefühl in der virtuellen Welt erhoffen.

Eine von ihnen ist Lea-Marie, die in ihrem TikTok-Video[301] mit Buy-now-pay-later-Anbietern abrechnet. Nach einem Trauma in ihrer Vergangenheit hat sie eine Shoppingsucht entwickelt und nun etwa 22.000 Euro Schulden angehäuft, allein für Kleidung. Sie könne vor Sorge nicht mehr richtig essen und schlafen, und sie erzählt davon, dass es zudem noch andere, sehr reale Probleme gebe: Sie kann aufgrund der Schulden nicht umziehen, und ihr Arbeitgeber wurde benachrichtigt. Laut Angaben von Klarna[302] würden aktuell zwar nur 1,04 Prozent der in Deutschland verschickten Rechnungen nicht im Rahmen des Zahlungs- und Mahnprozesses bezahlt werden. Aus welcher Altersgruppe die Schuldner stammen, ist jedoch nicht bekannt.

Temporäre Schulden und verzögerte Zahlungsbereitschaft verschlechtern auf lange Sicht das Schufa-Scoring und können, wie von Lea-Marie angerissen, beispielsweise bei der Suche nach einer neuen Wohnung für einen Vermieter das ausschlaggebende Kriterium sein, sich für einen anderen Mieter zu entscheiden. Der kurzfristige Wunsch, sich wie die Influencer-Vorbilder mit teuren Marken zu schmücken, hat also einen hohen Preis. So gibt das Inkasso-Unternehmen ADF in einer Pressemitteilung[303] an, dass hohe Konsumausgaben bei Onlinehändlern nach Erfahrung von 83 Prozent der Inkassounternehmen in Deutschland der häufigste Grund sind, warum junge Verbraucher zwischen 18 und 24 Jahren Schulden haben. Auch der Creditreform »Schuldneratlas 2021«[304] für Deutschland stellt fest, dass junge Erwachsene unter 30 Jahren nicht mehr aufgrund von Arbeitslosigkeit in die Ver- oder Überschuldung kommen, sondern vor allem, weil sie eine »unwirtschaftliche Haushaltsführung« betreiben. Der Wert stieg von 17 Prozent im Jahr 2008 als Hauptursache für Schulden in der Altersgruppe auf 27 Prozent im Jahr 2020. Innerhalb dieser zwölf Jahre ist auch der Einfluss von Social Media im Alltag der jungen Erwachsenen rapide gewachsen. Allein auf Instagram wuchs der Prozentsatz der Deutschen ab 14 Jahren, die täglich die App nutzen, von 9 Prozent im Jahr 2018 auf 15 Prozent im Jahr 2020 an. Die Tendenz ist steigend.[305] Neben dem stärkeren Einfluss von Social Media auf den Lebensalltag junger Erwachsener und damit auf ihre Konsumentscheidungen ist natürlich auch der rasante Aufstieg des Onlinehandels ein entscheidender Faktor dafür, dass immer mehr Digital Natives ihr Geld über Buy-now-pay-later-Anbieter bei Onlineshops wie About You, Zalando oder Shein ausgeben – und auch die nutzen Influencer-Marketing geschickt, um mehr Umsätze zu machen.

Der Anbieter About You setzt dabei vor allem auf Kooperationen mit Fashion-Influencern wie Model Lena Gercke (über drei Millionen Follower auf Instagram) oder Musikerin Lena Meyer-Landrut (4,8 Millionen Follower auf Instagram) für eigene, exklusive Kollektionen, die dann in den jeweiligen Instagram-Storys und -Feeds positioniert werden. Ein klassisches und effektives Modell, das sowohl dem Onlinehändler als auch den Influencern zugutekommt. Der Onlineshop nutzt die Popularität der Influencer, um seine Produkte direkt an die entsprechende Zielgruppe zu bringen, während die Influencer einen weiteren Geschäftszweig erkunden, der ihnen zusätzlich Einnahmen garantiert. Schließlich können sie ziemlich sicher sein, dass einige ihrer Fans die Teile ihrer Kollektion kaufen werden, da sie mit hoher Wahrscheinlichkeit den Stil der Influencer mögen und privat gern selbst tragen würden.

Der chinesische Onlinehändler Shein geht noch radikaler vor, wenn es darum geht, über Influencer seine Waren an die potenzielle Zielgruppe heranzutragen. Shein steht generell in der Kritik: Das Unternehmen vertreibe Fast Fashion, die in problematischen Betrieben produziert werde, die weder nachhaltig arbeiteten noch ihre Mitarbeiter angemessen bezahlen würden, auch die Arbeitszeiten seien zu hoch. Laut einem Bericht der NGO Public Eye[306] arbeiten die Näherinnen in der Fabrik im chinesischen Guangzhou bis zu 12 Stunden am Tag und sogar bis zu 75 Stunden in der Woche. Im Juni 2022 gingen TikTok-Videos[307] viral, in denen Etiketten von Shein-Kleidungsstücken in die Kamera gehalten wurden, auf denen in der Pflegeanleitung die Worte »NEED YOUR HELP« (zu Deutsch: Brauche Ihre Hilfe) gedruckt waren. Shein antwortete auf diese Anschuldigungen in einem eigenen TikTok-Video[308] und erklärte, die Absicht dieser Tags sei gewesen, Kunden daran zu erinnern, einen Weichspüler beim ersten Waschen des Kleidungsstücks zu verwenden. User in den Kommentaren des Videos blieben weiterhin skeptisch und forderten ein Video zu den Arbeitsbedingungen in Shein-Fabriken. Dieses erschien jedoch nie.

Trotz solcher Skandale und der Kritik durch zahlreiche NGOs ist das Unternehmen weiterhin beliebt bei Teenagern und jungen Erwachsenen. Auf Shein können sie die neuesten Modetrends für wenig Geld shoppen: Jeden Tag werden über 500 neue Kleidungsstücke hochgeladen, an manchen Tagen sogar mehr als 2000. Allerdings existiert der Vorwurf, Shein könne nur deshalb so viele neue Entwürfe produzieren, weil das Unternehmen illegal bei kleinen Designern abgucke. Eine von ihnen ist Eliza. Sie wurde von ihren Followern darauf aufmerksam gemacht, dass ihr einzigartiges Pullover-Design plötzlich für ein Zehntel ihres Verkaufspreises auf Shein zu finden war – daher machte sie den Fall auf Instagram öffentlich.[309] Shein entschuldigte sich mit einer Standard-E-Mail bei ihr, entschädigt wurde sie für diese Rechtsverletzung nicht, im Gegenteil: Der deutsche YouTube-Kanal *offen un' ehrlich* deckte auf, dass dieses Geschäftsmodell – kleine Designer zu kopieren – bei Shein regelrecht System hat und im großen Stil betrieben wird.[310]

Des Weiteren wird Shein vorgeworfen, »Wegwerf-Mode« zu produzieren. Die Nutzung billigster synthetischer Materialien in nahezu allen Kleidungsstücken rege die Käufer dazu an, Kleidung, die hier übrigens pro Teil im Schnitt umgerechnet nur 7,78 Euro kostet, lediglich kurz zu tragen und dann, wenn sie beschädigt oder »out« sei, wegzuschmeißen.[311] Da Shein in den USA mittlerweile eine der meistbesuchten und am schnellsten wachsenden Onlineshoppingwebsites innerhalb des Modesegments darstellt,[312] ist dies ein ernsthaftes Problem für die Zukunft unseres Planeten. Im Jahr 2020 hat das Unternehmen schätzungsweise zehn Milliarden US-Dollar Umsatz gemacht und gehört weltweit zu den Top Drei der beliebtesten Onlineshops für Mode.[313] Unter anderem auch, weil der Konzern sich über zahlreiche Influencer auf TikTok und Instagram bekannter gemacht hat. Seit 2015 ist Shein auf dem deutschen Markt aktiv – und hat durch sein aggressives Influencer-Marketing in den sozialen Netzwerken weltweit dafür gesorgt, dass Fashion-Hauls und Hashtags wie #outfitotheday zum festen Bestandteil der Instagram-Erfolgsformel wurden, bei der jeder User auf das perfekte Aussehen bedacht ist – Hauptsache, man geht mit dem Trend! Das spiegelt sich besonders auf TikTok: Der Hashtag #sheinhaul hatte im Sommer 2022 über 6,1 Milliarden – jawohl: Milliarden – Aufrufe. Das ist fast so, als hätte die ganze Welt schon einmal einen Shein-Fashion-Haul sehen wollen.

Vorbild für die Millionen ganz normalen Social-Media-User, die von Shein keine bezahlten Kooperationen angeboten bekommen und somit quasi Gratiswerbung für schlechte Arbeitsbedingungen, Produktpiraterie und Umweltschädigung betreiben, sind die Top-Influencer mit Millionenreichweite. Auch zahlreiche deutsche Social-Media-Stars machen für Shein Werbung. Etwa Sara Desideria, die ihren 1,1 Millionen Followern auf Instagram in regelmäßigen Abständen die angeblichen Vorzüge der Fast Fashion made in China vor Augen führt. In einem YouTube-Video mit dem Titel »ALLES nur 2€ oder 5€ SHEIN Try on HAUL SOMMER | deutsch«[314] rührt sie kräftig die Werbetrommel: »Die haben wie gesagt einfach die besten und günstigsten Kleider da!« In der Videobeschreibung befindet sich außerdem ein exklusiver Rabattcode für 10 Prozent Nachlass bei einem Mindestbestellwert von 29 Euro beziehungsweise 20 Prozent ab 49 Euro Bestellwert. Bei Kleidungsstücken mit einem Preis von maximal 5 Euro kann man sich vorstellen, welche Unmengen an Klamotten dafür von China nach Deutschland verschickt werden, um die Nachfrage zu befriedigen.

Damit jeder User die angesagten Teile auch schnell in den Tiefen des Shein-Angebotes wiederfindet, gibt es unter Sara Desiderias Video praktischerweise die Links zu jedem Kleidungsstück. Was einige User wohl nicht ahnen: Auch hier handelt es sich um sogenannte Affiliate-Links. Wird einer dieser Links angeklickt und ein Produkt gekauft, erhält die Influencerin eine Provision in Höhe von 10 bis 20 Prozent des Warenwerts. Dieses Shein-Affiliate-Programm macht es für Influencer ungemein attraktiv, für den Konzern Werbung zu verbreiten und ihre Follower ausdrücklich zum Kauf zu animieren. Auch die YouTuberin *xLaeta* betont in einem großen Fashion-Haul, wie großartig, qualitativ hochwertig und trendy die Mode von Shein sei – in der Beschreibung des Videos natürlich auch der passende Rabattcode. Mit einer Reichweite von gut 1,75 Millionen Abonnenten auf YouTube und drei Millionen auf Instagram ist ihr Einfluss entsprechend hoch. Das Video ist mittlerweile, vermutlich aufgrund starker Kritik, nicht mehr auffindbar auf YouTube, Ausschnitte davon sind aber etwa in einer Reportage des funk-Formats *Simplicissimus*[315] zu sehen.

Neben Affiliate-Programmen und kostenloser Kleidung können einige Influencer noch auf anderen Wegen von Shein profitieren: Im Rahmen des #sheingals-Programms werden sie zu offiziellen, das heißt bezahlten Werbegesichtern des Unternehmens – inklusive eigener Kollektion beim Fast-Fashion-Giganten. Eine dieser Sheingals ist Bibi Claßen, die mit einer Reichweite von 8,2 Millionen Followern auf Instagram zu Deutschlands bekanntesten Influencern zählt. Neben einem Gewinnspiel für Shein-Gutscheine im Wert von 500 Euro – wie viel soll ein User dafür bitte bei Shein shoppen, der Gutscheinwert reicht bei den durchschnittlichen Preisen im Onlineshop des Unternehmens für circa 89 Pullover – offeriert sie regelmäßig Shein-Rabattcodes und Affiliate-Links. In einem Video mit dem Titel »Wir eröffnen ein GRATIS Shopping-Center in unserem Haus«[316] verschenkt sie sogar tütenweise Shein-Klamotten. Natürlich werden die Produktionsbedingungen und die Materialien der Klamotten dabei mit keinem Wort erwähnt – obwohl das Unternehmen bei beiden Aspekten ganz und gar nicht im Sinne der Fridays-For-Future-Generation handeln dürfte. Auch international bekannte Stars, die in den sozialen Netzwerken eine große Reichweite haben, kooperieren und arbeiten mit Shein zusammen, wie etwa Popsängerin Katy Perry, Model Khloé Kardashian oder Rapper Lil Nas X, der durch den TikTok-Hit »Old Town Road« weltbekannt wurde. Katy Perry und Lil Nas X waren auch Teil des Line-ups eines Musikfestivals, das Shein seit 2020 ausrichtet.[317] So kann sich der Konzern besser in der angestrebten Zielgruppe positionieren, in gewissem Sinne sogar Wokewashing betreiben: Künstler wie Lil Nas X, der sich als einer der ersten schwarzen Rapper als homosexuell outete, stehen für Diversität und genießen bei ihren Fans ein hohes

Ansehen. Wenn er also mit Shein zusammenarbeitet, wird suggeriert, dass der Konzern doch gar nicht so schlimm und böse sei, wie gemeinhin behauptet.

Kleider machen also anscheinend doch Leute – zumindest, wenn man in den Social Media erfolgreich sein will. Für das perfekte Aussehen in den sozialen Netzwerken spielen aber auch andere Faktoren eine wichtige Rolle – und zwar, wie man sich möglichst perfekt in Szene setzt.

Die perfekten Fotos

Zugegeben, Fotos allein werden in den Social Media immer unwichtiger. Die am häufigsten gedownloadete App der Welt, TikTok, setzt ausschließlich nur Bewegtbilder, und auch Instagrams Algorithmus präferiert zunehmend Reels und Story-Videos. Eine Analyse des Social-Media-Planungs-Tools *Later*[318] zeigt ganz eindeutig, dass Feed-Posts an Bedeutung verlieren: So sank die Engagement-Rate eines herkömmlichen Foto-Posts auf Instagram von 5,16 Prozent im Jahr 2019 auf 2,88 Prozent im Jahr 2021 – exakt ein Jahr nachdem Instagram die Reels-Funktion eingeführt hatte. Unter der Engagement-Rate versteht man eine Formel, die das Volumen an Interaktionen misst, die der Social-Media-Content im Verhältnis zur Reichweite oder zu Reaktionen, Kommentaren und Shares erhält. Auch der vermeintlichen Königsfamilie der Influencer, den Kardashians, ist das bereits aufgefallen. Als die App im Juli 2022 ein neues Redesign ausrollte, das für alle User sichtbar Videoinhalte in den Fokus stellt, teilte Kylie Jenner, nach Fußballer Cristiano Ronaldo die Person des öffentlichen Lebens auf Instagram mit den meisten Followern – sagenhafte 362 Millionen! –, in ihrer Instagram-Story einen Post der Userin *illumitati*: »Make Instagram Instagram Again (stop trying to be like tiktok i just want to see cute photos of my friends)«, zu

Deutsch: Macht Instagram wieder zu Instagram (hört auf, wie TikTok sein zu wollen – ich will nur süße Bilder von meinen Freunden sehen).[319] Darunter schrieb Kylie Jenner in ihrem Story-Post fast schon verzweifelt den Kommentar »PLEASEEEEEEE«, also »Bitte«, mit siebenmal dem Buchstaben E. Auch Kim Kardashian teilte diesen Beitrag in ihrer Story. Hinter dem Account von *illumitati* steckt die Fotografin Tati Bruening. Ihr Feed-Post hat bereits mehr als zwei Millionen Likes. Eine mit dem Post verlinkte Change.org-Petition[320], die Instagram zur Rücknahme der neuen Features bewegen soll, hat bislang mehr als 275.000 Unterzeichner – wohl auch dank des Aufmerksamkeits-Boosts durch die Kardashian-Schwestern. Dass ausgerechnet die sich an dem neuen Video-Fokus von Instagram stören, könnte eine ganz einfache Ursache haben: Bewegtbilder, also klassische Videos und Reels, lassen sich nicht ganz so einfach und schnell manipulieren wie ein Foto. Etwas scheint der lautstarke Protest der Influencer-Größen bereits bewirkt zu haben: In einem Interview mit dem Magazin *Platformer*[321] ruderte Instagram-CEO Adam Mosseri zurück und gab an, einige der Veränderungen zumindest zu pausieren – das Userfeedback und die Nutzerzahlen entsprächen nicht dem, was sich das Meta-Unternehmen erhofft habe. Die TikTok-Creator-Economy-Revolution auf Instagram wird also verschoben. Das zeigt: Bekannte Influencer haben zumindest auf Instagram mehr Einfluss und Meinungsmacht als der Algorithmus. Fest steht aber auch: Reels, Insta-Storys, YouTube-Shorts und andere Videoformate werden in den kommenden Jahren eine immer größere Rolle spielen.

Nichtsdestotrotz funktionieren viele der Mechanismen, die früher Foto-Posts zu vielen Likes verholfen haben, auch in den Bewegtbild-Formaten der sozialen Netzwerke. Dazu gehört etwa das richtige Posing. Viele Influencer-Posts sehen einfach perfekt aus: schlanke Taille, kein Gramm Bauchspeck und schlanke Beine. Vieles davon lässt sich, wie in Kapitel eins und zwei besprochen, durch die richtige Körperhaltung erreichen. Vor allem bei Körperpartien, die durch Muskelanspannung vorteilhafter wirken, lässt sich viel durch das richtige Posen verändern. Wer sich etwa von hinten mit Blick über die Schulter fotografieren lässt und dabei nicht gerade steht, sondern ein Bein etwas anwinkelt, weil er oder sie eine Treppe hinaufsteigt, dessen Hinterteil wirkt automatisch straffer und voluminöser. Auch die Beinpartie sieht differenzierter aus, weil die Muskeln entsprechend angespannt sind. Ebenso können vorteilhafte Kleider wie High-Waist-Leggins oder streckende Schnitte und Muster optisch zu einer schmaleren Silhouette verhelfen.

Wer trotz Posing-Tipps das Gefühl hat, das Foto sehe noch nicht gut genug aus, kann mit entsprechenden Filtern und Bildbearbeitungsprogrammen nachhelfen. Direkt auf Instagram gibt es zahlreiche Filter, die entweder ein Video nur kühler oder wärmer oder in verschiedenen Farbnuancen erscheinen lassen, aber auch solche, die das Gesicht weicher oder strahlender machen, vollere Lippen oder größere Augen zaubern. Zu den beliebtesten Instagram-Filtern gehören Oslo und Tokyo. Während der Oslo-Filter Hauttöne wärmer sowie sanfter erscheinen lässt und den Kontrast von Selfies verstärkt, taucht der Tokyo-Filter jedes Bild in eine Schwarz-Weiß-Optik. Das lässt viele Bilder kunstvoller und dramatischer erscheinen. Ursprünglich waren viele der Filterfunktionen zwecks ästhetischer Umgestaltung oder zur Unterhaltung gedacht: Mit dem entsprechenden Filter kann sich jemand nämlich nicht nur faltenfreier erscheinen lassen, sondern auch wie ein Alien aussehen oder wie eine Disney-Prinzessin.

Mittlerweile wird die Vielzahl der vorhandenen Filter jedoch aus ganz anderen Gründen angewendet. Eine Umfrage des bereits an früherer Stelle zitierten Reports[322] der britischen Medienwissenschaftlerin Rosalind Gill fand heraus, dass von 175 befragten Frauen zwischen 18 und 13 Jahren rund 90 Prozent ihre Fotos nachträglich mit einem Filter bearbeiten. Als Hauptmotiv gaben die meisten an, damit ihr Aussehen verändern zu wollen. Mittlerweile gibt es auch auf Instagram sehr leicht zugänglich diverse Filter, die in Echtzeit die Nase verkleinern, die Lippen größer machen oder Pickel retuschieren. Wer übrigens dachte, eine schlanke Taille, längere Beine und einen größeren Po könnten nur Experten mit viel Geschick in Fotos manipulieren, ist noch nicht im 21. Jahrhundert angekommen. Es gibt mittlerweile sogar Apps, die es ermöglichen, bei Videos in Echtzeit die eigenen Körperproportionen zu verändern. Wichtig ist dafür lediglich, dass alles abseits der Person im Video nicht zu unruhig ist, da es sonst auffallen kann, wenn sich Balken, Schränke oder Wände im Hintergrund leicht verbiegen. Ansonsten

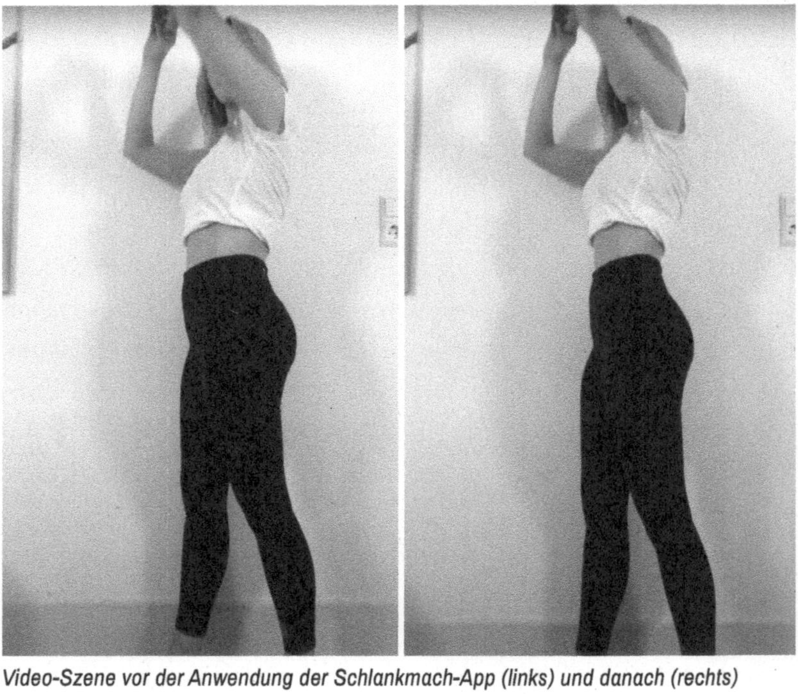

Video-Szene vor der Anwendung der Schlankmach-App (links) und danach (rechts)

wirkt die Illusion täuschend echt. Die App identifiziert nach kurzer Analyse den Körper, anschließend können die diversen Partien, wie Taille, Beine oder Gesicht, frei nach Lust und Laune mit einem Regler verkleinert und gestreckt werden.[323]

Die Auswirkungen sind enorm: Wer ständig mit durch Filter bearbeiteten Bildern konfrontiert wird, denkt irgendwann, so sehe jedes Bild normalerweise aus. Ein Irrglauben, der zusätzlichen Druck verursachen kann, sollte das eigene Selfie zunächst nicht diesen Kriterien eines perfekten Fotos entsprechen. Dass zwischen dem Schnappschuss und dem Post oftmals nicht nur eine Vielzahl von Versuchen liegt, sondern auch eingesetzte Filter und sogar Bildbearbeitungen mit zusätzlichen Apps wie VSCO, Facetune oder anderer Software ist vielen jedoch nicht klar. Noch schwieriger ist der Einsatz von professionellen Bildbearbeitungsprogrammen wie Photoshop zu erkennen, wenn sie denn richtig angewendet werden. Doch selbst den Besten passieren mal Fehler: Kim Kardashian, die Königin der Influencerinnen, sorgt in regelmäßigen Abständen durch diverse Photoshop-Fails für Aufregung. Als die Unternehmerin im Februar 2022 ein Foto[324] von sich postete, das sie nach dem Training im Fitnessstudio zeigt, wurden einige User stutzig: Kim Kardashian post mit gekreuzten Beinen in einem hautengen blauen Body, links neben ihr liegen Hanteln, im Hintergrund sind ein Spiegel sowie zwei Trainingsgeräte zu sehen. Doch das Trainingsgerät, vor dem Kim Kardashian steht, scheint auf der Höhe ihrer Taille und ihres Pos verzerrt zu sein. Das könnte ein Hinweis auf den Einsatz von Photoshop sein, um ihre Proportionen an den gewünschten Stellen noch deutlicher zum Vorschein und in ein noch »optimaleres« Verhältnis zu bringen. Allerdings muss man kein Pro in Photoshop sein, um Bilder nachträglich zu perfektionieren. Mittlerweile gibt es zahlreiche Apps, die sich ganz einfach bedienen lassen und ebenfalls erstaunliche Resultate hervorbringen. Ob und wie diese Apps zum Einsatz kommen, unterliegt in Deutschland, anders als etwa in Norwegen, keiner Kennzeichnungspflicht.

Wenngleich die meisten Bilder in den sozialen Netzwerken ziemlich authentisch und spontan rüberkommen: Die meisten Motive sind sorgfältig inszeniert. Das klassische Selfie mit dem Handy in der Hand findet man nur noch selten in den aktuellen Feeds der Top-Influencer. Die meisten Fotos werden mithilfe von Stativen in verschiedenen Größen und Ausführungen aufgenommen. So steht das Smartphone gerade und kann auf genau die richtige Höhe eingestellt werden, je nachdem, was man bezwecken möchte: Eine geringe Untersicht, also eine sogenannte Froschperspektive, sorgt etwa automatisch dafür, dass man zum anderen quasi hinaufblicken muss – der Abgebildete steht also über dem Betrachter. Diese Bildeinstellung kann von vornherein mehr Respekt und Ehrfurcht kreieren. Vorteilhaft, wenn man zum Beispiel als Geschäftsmann oder -frau rüberkommen möchte. Ein leichter Aufblick hingegen bewirkt das genaue Gegenteil: Der Betrachter fühlt sich höher positioniert. Zugleich kaschiert dieser Blickwinkel Proportionen und ein mögliches Doppelkinn und lässt die meisten Menschen etwas schmaler erscheinen. Wird das Stativ auf Augenhöhe ausgerichtet, suggeriert man Äquivalenz und dass Betrachter sowie Creator auf gleicher Höhe sind. Diese Einstellung stellt also eine gewisse Nähe und Verbundenheit her. Mit einem Stativ kann man zudem bestimmen, wie weit entfernt der Betrachter sein soll, und dadurch den richtigen Bildhintergrund festlegen. Zudem verfügen die meisten Menschen über eine Schokoladenseite, also eine Seite, von der aus sie ihres Erachtens »hübscher« aussehen. Je nachdem, welche Seite das ist, kann mithilfe eines Stativs auch die Kamera dementsprechend leicht seitlich arrangiert werden.

Ein Ringlicht, inzwischen die Standardausrüstung eines Influencers, vergleichbar mit einem Hammer bei einem Handwerker, sorgt zusätzlich für die richtige Ausleuchtung bei Aufnahmen mit dem Smartphone. Die Lichtquelle kommt direkt von hinter der Kamera und scheint im richtigen Winkel das Aufnahmeobjekt an. Bei den meisten Modellen können zudem die Lichtfarbe und -temperatur angepasst werden. Blaues und kühles Licht erscheint bei Videoaufnahmen eher wie Tageslicht. Rötliche und wärmere Lichtfarben wirken eher künstlich, können aber bei manchen Aufnahmen im künstlerischen Bereich einen sehr wohligen Effekt erzielen. Zudem sorgt es für den beliebten Angel-Eyes-Effekt: Das Ringlicht zaubert einen funkelnden Umriss um die Pupillen, weil sich der Lichtkreis in der Iris spiegelt. Das wird von vielen als charmant und sympathisch aufgenommen. Es lässt die Augen optisch zudem etwas größer erscheinen, was das Kindchenschema verstärken kann.

Bei den meisten perfekten Bildern der Top-Influencer handelt es sich eben längst nicht mehr um das klassische Selfie. Zumeist ist der gesamte Körper zu sehen. Das ist eben nur möglich mit einem Stativ oder einem Helferlein im Hintergrund. Manche Influencer engagieren sogar professionelle Fotografen für ihre Insta-Bilder. Das ist jedoch die Ausnahme, wenngleich Influencer gelegentlich Fotos oder Making-of-Szenen einer speziellen Produktion oder eines Fotoshootings im Rahmen einer Kooperation teilen, die von Berufsfotografen erstellt wurden. Was aber, wenn man auf Reisen oder unterwegs nicht das Ringlicht für die perfekte Beleuchtung oder ein Stativ für die optimale Position der Smartphone-Kamera dabeihat? Die Antwort gab ein User der Foren-Plattform Reddit: Am 29. Juli 2018 postete der Nutzer mit dem Nickname *u/Lewy-G* in einem Thread[325] ein kurioses Foto, das zeigt, wie drei Männer an einem Bilderbuchstrand in Thailand mit der Spiegelreflexkamera oder dem Smartphone versuchen, das schönste Urlaubs-Pic ihrer Freundin zu schießen. Die jungen Frauen posieren alle ähnlich: im Schneidersitz mit dem Rücken zur Kamera, nachdenklich aufs

Meer schauend oder lachend im Wasser mit Blick in die Kamera. Über dem Bild schrieb der Reddit-User: »Ich stand da und machte ein Foto von meiner Freundin im Meer, dann bemerkte ich, dass jeder andere Instagram-Freund dasselbe tat.« Das beschriebene Foto genießt mittlerweile Kultstatus – es verbreitete sich viral. Die dazugehörige Instagram-Seite *boyfriends_of_instagram*[326], die eben jene Behind-the-Scenes-Bilder zeigt von Partnern, die Fotoassistent ihrer Instagram-Freundin oder ihres Instagram-Freundes spielen müssen, hat über 294.000 Follower. Viel häufiger sind es eben die Lebensgefährten beziehungsweise Lebensgefährtinnen, die das perfekte Motiv schießen sollen. Als »Boyfriends of Instagram« sind so zumindest die Hintergrundmänner der Influencerinnen im höchsten Maße bekannt.

Auch die Auswahl des richtigen Motivs ist entscheidend für das perfekte Foto. Dazu zählt nicht nur der richtige Ort: Je exotischer und ikonischer der Ort, desto besser funktioniert der Wow-Faktor in den sozialen Netzwerken. Follower vergeben bei besonderen Motiven gern einen Like, weil sich der Influencer »extra Mühe« gemacht hat. In gewisser Weise sind solche exklusiven Fotomotive an fernen Orten aber auch ein Statussymbol: Solche Reisen kann sich eben noch immer nicht jeder leisten. Auch einige Gesten sind essenziell geworden für das perfekte Instagram-Foto: Etwa jene Fotos, die zeigen, wie ein Paar Händchen hält. Eine Person läuft etwas voran und streckt die Hand zum Partner aus, der das Foto macht. Das Motiv suggeriert, es sei in einem spontanen Augenblick entstanden, wurde aber inzwischen derart häufig kopiert und nachgestellt, dass jeder weiß, dass es in der Absicht entstanden ist, ein Follow-me-too-Foto in den Feed aufzunehmen. Ähnlich häufig nachgestellt sind Bilder in der freien Natur, die zeigen, wie jemand mit dem Rücken zur Kamera in einem Kajak auf einem See oder Fluss unterwegs ist, innehält, das Paddel hochnimmt und die Natur genießt. Auch beliebt: ein Schnappschuss aus einem offenen Zelt hinaus in die idyllische Natur oder die Beine baumelnd über einem Abgrund.

Manche Influencer wiederum bringen sich für das perfekte Motiv sogar in Lebensgefahr. So posieren Influencer etwa regelmäßig an einem See nahe der russischen Stadt Nowosibirsk in Sibirien. Der See ist so strahlend türkis, dass er sogar den Spitznamen »sibirische Malediven« trägt. Doch mit ihren Fotos begeben sich die Influencer in ernsthafte Gefahr für ihre Gesundheit. Denn in Wirklichkeit ist der See die Mülldeponie eines Kraftwerkes, das von dem Unternehmen Siberian Generating Company betrieben wird. Er enthält Kaliumsalze und Metalloxide. Der hohe pH-Wert im Wasser kann schwere allergische Reaktionen verursachen, außerdem sollte das Wasser auf keinen Fall getrunken werden – warnten die Kraftwerksbetreiber bereits 2019 in einem Statement in dem sozialen Netzwerk VK[327], einer Art russischem Facebook. Dennoch pilgern nach wie vor russische Influencer an den See.

Ähnliche Szenen spielten sich an einem See in der Nähe von Buxton in Großbritannien ab: Das Gewässer wurde während der Coronapandemie derart oft von Social-Media-Usern auf der Suche nach dem perfekten Foto aufgesucht, dass der strahlend blaue See von der Polizei sogar schwarz gefärbt werden musste.[328] Dabei hat das Wasser dort einen pH-Wert von 11,3 – das entspricht in etwa dem Wert von Bleichmitteln oder Ammoniak – und kann die Haut angreifen. Noch extremer ist das Beispiel des US-amerikanischen Influencer-Pärchens Kelly und Kody, die auf Instagram mit ihrem Profil *positravelity* rund 215.000 Follower regelmäßig mit auf ihre Abenteuer nehmen. Für ein besonders spektakuläres Foto[329] auf der indonesischen Insel Bali begab sich Influencerin Kelly jedoch in ernsthafte Lebensgefahr. Zu sehen ist, wie Kelly von ihrem Partner Kody über den Rand eines Infinity-Pools gehalten wird – unter ihr ist ein mehrere Meter tiefer Abgrund. Während einige User in den

Kommentarspalten das Bild als Ausdruck absoluten Vertrauens feiern, kritisieren andere die Influencer: »Stell dir nur mal vor, sie wäre gefallen«, schreibt ein User, ein anderer: »Ist es so wichtig, für eine solche Aufnahme sein Leben zu riskieren? Das ist einfach dumm.« Wie tief der Abgrund wirklich war oder ob das Motiv nachträglich bearbeitet wurde, wissen natürlich nur die beiden Influencer selbst. Es sendet jedoch fatale Signale an andere Social-Media-User, die dem Beispiel der beiden vielleicht nacheifern und ein ähnlich spektakuläres Foto aufnehmen wollen – und dabei am Ende ums Leben kommen. Laut der Studie[330] einer indischen Fachzeitschrift starben zwischen Oktober 2011 und November 2017 weltweit mindesten 259 Menschen bei dem Versuch, ein Selfie zu machen. Die meisten davon durch Ertrinken, bei einem Transport (etwa einem Zugunfall) und durch Stürze. Die Studie empfiehlt als Lösung, in touristischen Gebieten sogenannte No Selfie Zones (etwa: Selfieverbotszonen) auszuschildern, insbesondere an Orten wie Gewässern, Berggipfeln und über hohen Gebäuden, um die Häufigkeit von Todesfällen im Zusammenhang mit Selfies zu verringern.

Das perfekte Leben

Doch allein die perfekte Optik und ein makelloses Foto reichen noch lange nicht aus, um möglichst viele Follower für sich zu gewinnen. Auch die richtige Inszenierung des eigenen Lebens ist von Bedeutung: Wer auf Instagram, YouTube, TikTok und Co. etwas postet, hat die Kontrolle darüber, wie viel und was er zeigt – und bestimmt so, wie er von anderen wahrgenommen wird. Diese Spielart von Social Media hat wohl keiner so gut verstanden wie die zahlreichen Life- und Business-Coaches, die auf diversen Plattformen unterwegs sind: Neben YouTube, Instagram und TikTok setzen sie verstärkt auch auf Messenger-Dienste wie WhatsApp und Telegram.

Auf diesen direkteren Kommunikationswegen, die von den Usern eher für Nachrichten an Freunde, Bekannte und Familienmitglieder genutzt werden, gewinnen die Coaching-Influencer auf besonders perfide Weise Einfluss. Dabei setzen sie auf billige Volksweisheiten zur Motivation von Menschen, die auf der Suche nach Inspiration sind, Ratschläge, die genauso gut von einem Wand-Tattoo-Spruch stammen könnten, den man im Einrichtungshaus seines Vertrauens kaufen kann. »Arbeite nur an deinen Schwächen und du kannst durchschnittlich werden. Arbeite nur an deinen Stärken und du kannst überragend werden«, schreibt etwa Motivations- und Persönlichkeitstrainer Christian Bischoff auf einer seiner vielen Zitattafeln auf Instagram. 165.000 Menschen inspiriert er dort, füllt sogar ganze Hallen mit seinen Sprüchen und veranstaltet Camps, die zwischen 197 Euro und 997 Euro kosten. Während diese Preise noch einigermaßen angemessen erscheinen, sollten sie den Menschen denn wirklich helfen, wirken die Posts von »Europas Moneycoach #1«, zu dem sich der Unternehmer Bodo Schäfer selbst ernannt hat, noch absurder. Mit recht belanglosen Lebensweisheiten wie »Halte dich fern von Menschen, die deine Träume kleinreden wollen. Kleine Menschen tun das immer. Große Menschen geben dir das Gefühl, dass auch du groß werden kannst«[331] oder »Das Leben ist kurz. Lache, solange du noch Zähne hast«[332] begeistert er auf Instagram rund 385.000 Fans. Seine Bücher mit vielversprechenden Titeln wie *Der Weg zur finanziellen Unabhängigkeit* oder *Die Gesetze der Gewinner* haben ihn zum Bestsellerautor gemacht. Unter dem Motto »Lebe deinen Traum« versucht er nun, über Social Media seine Seminare und Coachings zu verkaufen. Das Seminar »Mut zum Glücklichsein« ist auf seiner Homepage für 2971,43 Euro zu buchen, der Kurs »Money Maker – Durchbruch zum finanziellen Erfolg« zum selben Preis.[333]

Diese Summen sind im Consultingbereich durchaus gängig und niemand kann es Bodo Schäfer verbieten, für seine Produkte Eigenwerbung auf Instagram, YouTube oder TikTok zu betreiben. Darüber, welche Inhalte die Kursteilnehmer in drei Tagen erwarten, kriegt man jedoch nur vage Auskunft. Im Grunde beinhalten alle Werbeslogans der Kursbeschreibung die Botschaft: Jeder ist seines Glückes eigener Schmied, und du kannst es schaffen, wenn du optimistisch genug bist. Das kann so ziemlich alles bedeuten. Nach eigenen Angaben sei Schäfer mit 26 Jahren so hoch verschuldet gewesen, dass er sich selbst einen Coach habe suchen müssen. Mit dessen Hilfe sei es ihm gelungen, seine Schulden bis zu seinem 30. Geburtstag vollständig abzubauen. Er weiß also anscheinend wirklich, wovon er spricht. Allerdings: Seine 1996 selbst gegründete Seminarfirma FCM Finanz Coaching GmbH wurde im Januar 2000 laut einem damaligen Zeitungsbericht in der *Welt*[334] für 250.000 D-Mark zu 94 Prozent an seinen Mitarbeiter Thilo Schneider verkauft, der die Firma kurz danach in ein Insolvenzverfahren führen durfte. Die Höhe der Schulden soll zu diesem Zeitpunkt laut Medienbericht[335] bei 1,7 Millionen D-Mark gelegen haben. Schäfer hielt zu diesem Zeitpunkt nur noch 5 Prozent der Firmenanteile. Zudem stand Schäfer in der Kritik, als er in einer Ausgabe der *Harald Schmidt Show* im Jahr 2000 Aktien der britischen Internetfirma Yellowbubble als Nebenwert empfahl.[336] Die Aktienwerte der Firma brachen während der Dotcom-Blase kurz darauf immens ein. Zwar gab Schäfer 2002 in einem Interview mit dem Magazin *Focus*[337] zu, dass dieser Ratschlag ein Fehler gewesen sei und er in Zukunft auf öffentliche Aktientipps verzichten wolle. Dennoch führten seine Aussagen dazu, dass einige Menschen Aktien erwarben, die schon kurze Zeit darauf rapide an Wert verloren. Außerdem gab Schäfer an, gemeinsam mit dem Öl-Milliardär Daniel S. Peña eine Beratungsfirma gegründet zu haben. Die Behauptung entsprach jedoch nicht der Wahrheit, wie Journalisten des ARD-Verbrauchermagazins *Plusminus* aufdeckten.[338] In Wirklichkeit war er nur sieben Wochen lang als Übersetzer für Peña tätig, der ihn dann feuerte. Ob man jemandem, der offensichtlich mit Fakten in seinem Lebenslauf blufft, knapp 3000 Euro für ein Erfolgsseminar überlassen will, muss jeder selbst wissen.

Verblüffend ist jedoch, mit welch banalen und sich ständig wiederholenden Botschaften Schäfer in den Social Media versucht, Kunden zu generieren. Diese Art von Kommunikation bezeichnet man als persuasive Kommunikation. Primäres Ziel ist es, jemanden zu überreden, indem man eine Einstellungsänderung hervorruft. Ein echter Informationsaustausch findet hingegen nicht statt. Diese Art der Kommunikation ist also sehr einseitig und zielt nur auf die Erfüllung der Kommunikator-Ziele ab – also ein Seminar zu verkaufen. Sie befriedigt jedoch nicht zwangsläufig die Wünsche des Rezipienten, der sich finanziellen Erfolg verspricht. Hinzu kommt, dass der Begriff Coach in Deutschland nicht gesetzlich geschützt ist. Jeder, der möchte, kann sich so nennen. Wer tendenziell eher unterrichtend unterwegs ist, also vor allem Seminare gibt und Bücher schreibt, kann sich nach Paragraf 18 des Einkommensteuergesetzes[339] beim Finanzamt sogar als Freiberufler anmelden. Dann müssen die Finanz- und Life-Coaches noch nicht einmal Gewerbesteuer anmelden oder in die gesetzliche Rentenversicherung einzahlen.

Welche fatalen Folgen die ungenauen Rahmenbedingungen für diese Berufsbezeichnung haben können, zeigen einige Beispiele von selbst ernannten Dating-Coaches, die sich an Frauen richten und ihnen vermeintlich erklären wollen, wie Männer wirklich ticken. Einer von ihnen ist Marc Sean Krajnyak, der den YouTube-Channel *So denkt ein Mann* mit 38.000 Followern führt. »Sean«, wie er sich selbst in seinen Videos vorstellt, sieht eigentlich jede Verantwortung bei der Frau – auch wenn es um Themen wie sexuelle Belästigung oder Consent, also um das Okay für einvernehmliche intime Handlungen geht. Sean glaubt, dass die Frau selbst daran schuld sei, wenn ein Typ ihre angeblichen Grenzen überschreite, wie ein Videoausschnitt aus einem seiner Seminar-Videos[340] zeigt: »Wenn du von fremden Männern nicht angeschaut werden willst, dann darfst du nicht auf die Straße gehen.« Auch empfiehlt er beispielsweise, den Kontakt zu engen männlichen Freunden abzubrechen, da das andere Männer nur vergraule. Wer Mitglied in seiner Akademie werden möchte, muss knapp 100 Euro exklusive Mehrwertsteuer im Monat zahlen und bekommt dafür Tipps, die das Leben einiger Frauen eher zerstört, denn bereichert hat. So äußern sich ehemalige Teilnehmerinnen seines Programmes in einer Reportage des *Y-Kollektivs*[341] durchweg negativ: Sie haben sogar Angst davor, dass Sean sie bloßstellen würde, sollten sie sich negativ zu seinem Coaching äußern. Kritisch ist außerdem, dass der Life- und Dating-Coach im Rahmen seiner »Master Class« sogar versprochen hat, Depressionen und Traumata zu überwinden. So ist es zumindest in entsprechenden Screenshots der funk-Reportage zu sehen, und auch eine Durchsicht des Internetarchivs Wayback Machine zeigt, dass die Seite noch im Januar 2022 damit warb, im Rahmen des entsprechenden Seminars »psychisch belastende Lebensabschnitte« zu überwinden oder bei »akuten Krisen« Motivationshilfe zu leisten. Inzwischen hat der Dating-Coach die Struktur seiner Internetseite dahingehend geändert, dass außer den groben Inhalten eines kostenlosen 48-Stunden-Probeseminars weitere Kursinhalte nur mit einem Login einsehbar sind. Die zuvor versprochenen Leistungen könnten sich jedoch auch auf psychologische Krankheitsbilder, die in Deutschland offiziell nur von Psychologen behandelt werden dürfen, beziehen. Coaches und sogar Heilpraktiker dürfen nicht damit werben, psychologische Krankheitsbilder behandeln zu können. Das schreibt der Paragraf 1 Absatz 3, Punkt

3 des Psychotherapeutengesetzes[342] vor. Mit seinen plakativen Botschaften und Versprechen lockt das Angebot von *So denkt ein Mann* jedoch viele Frauen in ein teures Abhängigkeitsverhältnis.

Noch absurder mutet da eine Reihe von Dating-Tipps an, die auf TikTok unter dem Hashtag #bookoftoxicity (auf Deutsch sinngemäß: Lehrbuch, um toxisch zu sein) herumgeistern. Dort geben Creator leicht ironisch Tipps, wie man sich möglichst toxisch gegenüber seinem Date oder Partner verhalte, sodass man selbst die »Kontrolle« über die Beziehung behalten könne. Was als Scherz begonnen hat, wird mittlerweile von einigen Usern ernst genommen. Unter einem TikTok-Video[343] mit der Empfehlung, dem Ex eine Nachricht mit »Ist sie schon weg?« zu schreiben, um einen Streit zwischen dem Verflossenen und seiner neuen Freundin zu entfachen, schreiben viele User, dass sie das aus Spaß gleich ausprobiert hätten. Andere TikToker geben auf eine ganz ernsthafte Art und Weise manipulative Dating-Tipps. »Wenn ein Mädchen, das du magst, nichts von dir will, schreib ihr, dass du nach einer Beziehung suchst, aber sie nicht dein Typ ist. Sie wird dich danach unwiderstehlich finden«,[344] empfiehlt ein englischsprachiger Kanal sinngemäß auf Deutsch. Fast 180.000 Likes hat das Kurzvideo. Dass man durch solche Manipulationen den anderen nicht mehr als Mensch, sondern eher als zu eroberndes Objekt betrachtet, wird dabei nicht erwähnt. Auch dass solche toxischen Verhaltensweisen später das eigene Bindungsvermögen und das Vertrauen in Menschen negativ beeinflussen können, bedenkt in den kurzen Clips oder Kommentaren unter den Videos niemand.

Das Versprechen, Menschen zu einem besseren Leben zu verhelfen, versuchen auch viele Esoterik-Angebote aufrechtzuerhalten, die ihre Mitglieder vor allem über Facebook-, WhatsApp- oder Telegramgruppen anwerben. Auf der Suche nach einem scheinbar besseren beziehungsweise vollkommenen Leben wenden sich in jüngster

Vergangenheit immer mehr Menschen auch esoterisch-spirituellen Angeboten zu. Insbesondere unter den Millennials und Mitgliedern der Generation Z boomt so ziemlich alles, was irgendwie mit Astrologie zusammenhängt. So gehört etwa die App Co-Star, die ihren Nutzern per Push-Nachricht täglich personalisierte Horoskope schickt, die so kryptisch zu lesen sind wie das Innere eines Glückskekses, zu den beliebtesten mobilen Anwendungen in diesem Bereich. Im Apple-App-Store befindet sie sich in der Sparte Lifestyle aktuell auf Platz 85.[345] Regelmäßig teilen Co-Star-User ihre Horoskope auf Instagram und TikTok. Es gibt also eine echte Eso-Welle innerhalb der sozialen Netzwerke, die manch einer schamlos ausnutzt. Sogenannte Schenkkreise, manchmal auch als Mandalakreise oder Lotusblütenkreise bekannt, locken über Facebook-Gruppen, Telegram oder WhatsApp zunächst damit, Selbstverwirklichung zu ermöglichen, Freundschaft und Vertrauen zu verstärken – eine Art unverbindliche Selbsthilfegruppe im Netz, damit es einem besser geht. Ganz nebenbei soll jedes Mitglied dieser Gruppen etwas Geld verschenken und anschließend viel Geld zurückbekommen. Manche dieser Gruppen haben Hunderte Mitglieder, wie eine Recherche der Reporterin Melanie Böff für das *Y-Kollektiv* zeigt.[346] Sie deckte Ende 2021 auf, wie rabiat die vermeintlich harmlosen Schenkkreise vorgehen. Sie geben sich als Alternative zum Kapitalismus aus und nennen ihr System oft »Heilige Wirtschaft«. Alles Begriffe, die bei Menschen, die esoterische Ideale gut finden, auf viel Verständnis treffen. Doch was viele bei den anfänglich netten Nachrichten nicht ahnen: In Wirklichkeit handelt es sich bei den meisten Schenkkreisen um Schneeballsysteme. Schnell kommen in den Chats mehrerer Hundert Nachrichten täglich zusammen, die zuerst Solidarität und Lebenstipps anzubieten scheinen. Doch in den meisten Fällen kommen die Chats schnell zur Sache: Sie möchten Geld sehen. Die Startbeträge liegen in den meisten Fällen zwischen 500 und 5000

Euro. Wer seine Schenkung nun finanziell vermehren will, muss dafür sorgen, dass schnell neue Mitglieder in den Kreis kommen. Solche Systeme rentieren sich in der Regel nur für denjenigen, der den Schenkkreis gestartet hat. Dahinter steckt einfache Mathematik: Besteht der Schenkkreis beispielsweise aus vier Hierarchiestufen, scheidet der erste Schenker aus dem Kreis aus, nachdem er sich von acht Schenkern aus der vierten Stufe Geld hat schenken lassen. Die Spieler der ursprünglich zweiten Stufe stehen nun auf der ersten Stufe und lassen sich von den neu angeworbenen acht Teilnehmern auf der vierten Stufe wiederum Geld schenken. Um den Kreis am Laufen zu halten, müssen immer mehr Teilnehmer angeworben werden. Nach elf Runden bräuchte es theoretisch schon so viele Mitschenker, dass die Zahl der Weltbevölkerung überboten würde. Das System kann also niemals funktionieren. Aus diesem Grund sind solche Schneeballsysteme in Deutschland auch sittenwidrig und illegal. So heißt es in Paragraf 16 Absatz 2 des Gesetzes gegen den unlauteren Wettbewerb: »Wer es im geschäftlichen Verkehr unternimmt, Verbraucher zur Abnahme von Waren, Dienstleistungen oder Rechten durch das Versprechen zu veranlassen, sie würden entweder vom Veranstalter selbst oder von einem Dritten besondere Vorteile erlangen, wenn sie andere zum Abschluss gleichartiger Geschäfte veranlassen, die ihrerseits nach der Art dieser Werbung derartige Vorteile für eine entsprechende Werbung weiterer Abnehmer erlangen sollen, wird mit Freiheitsstrafe bis zu zwei Jahren oder mit Geldstrafe bestraft.«[347]

Schon der Versuch, ein Schneeballsystem ins Leben zu rufen, ist in Deutschland strafbar. Dennoch existieren etliche dieser Kreise in den sozialen Netzwerken. Ehe die Betroffenen feststellen, dass sie sich in so einem System befinden, ist es meistens bereits zu spät: Sie wurden von der Gruppe über gemeinsame Themen und vermeintliche Selbsthilfe derart manipuliert, dass sie das Spiel mittragen, und sie werden zum Teil massiv unter Druck gesetzt, neue Mitglieder zu finden – die Gruppe sei sonst enttäuscht. Das Versprechen eines finanziell unabhängigen, besseren Lebens mithilfe von esoterischen Kreisen zeigt eine düstere Seite der sozialen Medien, die zwar nicht von einzelnen Influencern ausgeht, aber von mehreren Einflussnehmern im Hintergrund gesteuert wird.

Dass jedoch auch das scheinbar perfekte Leben der Influencer, jener also, die es schon zu Ruhm und finanzieller Unabhängigkeit geschafft haben, oft nicht so ideal ist, wie es auf den sozialen Medien erscheint, bewies vor Kurzem die Trennung des »Traum-Influencer-Paares« Bibi und Julian Claßen. Die beiden waren gemeinsam auf YouTube berühmt geworden und seit etwa 13 Jahren zusammen, vier davon verheiratet, als sie nach zwei Wochen Posting-Pause im Mai 2022 plötzlich und ohne jegliche Vorwarnung ihre Trennung bekannt gaben. Kurz davor hatten sie auf YouTube noch begleitet, wie sie sich eine Mega-Ferienvilla in Spanien bauen. Auch auf Instagram postete Bibi noch im März ein Bild[348] mit ihren zwei Kindern sowie ihrem Mann, den sie lachend küsst, und der Caption: »Meine kleine Chaos-Truppe (...). Wir sind die letzten Tage im absoluten ›Umzugs‹-Fieber & freuen uns schon sehr, die kommende Zeit erst mal in unserer neuen Wohnung hier in Spanien zu verbringen (...). Wir fühlen uns so wohl hier, warten und verfolgen spannend die Fertigstellung von unserem Ferienhaus & wissen aktuell noch nicht, wohin unsere Reise geht.« Auf den ersten Blick eine perfekte Familie, die alles erreicht hat – familiär sowie finanziell. So wunderte es nicht, dass kurz nach Bekanntgabe der Trennung die ersten Gerüchte und Verschwörungstheorien die Runde machten. Von einem »Prank« (Streich) an den Zuschauern war die Rede. Zahlreiche TikTok-Accounts machten es sich zur Aufgabe, in Podcasts und Videos aus der Vergangenheit der beiden nach Hinweisen zu suchen, warum diese Trennung nicht echt, sondern ein

Fake sein müsse. Junge Mädchen filmten sich sogar weinend, ein Szenario, welches stark an die im Vorwort beschriebenen Phänomene von parasozialen Beziehungen erinnert. Wenn Bibi und Julian sich getrennt hätten, würden sie den Glauben an die wahre Liebe verlieren, schrieben andere in die Kommentare.

Dabei ist das, was hier passiert ist, für viele ältere Menschen im normalen Leben völlig verständlich. Wer 13 Jahre in einer Beziehung gelebt hat und gemeinsame Kinder hat, der streitet sich auch mal mit seinem Partner oder »entliebt« sich sogar. Unverständlich wird die Tatsache nur dadurch, dass das junge Paar in den Social Media immer etwas anderes kommuniziert hat. In ihren Instagram-Accounts sind nur Bilder zu finden, auf denen sie lächeln. Auch in ihren Videos machen sie spaßige Challenges, unternehmen verrückte Dinge oder genießen Urlaube an traumhaften Reisezielen. Wenn sich das Influencer-Paar mal vor der Kamera gestritten hat, dann ironisch über banale Dinge wie etwa die Frage, wer bei einer Challenge anfangen darf, und nach wenigen Sekunden wurde dann wieder gelacht.

Jeder »normale« Social-Media-User kann sich an dieser Stelle an die eigene Nase fassen und sich selbst beobachten. Auf Instagram werden in den meisten Fällen nur die Highlights des Lebens gepostet: Urlaube, Geburtstage und fröhliche Schnappschüsse. Nur die wenigsten machen eine Story darüber, dass sie sich gerade mit ihrem Partner gestritten haben, oder weinen, weil bei der Arbeit alles schiefläuft. Solche negativen Dinge möchten die meisten nicht für immer im Internet festhalten, weil sie Scham verspüren oder sich nicht angreifbar machen wollen. Trotzdem verstehen viele Nutzer nicht, dass ihre Influencer-Stars vermutlich ähnlich handeln wie sie selbst und verwechseln deren perfekten Instagram-Feed mit einem perfekten Leben. Dass Bibi und Julian nur die positiven Seiten ihrer Beziehung in den Social Media festhielten, wird neben emotionalen auch monetäre Beweggründe gehabt haben. Als klar wurde, dass Bibi Claßen schon kurz nach Bekanntgabe der Trennung einen neuen Partner hatte, warfen ihr viele User in den Kommentaren eine »Skrupellosigkeit« vor, die sie von ihr »so nicht erwartet hätten«. Dabei hätten aufmerksame Zuschauer diese Eigenschaften in Bezug auf Werbepartner und Kooperationen schon lange feststellen können. Ein kurzer Blick auf Themen, bei denen die Influencerin schon in vorherigen Kapiteln erwähnt wurde: Bibi Claßen ist, trotz Millionenumsätzen[349] ihrer eigenen Duschschaummarke, eines der »Sheingals«, die vom Ultra-Fast-Fashion-Giganten gut dafür bezahlt werden, für die Billigklamotten zu werben[350]. Des Weiteren geriet Bibi bereits in Kritik, weil sie Werbung für ein Zahnbleaching-Produkt[351] machte, das seit Jahren in der Kritik steht, ein überteuerter Weiterverkauf asiatischer Billigware zu sein, die mit hoher Wahrscheinlichkeit nicht funktioniert und eventuell sogar langfristig die Zähne schädigt. Zusätzlich machte sie Werbung für absolut fragwürdige Schlankmach-Tees[352] und verkauft Fake-AirPods[353] von dubiosen Internet-Seiten an ihre Community. Zudem warb sie für Coinmaster[354], eine App, die hauptsächlich darauf ausgelegt ist, Kindern Geld aus der Tasche zu ziehen, und verdiente mit all dem jahrelang Hunderttausende von Euros, die sie für Dubai-Urlaube ausgegeben hat, wo sie wiederum für Hotels warb – in einem Land, in dem moderne Sklaverei an der Tagesordnung ist. Ihr Mann stand ihr diesbezüglich kaum in etwas nach. Aber Bibi scheint nicht aus ihren Fehlern zu lernen oder möchte es nicht, weil Geld dann eben doch besser schmeckt als Verantwortung. Als Julian Claßen die Trennung bekannt gab, schwieg sie. Innerhalb kürzester Zeit gewann sie etwa 200.000 neue Follower, die sie vermutlich auch deshalb abonnierten, weil sie ein potenzielles Statement nicht verpassen wollten. Diese neu gewonnene Aufmerksamkeit nutzte sie gekonnt, um fleißig Werbung zu machen. Statt bei ihren bestürzten

Fans für Klarheit zu sorgen, gingen für mehrere Tage fast täglich Werbepostings für die Fast-Fashion-Marke Trendyol online.[355]

Zieht man gängige Social-Media-Pricings bei einer Reichweite wie der von Bianca Claßen zurate, wird sie mit diesen Kooperationen einen sechsstelligen Betrag verdient haben. Dafür lohnt es sich schon mal, die besorgten Fans auf die Folter zu spannen. Aber auch ihr Ex-Partner Julian, der nach nur wenigen Wochen eine neue Freundin in seinem Instagram-Account präsentierte, vernachlässigte in dieser turbulenten Phase seines Privatlebens das Geschäftliche nicht im Geringsten. Seine Neue, die quasi über Nacht mit über 200.000 Followern selbst zur Influencerin wurde, warb nach kurzer Zeit mit ihm gemeinsam ebenfalls für den Fast-Fashion-Konzern Trendyol, für den auch Bibi Claßen zuvor geworben hatte. Fans, die langsam begannen zu durchschauen, dass es hier primär ums Geld ging, amüsierten sich im Netz: »Schön, Julian, dass du so schnell eine neue Mitarbeiterin für dein Gewerbe finden konntest.«

Ausnahmen bestätigen die Regel

Auch wenn das perfekte Leben bei den Followern großen Eindruck macht, ist es zudem wichtig, sich als Blogger immer wieder authentisch und vermeintlich unperfekt zu zeigen. Das bestärkt die parasoziale freundschaftliche Beziehung. Instagrammer nutzen für solche Inhalte meist die Story-Funktion, da Videos hier sowieso nach 24 Stunden wieder verschwinden. Herausforderungen im Leben, von denen der Influencer berichten kann, sind zahlreich: Ob der vergessene Haustürschlüssel, der fehlende Bäckerladen in der Nähe oder der Kampf mit den Pickeln – all das sind kleine Imperfektionen, mit denen sich der Follower identifizieren kann. Oft kommt es vor, dass User ihren Influencern als Reaktion auf diese Storys per Privatnachricht ihr eigenes Leid klagen. Oder aber Tipps geben, wie sie selbst ein gewisses Problem gelöst haben. Wie bei einem echten Freund eben.

Manchmal nutzen Influencer aber auch Beschwernisse und Unannehmlichkeiten in ihrem Leben, um sie in den sozialen Medien in teilweise sehr langen Videos zu thematisieren. In den Boulevard-Medien gibt es das Sprichwort: »Es gibt zwei Arten von Schlagzeilen: normale Menschen, die außergewöhnliche Dinge tun, oder Stars, die gewöhnliche Dinge tun.« So ähnlich kann man es auch bei Influencern beobachten. Neben der Strategie, ihr ideales Leben in perfekten Fotos darzustellen, können Influencer auch punkten, wenn sie sich ab und zu extrem verletzlich, emotional oder aufgebracht zeigen. Immer öfter findet man sogenannte Real Talks im World Wide Web, in denen sich über ein Thema aufgeregt wird, das den jeweiligen Influencer gerade beschäftigt. Sei es Stress mit den Followern, ein Streit mit einem anderen Influencer, ein gesellschaftliches oder aber auch persönliches Problem. So wie etwa im Fall des recht bekannten YouTubers *ViscaBarca*, der mit bürgerlichem Namen Anton Rinas heißt. Der 25-Jährige hat mehr als 1,6 Millionen Abonnenten und wurde als E-Sports-Fan mit diversen Let's-Play-Videos bekannt, bei denen ihm seine Zuschauer dabei zusehen konnten, wie er ein Videogame am heimischen Rechner oder der Konsole zockt. Meistens hatte er dabei ziemlich viel Spaß. Ein ganz normaler, erfolgreicher YouTube-Star eben. Doch im Februar 2019 postete der damals 22-Jährige ein Real-Talk-Video, das sofort viral ging und eine Zeit lang sogar an der Spitze der deutschen YouTube-Trends stand. »Drogen, Schulden & Schwester-Video | Wieso mein Leben die Hölle ist«[356] lautet der Titel des über eine Stunde langen Videos. Darin offenbart der Vlogger seine persönlichen Konflikte und Probleme, die ihn zu diesem Zeitpunkt bereits seit einigen Jahren beschäftigen – und legt außerdem an den Tag, wie heftig die Diskrepanz zwischen inszeniertem Social-Media-Leben und dem realen Leben sein kann. Unter Tränen berichtet der junge Mann, dass er trotz hoher Einnahmen aus seinen Inhalten in den sozialen Netzwerken inzwischen einen hohen Schuldenberg habe. Der Grund: Er habe seiner Schwester und seinem Schwager mehrmals einen großen Geldbetrag zwischen 500 und 2000 Euro geliehen, in dem Vertrauen, dass sie es ihm bald zurückzahlen würden. Doch das Gegenteil sei passiert: Rinas' Konten seien gepfändet worden. Er sei zu gutmütig und naiv gegenüber seiner Schwester gewesen. Es ist nicht das erste Mal, dass Rinas das Verhältnis zu seiner Schwester in einem Video thematisiert – bereits 2018 stellte er sie in einem Video vor. Allerdings wenig geschwisterlich, sondern leicht sexualisiert und mit einer gehörigen Portion Klischees. Rinas nahm den Clip nach heftiger Kritik kurze Zeit später wieder offline – trotzdem luden andere User das Video auf anderen Plattformen hoch und kommentierten das Video mit den Worten »*Gone sexual, gone incest*«. Auch diese Form des Cybermobbings habe dem YouTuber sehr zugesetzt, wie er in seinem Video erklärt. Seine Fans sollten von den privaten Problemen jedoch nichts merken: Er habe wie üblich regelmäßig Videos produziert, zu teure Wohnungen angemietet, sich teure Sportwagen geleistet. Kurzum: Er habe über seine Verhältnisse gelebt. Die finanziellen und privaten Probleme habe er versucht, in Drogen zu ersticken. Auch weil er sich trotz des Erfolgs in den Social Media sehr einsam gefühlt habe.

Eine krasse Geschichte, die Rinas in einem autobiografischen Buch noch einmal genauer aufarbeitet.[357] Das auslösende Real-Talk-Video, in dem der Influencer seinen Klartext spricht und sich emotional offenbart, hat bis dato mehr als 3,72 Millionen Views. Eine Geschichte mit Schulden, familiärem Zwist und Drogen würde bei großen Hollywoodstars oder Popmusikern wie Britney Spears für einen handfesten Skandal sorgen und das Image des Stars wohl ernsthaft beschädigen. Im Fall des YouTubers *ViscaBarca* sorgte der Seelenstriptease überwiegend für positive Reaktionen: »Krankes Video, Anton. Habe selten so ein langes Video so konzentriert verfolgt ... Nach jedem Regen kommt wieder Sonne«, schreibt ein User. Oder: »In deinem Alter so viel ›Eier‹ zu haben und so auszupacken, ohne auf die Mitleidsschiene zu gehen. Anton, du hast meinen vollsten Respekt.« Die Followerzahlen brachen nicht ein. Inzwischen produziert Anton Rinas, großer Fußball-Fan, sogar als Content-Creator Inhalte für Amazon Prime Video und berichtet von Spielen seines Lieblingsclubs FC Barcelona.

Dass sein Real-Talk-Video kein Fauxpas wurde, lag auch daran, wie er das Video aufgezogen hat. Das Video wurde, wie Rinas zu Beginn des Clips erklärt, in der Wohnung seines guten Freundes Marcel Scorpion gedreht, ebenfalls ein YouTube-Creator, der hinter der Kamera ab und zu auch Nachfragen stellt und Rinas immer wieder tröstet. Dadurch wird eine sehr intime und nachvollziehbare Atmosphäre für die Zuschauer geschaffen. Eine ähnliche Situation kennen viele wohl aus ihrem Privatleben und können nachvollziehen, wie es ist, wenn ein sehr guter Freund sich einem anvertraut und offen über Probleme redet. Auch die Länge des Videos ist entscheidend: Im Schnitt sind die meisten Clips auf YouTube etwa 12 Minuten lang.[358] Videos mit einer Länge von über 60 Minuten sind selten, auch *ViscaBarcas* Let's-Play-Videos, in denen er zum Beispiel das Spiel Fortnite zockt, sind in der Regel nur um die 20 Minuten lang. Dass der YouTuber dann so ein ausführliches und langes Video hochlädt, signalisiert seinen Abonnenten: »Oh, das muss etwas Wichtiges sein!« An dieser Stelle sei gesagt, dass Rinas auf keinen Fall unterstellt werden soll, dass er seinen Real Talk aus Kalkül gepostet hat. Video-Geständnisse sind in den Social Media nicht selten, meistens beinhalten sie jedoch eher banale Themen. Die Art und Weise, wie in diesem Video ein damals 22-Jähriger erklärt, wie sehr er von Erfolg, Geld und anderen Problemen überfordert war, ist durchaus ungewöhnlich. Dennoch – egal ob bewusst oder unbewusst – nutzt Rinas als Creator für sein Real-Talk-Video die üblichen Spielregeln und Gestaltungsmöglichkeiten, die sich in der Creator-Szene für dieses Format mittlerweile etabliert haben.

Warum Influencer sich überhaupt dazu herablassen, Imperfektionen in ihr geschöntes Social-Media-Leben einzubinden, kann zwei Gründe haben. Zunächst ist es menschlich, dass die Fassade manchmal bricht, wenn man sich wirklich über ein Thema aufregt, Streit mit anderen Bloggern hat oder von einem großen Teil der Community kritisiert wird. Zum anderen haben aber auch Real Talks oder Entschuldigungsvideos, die meist nach einem bestimmten Schema ablaufen, einen großen Nutzen für die mediale Präsenz, wie auch der Fall von YouTuber *VíscaBarca* zeigt. Obwohl diese Videos oder Statements nicht in die ideale Social-Media-Welt passen, übertreffen sie die Reichweite regulärer Postings in den meisten Fällen bei Weitem. Der Inhalt dieser Videos wird Thema in einer breiteren Öffentlichkeit, andere Blogger greifen das Thema auf, manchmal tauchen sie sogar in den Boulevard-Medien auf. Das bringt Aufmerksamkeit und neue Follower, die man in Zukunft dann wieder mit Werbung und geschönten Fotos beschallen kann. Natürlich bedeutet das nicht, dass es nicht auch Influencer gibt, die ihre Reichweite wirklich für wichtige Themen nutzen. Manche posten virale Videos, in denen sie sich über etwas aufregen, und nutzen die gewonnene Aufmerksamkeit danach weiterhin für den guten Zweck. Es kommt eben immer darauf an, mit welcher Intention jemand an ein Thema herangeht.

Nachwort

#inspiration – Falsche Vorbilder?

Es gibt also nicht nur die »Guten« und die »Bösen« – wie im wahren Leben hat auch das Influencer-Dasein viele Grautöne. Sie alle machen einige Dinge überaus gut, inspirieren andere oder helfen, Aufmerksamkeit für zuvor wenig beachtete Themen zu generieren. Aber fast jeder macht auch das ein oder andere falsch, einige eben mehr als andere. Ob sich die in diesem Buch kritisierten Influencer in Zukunft ihrer Verantwortung stärker bewusst werden oder weiterhin ihre monetären Interessen in den Vordergrund stellen, bleibt abzuwarten. Von Followern hört man zumindest immer häufiger auch Kritik, wenn ihre Vorbilder im Internet einen oberflächlichen, verschwenderischen oder rücksichtslosen Lebensstil propagieren. Zu Herzen genommen wird sich diese allerdings bisher nur selten. Vereinzelt gibt es Fälle von Influencern, die in ihrer Karriere einen Wandel durchlaufen. Eine von ihnen ist YouTuberin *JANAklar* – die von ihren Followern nicht erst scharf kritisiert werden musste. Im Jahr 2018, in einer Zeit, in der noch kaum jemand sein Konsumverhalten in den Social Media reflektiert betrachtete, teilte sie erste Inhalte zum Thema Minimalismus, sprach über fragwürdige Diätpillenwerbung bei anderen YouTubern und ließ subtil durchklingen, dass sie sich mit vielen Aspekten der Influencer-Konsum-Welt nicht mehr identifiziere. In einem Video[359] Ende 2019 erläutert sie ihren Werdegang. Obwohl sie ein klassischer Shootingstar am YouTube-Himmel war – viele Klicks, eigenes Management und einzelne Werbedeals, mit denen sie bis zu 23.000 Euro brutto verdiente –, machte sie all das nicht wirklich glücklich. Im Gegenteil, es engte sie nach eigenen Angaben ein. Während sie sich selbst immer mehr mit Themen wie Nachhaltigkeit und Verantwortungsbewusstsein beschäftigte, machte ihr Management Druck, Placements für Firmen anzunehmen, die diese Werte kaum verkörperten, um weiterhin möglichst viel Geld zu verdienen. Doch *JANAklar* wagte es als eine der Ersten, sich von ihrem Management zu lösen, Inhalte und Kooperationen fortan selbst zu wählen und dabei immer ihren eigenen moralischen Wertekompass im Auge zu behalten. Dass sie hierbei finanziell deutliche Abstriche machen musste, gibt sie offen zu. Trotzdem mache sie ihr jetziger Lebensstil um einiges glücklicher, und das sei die Hauptsache.

Natürlich wäre es schön, wenn weitere Influencer bald verantwortungsbewusst mit ihrer Reichweite umgehen würden. Doch die Mehrheit der bekannteren Influencer scheint sich in dieser Hinsicht bisher wenig motiviert zu fühlen oder, noch schlimmer, lässt selbst kritische Kommentare von Followern einfach abprallen.

Nicht auf die Kritik von Presse und vereinzelten Usern einzugehen, können sich Influencer heute aus zwei Gründen leisten. Erstens kann vereinzelte Kritik bei einem Millionen-Following gekonnt ignoriert oder sogar eliminiert werden. Das geht zum einen über Funktionen, die den einzelnen User betreffen. Wenn ein Account auf Instagram regelmäßig kritische Kommentare unter die eigenen Posts schreibt, kann der Influencer ihn mit ein paar Klicks blockieren. Fortan werden dem User die Posts des Influencers nicht mehr angezeigt. Bei YouTube und Instagram gibt es eine weitere Methode, einzelne User mundtot zu machen. Nutzt der Influencer für nervige Follower den Button »Einschränken« (bei YouTube heißt das Pendant »Nutzer auf Kanal ausblenden«), ändert sich aus Sicht des Followers erst mal nichts. Er kann die Bilder des Influencers weiter sehen und munter kritische Kommentare schreiben. Der Trick ist: Andere Nutzer können diese Kommentare dann jedoch nicht mehr sehen. Der Follower postet seine Beanstandungen also in eine Art luftleeren Raum und wundert sich vielleicht sogar, warum sein kritischer Kommentar denn keine Likes von den anderen bekommt. Diese Funktion ist eine recht perfide Möglichkeit für Influencer, Kritik im Keim zu ersticken.

Auch im Fall eines größeren Shitstorms haben Instagram und YouTube eine passende Funktion für ihre Creator parat. Auf den Plattformen gibt es nämlich die Option, alle Kommentare, die ein gewisses Schlagwort enthalten, automatisch herauszufiltern. Wenn ein Reise-Vlogger also nicht möchte, dass viele Menschen in den Kommentaren unter seinem Video kritische Fragen zu seinem »CO_2-Fußabdruck« stellen, setzt er dieses Wort einfach auf seine persönliche Blacklist – und alle Kommentare, die den Begriff enthalten, verpuffen. Ob diese Funktion schon an Meinungszensur grenzt oder frei nach dem Motto »Mein Kanal, meine Regeln« eine Art Hausrecht darstellt, bleibt fraglich. Wenn alle Stricke reißen und die Kritik zu überwältigend und differenziert ist, gibt es auch die Möglichkeit, alle Kommentare auszuschalten, sodass niemand mehr seine Meinung unter dem jeweiligen Post äußern kann. So hält beispielsweise Heidi Klum ihren Instagram-Account seit mittlerweile über einem Jahr »sauber«.[360] Wer kommentieren möchte, dass er die Werte, die sie in ihrer Modell-Show verkörpert, nicht gut findet, oder über ihre teilweise sehr oberflächlichen und aufgedrehten Postings meckern will, hat schlichtweg keine Möglichkeit dazu.

Der zweite Grund, warum Influencer Kritik so gut an sich abprallen lassen können, ist ihre Unabhängigkeit von der Presse und den Medien. Schauspieler und Popstars der 1990er- und 2000er-Jahre litten zwar bisweilen unter reißerischen Schlagzeilen oder Artikeln mit einem gemeinen Unterton, trotzdem waren sie auf die Nachrichten und Magazine angewiesen, um weiterhin im Rampenlicht zu bleiben. So war es nicht selten, dass dem jeweiligen Star in Interviews auch mal kritische Nachfragen gestellt oder Skandale thematisiert wurden. Auch wenn externe Medien heute noch ein wichtiges Werkzeug für Celebritys sind, um sich möglichst gut und lange in der Öffentlichkeit zu halten, so kann ein Influencer, wenn er es darauf anlegt, komplett auf Interviews und TV-Auftritte verzichten. Wer seine eigene Social-Media-Bühne pflegt, um pikante Details preiszugeben, Zuschauerfragen zu beantworten, kleine Skandale zu erzeugen und diese wiederum in exklusiven Statements auf dem eigenen Channel einzuordnen, ist auf die Medienlandschaft nicht mehr angewiesen. Künstlerinnen wie Shirin David, die auch durch ihre Präsenz auf Instagram bekannt wurde, oder Katja Krasavice, die neben ihren 3,3 Millionen Instagram-Followern auch auf der App OnlyFans gegen einen monatlichen Beitrag von 250 US-Dollar[361] rund 65.000 Abonnenten erotische Inhalte anbietet, geben nur selten Interviews. Meistens stehen sie ihren Fans lieber direkt Rede und Antwort in Ask-me-anything-Fragerunden in Instagram-Storys oder in Livestreams. Wenn sie jedoch das Gespräch mit der Presse oder anderen Gesprächspartnern suchen, wählen sie diese selbst akribisch aus. Darunter fallen dann zum Beispiel Auftritte wie der in der ProSieben-Late-Night-Show *Late Night Berlin* mit Moderator Klaas Häufer-Umlauf. Dort stellen dann zum Beispiel zwei Kinder Shirin David durchaus kritische Fragen wie: »Was ist ein Hoe?«[362] – eigentlich ein vulgärer Begriff für Schlampe oder Hure, der in der Rapszene aber als Slangbegriff unter Frauen für eine sehr selbstbewusste und dominante Freundesclique genutzt wird.[363] Shirin David kann ihre Antwort dazu aber ungelenkt und ohne weitere Nachfragen ausführen. Durch ihren sympathischen Umgang mit Kindern und die naiv-witzige Interviewatmosphäre kommt sie sehr nahbar rüber – ein Interview bei Moderator Markus Lanz wäre für sie wohl unangenehmer geworden. Katja Krasavice hingegen redet in einem Interview mit YouTuber und Influencer Leeroy Matata[364] zwar relativ offen über Skandale und die Kritik an ihren Songs, nutzt aber das Gespräch mit dem Influencer auch dazu, ein Statement gegen Tierquälerei in einem ihrer Musikvideos abzugeben, das sie zuvor anderen Medien verwehrt hatte. Durch die Gesprächssituation mit einem anderen Influencer bleibt Krasavice in ihrer eigenen Community und kann ihre Botschaft platzieren, ohne dass sie sich mit den klassischen Medien auseinandersetzen muss.

Selbst wenn Influencer einmal Kritik ernten, müssen sie sich kaum Sorgen machen – solange die Follower sich nicht abwenden und weiterhin Werbekooperationen hereinkommen. Ein Star ist heutzutage also im Zweifel nirgendwo mehr dazu gezwungen, sich selbst zu positionieren. Damit es überhaupt so weit kommt, muss der Fauxpas des Influencers immens und nahezu unvereinbar mit dem eigentlich verkörperten Image sein. So etwa wie im Fall Kliemann und seinem Skandal um angeblich fair produzierte Masken, nach dem ein Beben durch die gesamte Medienlandschaft ging und es Deabonnements und Unfollows regnete. Dennoch: Vor seinem Skandal im Mai 2022 folgten ihm auf seinem privaten Instagram-Account @fimbim etwa 820.000 Menschen, am 23.08.2022 waren es noch 754.000. Immer noch eine Menge Leute, einige von ihnen schwören ihm in Kommentaren weiterhin die Treue, komme, was wolle. Zudem siegt bei vielen Usern wohl auch die Neugier, sie wollen einfach wissen, was los ist und ob sich der einst gefeierte Influencer vielleicht doch noch einmal zu Wort meldet. Selbst Kliemann kann sich, wenn er es geschickt anstellt, von seinem Eklat so weit rehabilitieren, dass er weiter ein gutes Einkommen durch soziale Medien erzielen kann.

Das haben vor ihm bereits andere geschafft. Einen kleineren Skandal hatte im März 2021 beispielsweise das Duo *Gewitter im Kopf*. Tim Lehmann, der neben seinem YouTube-Kanal seine Musikkarriere anlaufen lassen wollte, nutzte seinen verstorbenen Opa zu Promozwecken für einen sentimentalen Song. Das Perfide: Lehmann ließ lange Zeit ungewiss, wer denn in seinem Bekanntenkreis gestorben war. Auf dem gemeinsamen Instagram-Kanal von *Gewitter im Kopf* wurden sämtliche Bilder gelöscht beziehungsweise auf unsichtbar gestellt, dann wurde ein einziges neues hochgeladen, auf welchem lediglich die Worte »Du fehlst mir« zu sehen waren. Gleichzeitig benannte Lehmann seinen eigenen YouTube-Kanal in *Du fehlst* um. Zahlreiche Fans schlussfolgerten, dass der andere Part des Duos, der Tourette-Patient Jan Zimmermann, wohl verstorben sein müsste. Den Instagram-Post kommentierten Hunderte besorgte Follower mit der Frage, ob dem so sei. Diese Kommentare wurden von dem Duo sogar beantwortet, allerdings wurde mit keinem Wort erwähnt, dass es sich bei dem Trauerfall nicht um den Tod von Jan, sondern um den von Lehmanns Opa handelte. Die Herzen, die sie den besorgten Fragestellern als Antwort posteten, wurden von einigen als Bestätigung der Gerüchte interpretiert. Als die Auflösung kam, war der Aufschrei entsprechend groß. Fans waren enttäuscht, wie mit ihren Gefühlen gespielt worden war, und sogar Nachrichtenportale berichteten[365] kritisch über die fragwürdige Promoaktion. Seit dem Skandal im März 2021 verzeichnet der YouTube-Kanal von *Gewitter im Kopf* kontinuierlich Deabonnements. Etwa anderthalb Jahre danach hat sich die Zahl der Follower um rund 100.000 verringert (Stand 23.08.2022).[366] Dass viele sich entschieden haben, der Seite nicht mehr aktiv zu folgen, könnte allerdings auch mit der inzwischen aufgekommenen Berichterstattung über Fälle von Tourette-ähnlichen Symptomen von TikTok-Usern zu tun haben. Damals geriet, wie in Kapitel eins erläutert, auch der

YouTube-Channel *Gewitter im Kopf* für seine einseitige Darstellung der Krankheit in die Kritik. Dennoch haben die beiden weiterhin insgesamt über zwei Millionen Abonnenten, und ihre Videos erreichen fortwährend fünf- bis sechsstellige Aufrufzahlen.[367] Wenn sich die Influencer zumindest in den Augen der meisten Fans angemessen entschuldigen und aufrichtig Besserung geloben, vergisst das Internet also, zumindest in gewisser Hinsicht, irgendwie doch.

In einer Zeit, in der Stars und vermeintliche Vorbilder nicht mehr auf Medien außerhalb ihrer eigenen Kanäle angewiesen sind und Kritik verschleiern, vernichten oder vergessen können, liegt es also an jedem einzelnen Fan, Verantwortung zu übernehmen und die eigenen Follow-Entscheidungen zu hinterfragen. Genau wie im Supermarkt, wo der Kauf jedes einzelnen Produktes, sei es bio oder aus Fair Trade, vegan oder Fleisch, eine Art Stimmzettel für die Zukunft unserer Gesellschaft darstellt, hat auch jedes Abo in den sozialen Medien einen entsprechenden Einfluss. Dass sich viele User nicht wirklich darüber bewusst sind, dass die Entscheidung für einen Like oder ein Abonnement auch Auswirkungen auf ihr persönliches Wohlbefinden und ihre Einstellungen hat, verdeutlicht eine Studie kanadischer und britischer Forscher aus dem Jahr 2021 zum Thema »Doomscrolling«. Darunter versteht man die Angewohnheit, sich immer weiter durch einen Feed zu scrollen, obwohl er voll mit schlechten Nachrichten ist. Für ihre Studie analysierten die Forscher das Medienverhalten von 500 YouTube- und Twitter-Nutzern im Alter zwischen 26 und 29 Jahren.[368] Sie kamen zu dem Ergebnis: Wer aktiv seine Social-Media-Aktivitäten dahingehend lenkt, dass sie einen überwiegend informativen Charakter haben und einem ein gutes Gefühl vermitteln, fühlt sich auf Dauer besser. Das heißt also: nicht mehr irgendwelchen Influencern folgen, über die man sich eh nur aufregt oder die selbst über andere meckern oder ihre Follower mit aggressiver Werbung zumüllen, sondern lieber denen folgen, die Werte vertreten, die man ebenfalls gutheißt. Die Illusion, die durch parasoziale Freundschaften zu Influencern entsteht, muss endlich überwunden werden. Es muss klar sein: Ein Follow ist eine Konsumentscheidung. Eine Auswahl, welche Werte, Ansichten und Glaubenssätze jeder täglich über sein Smartphone vermittelt bekommt und sich ins Unterbewusstsein einbrennen lassen will. Genauso, wie Eltern die Konsumentscheidungen ihrer Kinder im realen Leben im Blick behalten, sollten sie dies auch in den sozialen Medien tun. Niemand würde ein Kind seine Nahrungsmittel oder Filme allein aussuchen lassen. Selbst bei Teenagern ist es wichtig, ab und zu ein Auge darauf zu haben, was sie konsumieren. Genauso, wie Eltern in diesen Bereichen zunächst die Entscheidungen für ihre Kinder treffen und sie im Laufe ihres Lebens durch gemeinsames Erleben zu eigenen sinnvollen Entscheidungen ermutigen, sollten sie entsprechend auch im Umgang mit den Social-Media-Apps und Influencer-Vorbildern verfahren. Natürlich muss sich ebenso die Politik um Themenbereiche wie Datenschutz und Medienaufklärung in den Schulen kümmern. Statt jedoch die Verantwortung nur auf Politiker, Influencer und Plattformen zu schieben, sollten auch Follower mehr Eigenverantwortung entwickeln. Wer weiß, vielleicht denken wir über soziale Medien irgendwann das Gleiche wie über ungesunde Lebensmittel, Suchtmittel oder gefährliche Substanzen: nichts für Kinder. Oder wenn, dann nur unter Anleitung der Eltern.

Wer dieses Buch bis hierhin gelesen hat, der hat nun vermutlich eine sehr pessimistische Sicht darauf, wie soziale Medien und Influencer uns als Gesellschaft in den nächsten Jahren beeinflussen könnten. Es wirkt, als würde die Menschheit, wenn wir weiter ungefiltert Social Media konsumieren, in Zukunft oberflächlicher, weniger skeptisch und absolut manipulierbar durch die Gegend irren. Das Internet macht dumm – oder so ähnlich. In mancher Hinsicht mag sich das womöglich bestätigen. Allerdings gibt es auch deutlich positive Entwicklungen auf Instagram, YouTube und Co., die in diesem Buch zugegebenermaßen kaum thematisiert wurden. Die Absicht war und ist es, vor allem auf die kritischen Entwicklungen für unsere Gesellschaft aufmerksam zu machen. Eben jene Zusammenhänge, die für einen dreiminütigen Onlineartikel viel zu komplex sind. Es gibt jedoch ein Licht am Ende des Tunnels, einen kleinen Hoffnungsschimmer: Aktuell erobern immer mehr sogenannte Sinnfluencer – ein Kofferwort aus »Sinn« und »Influencer« – die Plattformen und beweisen, dass der Beruf Influencer, mit ein paar monetären Abstrichen, durchaus nobel und sinnstiftend sein kann.

Einer von ihnen ist beispielsweise der Meeresbiologe, Fotograf und Umweltschützer Robert Marc Lehmann. Erste Aufmerksamkeit erregte er durch einen Auftritt in der Talkshow *3nach9*, der später vom Sender auf YouTube als Video hochgeladen wurde. In dem 16-minütigen Clip[369] erklärt er fachlich fundiert, aber mit Nachdruck, warum Zoos bezogen auf Tierwohl und Ethik durchaus kritisch zu betrachten sind. Seine Antworten auf die skeptischen Fragen des Moderators wirken dabei wie eine Mischung »aus purer Begeisterung und großer Angepisstheit«, wie es ein User in den Kommentaren schreibt. »Extrem sympathisch«, fügt er hinzu. Lehmanns Art machte das YouTube-Video vom April 2021 so beliebt: Mit 1,1 Millionen Views gehört es zu den erfolgreichsten des Senders. Lehmann nutzte die Aufmerksamkeit, gründete einen eigenen YouTube-Kanal[370] und lud dort etwa zwei Monate später sein erstes eigenes Video hoch. Fast täglich postet er hier nun Beiträge, in denen er seine Follower über Meeresbiologie, das Tierreich und vor allem Tier- und Umweltschutz aufklärt. Der Erfolg gibt ihm recht: Über eine halbe Million Abonnenten hat er in einem Jahr bislang auf seinem Channel versammelt.

Auch für politische und kritische Inhalte in Bezug auf unser Konsumverhalten scheinen sich mittlerweile, nicht zuletzt aufgrund der Fridays-for-Future-Bewegung, immer mehr User von Social Media zu interessieren. Moderatorin Louisa Dellert[371], die sich in ihrem Podcast *Climate Crime* mit den Folgen des Klimawandels auf den Menschen und die Natur auseinandersetzt, begeistert inzwischen über 460.000 Follower mit ihrem privaten Instagram-Account. Neben gesellschaftskritischen Themen setzt sie sich auch gegen unrealistische Schönheitsideale ein. »Ich habe Cellulite, wie fast jede andere Frau auf diesem Planeten«, schreibt sie über einen kurzen Clip[372], der sie im Bikini durchs Wasser watend zeigt. »Danke! Einfach danke!«, kommentiert eine Followerin. Der Wunsch nach Authentizität im Dschungel von gephotoshopten Bildern und einem makellos inszenierten Leben scheint also durchaus vorhanden zu sein.

Ob auch Mainstream-Influencer in Zukunft verstärkt auf Echtheit, Imperfektion und tiefgründige Themen setzen, liegt wohl vor allem daran, wie hoch die Nachfrage danach sein wird. Wer nicht die intrinsische Motivation hat, mit seiner Arbeit etwas Altruistisches und Gutes zu tun und der Gesellschaft einen echten Mehrwert zu bieten, der lässt sich vielleicht davon überzeugen, sobald Follower abwandern und die eigene Bekanntheit, der Ruf oder das Portemonnaie leiden.

Als der Musiksender MTV seinen Sendebetrieb am 1. August 1981 in den USA startete und als erster Song das Musikvideo zu »Video Killed the Radio Star« der britischen Pop-Band The Buggles über die Bildschirme flimmerte, empfanden das viele als ein sehr ironisches Statement – denn es war ja wirklich so: Das Bewegtbild hatte das Radio als Leitmedium, das die Stars von morgen in Szene setzte, abgelöst. Heute, mehr als 40 Jahre später, übernehmen die sozialen Netzwerke diese Aufgabe, und die Stars von morgen sind

Influencer. *Social media killed the video star.* Eins ist klar, die Macht erfolgreicher und bekannter Personen in den sozialen Medien wurde viel zu lange unterschätzt. Als der ehemalige Deutschlandfunk-Chefredakteur Manfred Bissinger im Mai 2007 sagte: »Blogs sind ja eine Aneinanderreihung von persönlichen Befindlichkeiten von Leuten, die eigentlich für den Journalismus oder für die Öffentlichkeit keine wirkliche Bedeutung haben«[373], hätte er sich vermutlich nicht träumen lassen, welchen Einfluss Influencer heute auf unser Leben haben.

Danksagung

Als YouTuber sehe ich mich schon seit Jahren mit den Problemen meiner eigenen Branche und meinem Einfluss sowie dem meiner Kollegen auf unsere Gesellschaft konfrontiert. Diese Themen detailliert aufzuarbeiten, Phänomene zu analysieren und für ein breites Publikum – auch außerhalb der Onlinewelt – zugänglich zu machen, ist zu einem meiner größten Ziele und gleichzeitig zu meiner größten Herausforderung geworden. Daher möchte ich insbesondere Olli und Pascale vom Verlag Yes Publishing für ihren Vertrauensvorschuss danken, dieses Buch umzusetzen. Es gibt nur wenige Menschen, die erkennen, welchen Einfluss Influencer schon heute auf unser Leben haben und wie wichtig es ist, die User endlich detailliert darüber aufzuklären. Ein besonderer Dank gilt außerdem meiner Managerin Lara, die mir während des Schreibens stets den Rücken freihielt. Der größte Dank gilt meinen Eltern, die mich schon früh dazu ermutigt haben, meine Stimme zu nutzen, und die mich immer wieder daran erinnern, auch mal vor die Tür zu gehen, wenn ich mich stundenlang in Recherchen vertiefe und vor meinem Rechner die Zeit vergesse. Und zu guter Letzt möchte ich Danke sagen an all die Influencer, Blogger, YouTuber oder Creator, die sich ihrer Vorbildfunktion im Zeitalter der sozialen Medien bewusst sind und ihre Reichweite schon heute für unterhaltende, sinnvolle, konstruktive oder die Welt verbessernde Inhalte nutzen.

Alicia Joe

Als Journalistin ist es nicht immer leicht, über das zu berichten, was in den sozialen Medien geschieht. In einer medialen Welt, in der Reichweite nicht nur auf Instagram und Co. für die Influencer eine Rolle spielt, sondern auch für die etablierten Verlags- und Medienhäuser zählt, sehe ich mich jeden Tag damit konfrontiert, dass ich Themen, die für die Gesellschaft eigentlich wichtig und von immenser Bedeutung sind, nicht annähernd in der gebührenden Komplexität und Bandbreite darstellen kann. Entweder, weil die Zeile nicht »klicken würde«, wie es so schön unter Kollegen heißt, oder aber, weil schlichtweg keiner der Akteure in den Social Media offen reden möchte und die Geschichte »gestorben« ist. Die Gründe dafür haben wir ausführlich in diesem Buch besprechen können. Ich danke daher unseren Verlegern vom Yes-Verlag für das Vertrauen und den Glauben an uns – und natürlich allen Influencern und Creatorn, die sich im Zuge der aktuellen Recherche, aber auch über all die Jahre im Vorfeld während meiner tagesaktuellen Berichterstattung die Zeit genommen haben, Rede und Antwort zu stehen und mir einen Einblick in ihre Arbeit zu gewähren. Ich weiß, dass das heutzutage keine Selbstverständlichkeit ist. Auch den zahlreichen Experten und Wissenschaftlern, die mir dabei geholfen haben, die Sachverhalte und Studien besser einordnen zu können, gebührt ein Dankeschön. Des Weiteren möchte ich mich bei North Data für die Unterstützung meiner Recherchearbeit bedanken. Und zu guter Letzt auch bei meinem Mann, der während der vergangenen Monate sehr, sehr viel Geduld aufgebracht und immer für genügend Kaffee-Nachschub gesorgt hat.

Sabine Winkler

Glossar

Was ist eigentlich …

… ein Abonnement?

Im Zeitalter der sozialen Medien versteht man darunter kein klassisches Zeitungs- oder Zeitschriften-Abo. Das Prinzip ist jedoch ähnlich: Wer auf → **YouTube**, → **Twitter**, → **Instagram** und Co. einem Account beziehungsweise einem User folgt oder dessen Kanal abonniert, verpasst keine zukünftigen Inhalte mehr. Abonnements sind in den sozialen Medien fast immer kostenlos. Alle Kanäle, die ein Zuschauer abonniert hat, werden entweder auf der persönlichen Startseite oder dem → **Feed** der User angezeigt oder es gibt individuelle Benachrichtigungen. Wer einen → **Creator** oder → **Influencer** abonniert, zeigt, dass er oder sie die Inhalte tendenziell gut findet oder als so relevant einschätzt, dass er sie nicht verpassen möchte. Oft wird das Wort Abonnent gleichbedeutend mit → **Follower** verwendet. Wer dementsprechend viele Follower oder Abonnenten hat, ist auch ein lukrativerer Werbepartner – weil er oder sie als Influencer dann deutlich mehr Menschen erreicht und damit potenziell mehr Einfluss ausüben kann.

… ein Algorithmus?

Eigentlich ist es ganz einfach: Unter einem → **Algorithmus** versteht man eine eindeutige Handlungsvorschrift zur Lösung eines Problems oder einer Klasse von Problemen. Sie funktionieren nach dem Wenn-dann-Prinzip: Wenn das zutrifft, dann passiert das. Doch die

Auswirkungen der Algorithmen auf unseren Alltag sind inzwischen immens. Im Internet und auch in den Social Media werden Algorithmen verwendet, um Daten und Informationen auf Websites zu sammeln und auszuwerten – beispielsweise das Klick-, Such- oder Kaufverhalten der Nutzer. Das kennt jeder: Wenn man wie wild online nach Koffern googelt, bekommt man auf einmal jede Menge Anzeigen von Koffern und Reiseutensilien angezeigt. Doch Algorithmen können auch genutzt werden, um Personen bestimmte Inhalte anzuzeigen: Wenn man Hundewelpen mag, dann mag man wohl auch Kochvideos. So können sogenannte → **Filterblasen** entstehen: Man sieht nur Inhalte, die zueinander passen.

... ein Ask-me-Anything?

Auf Deutsch übersetzt bedeutet *Ask me anything* so viel wie »Du kannst mich alles fragen« oder »Frag einfach drauflos«. Es ist eine Art Expertenchat, bei dem Internetnutzer jemandem die Fragen stellen können, die sie schon immer einmal beantwortet haben wollten – etwa über einen Beruf, ein Hobby oder bestimmte Einstellungen. Die Ursprünge des Frageformates liegen auf der Diskussionsplattform Reddit. Dort sind die Ask-me-anything-Beiträge nach wie vor eine der beliebtesten Kategorien. Social-Media-Apps wie → **Instagram** und → **TikTok** haben das Format erfolgreich in ähnlichen Funktionsformen adaptiert.

... eine bezahlte Kooperation?

Kooperationen sind für → **Influencer** neben der Werbung auf → **YouTube** die Möglichkeit, Geld zu verdienen, ihre Inhalte also zu monetarisieren. Dabei bewerben Influencer in ihren → **Posts**, → **Clips** oder → **Instagram-Storys** ein bestimmtes Produkt, ein Ereignis oder eine Marke und werden dafür von ihren Auftraggebern bezahlt. Der Mehrwert für die Firmen ist eindeutig: Die Influencer sind nah an ihrer Zielgruppe, die idealerweise auch der des zu bewerbenden Produktes entspricht. Meistens wenden sich die Firmen und Agenturen selbst an die Influencer, mit denen sie eine bezahlte Kooperation starten wollen. Wer mehr als 1000 Follower hat, bekommt erste Anfragen – sofern der Inhalt in den Social Media zur Marke und dem Produkt passt. Bei 5000 bis 10.000 Followern werden die Kooperationsangebote wahrscheinlicher. In der Regel sieht eine Kooperation dann so aus, dass der User kostenfrei ein Produkt erhält und dafür innerhalb eines festgelegten Zeitraums ein Bild oder eine Story auf → **Instagram**, YouTube oder → **TikTok** postet. Zusätzlich werden die Firmen markiert und der Beitrag als Werbung gekennzeichnet. Wer Letzteres nicht macht, riskiert in Deutschland hohe Strafen. Sehr bekannte Influencer erhalten nicht nur die Produkte kostenlos, sondern zudem einen Geldbetrag für die von ihnen erbrachte Leistung. Wie viel, wird meistens individuell ausgehandelt. Beträge können bei den größten der Branche aber durchaus fünf- bis sechsstellig sein, wenn es sich um eine längerfristige Kooperation handelt.

... ein Blog?

Das oder der Blog (manchmal wird auch die lange Form Webblog verwendet) ist ein auf einer Website geführtes Tagebuch oder Journal zu einem bestimmten oder mehreren Themen. Die Texte oder multimedialen Beiträge in Bild, Video- oder Audioformaten werden von einer oder mehreren Personen regelmäßig verfasst, dem Blogger beziehungsweise den Bloggern. Der Begriff Webblog tauchte das erste Mal im Jahr 1997 auf der Website des US-Amerikaners Jorn Barger auf, der damit eine Art, »das Web zu protokollieren«, beschrieb. Früher war für Blogs charakteristisch, dass sie eher locker formuliert waren und häufig in der Ich-Perspektive geschrieben wurden. Das hat sich mittlerweile geändert: Blogs sind zum Teil vom Webangebot führender Leitmedien in ihrer Qualität und Gestaltung kaum noch zu unterscheiden. Sie ähneln immer mehr klassischen Onlinemagazinen. Auch manche Instagrammer und YouTuber bezeichnen sich als Blogger, die Plattform für ihr Journal ist dann eben die jeweilige App.

... ein Call to Action?

Call to Action, kurz auch CTA genannt, ist ein kurzer und prägnant formulierter Aufruf an die User und Zuschauer, auf einen Beitrag zu reagieren. Entweder mit einem Kommentar, einem → **Like** oder einem → **Abonnement**. Manchmal sind es auch Fragen, die in der → **Community** eine Diskussion anregen sollen. Oder etwa die Aufforderung, auf einen Werbelink zu klicken. Calls to Action sind für → **Influencer** wichtig, da sie die Verweildauer auf der Seite erhöhen und gleichzeitig dazu führen, dass sich die → **Follower** mehr miteinbezogen fühlen, da sie die Inhalte aktiv mitgestalten können.

... eine Caption?

Der englische Begriff für Bildunterschriften hat sich mittlerweile auch im deutschsprachigen Raum eingebürgert, wenn über die kurzen Texte unter oder über einem Social-Media-Beitrag gesprochen wird. Meistens findet sich hier eine kurze Beschreibung des → **Posts**, ein Zitat oder ein → **Call to Action**. Hier werden außerdem die → **Hashtags** und → **Markierungen** für andere User gesetzt, mithilfe derer die → **Algorithmen** der sozialen Netzwerke einen Beitrag sichtbarer im → **Feed** der User machen.

... eine Challenge?

Eigentlich ist Challenge einfach nur das englische Wort für »Herausforderung. Das Prinzip einer Challenge in den sozialen Medien: Ein Clip von der Herausforderung, also einer speziellen Aufgabe, die erfüllt werden soll, etwa ein Tanz oder das → **Posten** eines bestimmten Fotomotivs, wird auf → **Facebook**, → **YouTube** oder → **Instagram** geteilt mit der Aufforderung, dass im Video nun nominierte Personen die Challenge ebenfalls nachmachen sollen.

... eine Community?

Wie so viele Begriffe aus der Social-Media-Welt stammt auch dieser aus der englischen Sprache und bedeutet übersetzt schlichtweg »Gemeinde«. Darunter fallen alle Follower oder → **Abonnenten** eines → **Influencers** oder Kanals, aber auch gelegentliche Zuschauer und Kommentatoren von Beiträgen oder Clips. Diese Gruppe an Menschen soll durch die → **Posts** und Inhalte in den diversen sozialen Netzwerken erreicht werden. Besonders wichtig ist hierfür die Interaktion mit der Community, damit diese sich besser mit dem jeweiligen Kanal oder Influencer identifizieren kann. Das Community-Management, also das Antworten auf Kommentare, → **DMs**, also *direct messages* oder Reaktionen auf → **Instagram-Storys** füllt bei den meisten Medien ganze Redaktionen, und manche Influencer-Agenturen haben dafür eigene Abteilungen, die sich nur mit dem Austausch zwischen Usern und Kanal beziehungsweise Influencer befassen.

... ein Creator?

Schlichtweg jemand, der Inhalte für Social Media kreiert. Inzwischen bezeichnen sich auch viele → **Influencer** selbst eher als Creator – denn der Begriff »Influencer« hat in relativ kurzer Zeit einen eher schlechten Ruf bekommen: Viele User verbinden damit eher oberflächliche → **Posts**, die Produkte bewerben sollen und nur auf Monetarisierung aus sind. Mit einem Creator hingegen verbinden viele Kreativität und Innovation, die sich vor allen Dingen an den Zuschauern orientiert.

... das Darknet?

Platt gesagt: das Gegenteil vom normalen Internet, das für jeden mit einem einfachen Internetzugang erreichbar ist. Wortwörtlich übersetzt heißt das Wort nichts anderes als »Dunkelnetz«. Beim Darknet handelt es sich um ein anonymisiertes Netzwerk, in dem mithilfe einer Peer-to-Peer-Overlay-Technik alle Nutzer des Netzwerks ihre Verbindung manuell untereinander herstellen. Die Technik hat den Vorteil, dass sie sicherer als klassische Peer-to-Peer-Netzwerke ist. Die Seiten eines Darknets können mithilfe eines Tor-Browsers aufgerufen werden. Ein Angriff von außen ist kaum möglich und von der Existenz dieser abgeschlossenen Netzwerke wissen meist nur Eingeweihte. Das ist auch der Grund, wieso das Darknet inzwischen für viele zum Synonym für Kriminalität, Drogen- oder Waffenschmuggel im Netz geworden ist. In zahlreichen illegalen Onlineshops kann man theoretisch alles kaufen. Ecstasy, gefälschte Pässe oder Waffen. Aber auch zu anderen Dingen ist das Darknet gut: Für Menschen in autoritären Systemen ist der Tor-Browser häufig die einzige Möglichkeit, an Informationen zu kommen, die nicht staatlich zensiert werden.

... eine DM?

Abkürzung für *direct message,* also eine Direktnachricht. Neben Kommentaren und → **Likes** gibt es in fast allen sozialen Netzwerken auch die Möglichkeit, private Nachrichten in einem Chat auszutauschen, die alle anderen User nicht einsehen können. Hier werden Lob, Kritik, emotionale Themen, aber auch längere Diskussionen oder Zusammenhänge angesprochen. Viele → **Influencer** rufen in ihrer → **Instagram-Story** zu DMs auf, um auch über diesen Weg eine → **Community**-Bindung herzustellen, weil sie sich scheinbar persönlich die Zeit nehmen, auf Nachrichten zu antworten. Was viele jedoch nicht wissen: Gewisse sehr populäre Influencer haben auch für diese Aufgabe einen Manager oder ein Social-Media-Team.

... Facebook?

Quasi die Mutter aller Social Networks, gegründet im Jahr 2004 von Mark Zuckerberg, der mittlerweile – eben dank Facebook – zu den reichsten Männern der Welt gehört. Ursprünglich war Facebook eine Art Jahrbuch der US-Eliteuniversität Harvard. Auf Facebook können User ein privates Profil mit Foto und persönlichen Angaben erstellen, Neuigkeiten austauschen, in Gruppen diskutieren und sich mit Freunden vernetzen. Die Zahl der direkten Freunde ist auf 5000 begrenzt, die der → **Abonnenten** unbegrenzt. Seit 2012 ist das Unternehmen des → **Meta**-Konzerns mit aktuell rund 2,9 Milliarden aktiven Usern im Monat an der US-Börse notiert. → **Instagram** und WhatsApp gehören übrigens auch zum Meta-Konzern.

... ein Feed?

Darunter versteht man bei den meisten Social-Media-Apps die persönliche Startseite – bei → **TikTok** zum Beispiel die *For you Page* – oder aber die Übersichtsseite eines → **Creators** mit all seinen bisher erstellten Inhalten.

... ein Filter?

Klar, Filter bei Suchmaschinen und in Onlineshops kennt jeder. Doch es gibt noch eine andere Art von Filtern im Netz. Auf → **Instagram** kann man sie über Fotos legen, damit sie einen Vintagelook bekommen oder besonders strahlend wirken. Dann gibt es noch Filter, die User in Videos verwenden können, um sich damit zum Beispiel den perfekten Schmollmund zu zaubern oder eine besonders strahlende Haut zu bekommen. Oder um zu sprechen wie Mickymaus auf Helium. Filter können heute sogar einzelne Gesichtspartien gezielt verändert. Gängig sind auf Instagram beispielsweise Filter, die die Nase verkleinern.

... eine Filterblase?

Man befindet sich in einer Filterblase, wenn einem nur noch Inhalte, die zueinander passen, in den Social Media vorgeschlagen werden. Wer oft Katzenvideos schaut, dem werden immer mehr Katzenvideos vorgeschlagen. Filterblasen können aber auch unsere Wahrnehmung der Realität verändern. Wer sich zum Beispiel in einer politischen Filterblase befindet und immer nur seine eigenen Meinungen und Ansichten gespiegelt bekommt, könnte zu der Erkenntnis kommen, dass seine Meinung die weitverbreitetste und gängige ist. Diskussionen finden nicht mehr statt, da alle um einen herum die gleiche Meinung vertreten. Wenn Filterblasen kollidieren (etwa politische von rechts und links) kommt es daher selten zu konstruktiven Diskussionen, sondern eher zu völligem Unverständnis auf beiden Seiten.

… ein Follow me around?

Bei einem Follow me around (kurz FMA) nehmen Blogger ihre → **Follower** mit in ihre Welt: Sie zeigen ihnen im Video ihr ganzes Haus, eine Zimmereinrichtung oder nehmen sie mit auf eine Reise oder einen Tag in ihrem Leben. Ein klassisches Videotagebuch also.

… ein Follower?

Es gibt in den Social Media zwei Arten von Usern: Follower und Nicht-Follower. Ein Follower hat die Seite oder den Kanal einer Person abonniert und bekommt in seinem → **Feed** automatisch angezeigt, wenn es einen neuen Inhalt gibt. Wie viele Follower jemand in den Social Media hat, sagt also durchaus etwas über die Popularität und die erreichten Zielgruppen aus. Das kann aber je nach Plattform, Land und Themenbereich der → **Influencer** sehr unterschiedlich bewertet werden. Eine Faustregel wie »Ab einer Million Follower ist man ein erfolgreicher Influencer« gibt es nicht. Hinzu kommt, dass man Follower auch käuflich erwerben und somit schummeln kann. Professionelle Tools können solche Fake-Follower allerdings enttarnen.

… ein Hashtag?

Das Rautezeichen # bekam mit der Social-Media-Welle der Nullerjahre eine völlig neue Bedeutung. Der Begriff Hashtag setzt sich aus den beiden englischen Wörtern für Raute, also *hash,* und Markierung, *tag*, zusammen. In den Social Media werden Hashtags, also dem Rautezeichen #, bestimmte Schlagworte hinzugefügt, die dabei helfen sollen, Inhalte bestimmten Themen zuzuordnen. Je häufiger ein Hashtag gesetzt wird, desto gefragter ist das dazugehörige Thema. Das machen sich → **Influencer** zunutze: So setzen Reise-Influencer besonders beliebte Hashtags wie #travelgram oder #wanderlust in ihre → **Caption**, damit der → **Post** mehr User erreicht, weil sie sich für alles unter diesem Sammelbegriff interessieren. Das führt auch dazu, dass die → **Algorithmen** der Social-Media-Apps Posts mit bestimmten Hashtags sichtbarer machen als andere.

... ein Haul?

Neben → **Follow me arounds** sind Hauls ein beliebtes Videoformat unter → **Influencern**. Das englische Wort bedeutet so viel wie Ausbeute oder Fang – und genau das zeigen die meisten Influencer in diesen Videos: den Inhalt ihrer Shopping-Ausbeute oder eines ihnen zugesandten Pakets. Die Zuschauer können im Video die erste Reaktion auf die Ausbeute sehen – und den Inhalt vielleicht auch nachkaufen. Viele Haul-Videos sind daher auch Teil einer → **bezahlten Kooperation**.

... ein Influencer?

Eine Person, die in sozialen Netzwerken besonders bekannt sowie einflussreich ist und bestimmte Werbebotschaften, Auffassungen oder Ähnliches vermittelt. So definiert es zumindest der Duden. Der Begriff soll aus dem Titel des Buches *Influence: Science and Practice* des US-amerikanischen Psychologen und Wirtschaftswissenschaftlers Robert Cialdini entlehnt worden sein. Dort beschreibt Cialdini sechs wichtige Eigenschaften zur Einflussnahme: soziale Autorität, Vertrauenswürdigkeit, Hingabe und konsistentes Verhalten. Kernkriterien, die bis heute auf einen Influencer zutreffen.

... Instagram?

Instagram ist ein soziales Netzwerk, in dem Videos und Fotos geteilt werden können. Die App wurde 2010 von den beiden Informatikern Kevin Systrom und Mike Krieger entwickelt. Mit rund 1,22 Milliarden Nutzern gehört die App zu den beliebtesten weltweit. So beliebt, dass → **Meta**, der Konzern hinter → **Facebook**, Instagram 2012 für umgerechnet rund 760 Millionen Euro kaufte.

... eine Instagram-Bio?

Eben jener kleine Bereich im eigenen → **Instagram**-Account unter den Kennzahlen, in dem zu lesen ist, wie viele Beiträge verfasst wurden, wie viele → **Follower** das Profil hat und wie viele der User selbst abonniert hat. Dort hat man ein wenig Platz, sich selbst zu beschreiben und sogar einen → **Link** zu setzen. Viele User schreiben in diese Instagram-Bio ihren Namen, ihr Alter, ihre Hobbys oder ihren Wohnort.

... eine Instagram-Story?

Im August 2016 stellte → **Instagram** diese neue Funktion vor, bei der ein Bild oder ein kurzes Video in einem separaten Bereich der App gepostet werden kann und nach 24 Stunden wieder von allein verschwindet. Vorbild für dieses neue Feature war die Social-Media-App Snapchat, bei der jede Nachricht sich nach dem Öffnen automatisch löscht beziehungsweise eine Story, sichtbar für alle Freunde des Users, nach 24 Stunden entfernt wird. Das Format der Instagram-Storys ist hochkant, sie erscheinen nicht im → **Feed**, sondern in einer separaten Leiste oben auf der persönlichen Startseite. Man kann nur Instagram-Storys von → **abonnierten** Seiten und Freunden sehen. Usern ist es außerdem möglich, die Sichtbarkeit der Storys auf »enge Freunde« zu begrenzen – eine Liste, zu der man einzelne User zuordnen kann.

... ein Like?

Die digitale Währung im Zeitalter von Social Media. Alles fing an mit dem »Daumen hoch« auf → **Facebook**. Inzwischen hat jedes soziale Netzwerk eine solche Bewertungsfunktion in Form eines Herzens, verschiedener Emojis, Daumen hoch und Daumen runter oder anderen Symbolen. Wer viele Likes für seine Inhalte bekommt, gilt als beliebter und erfolgreicher. Es ist eine der Kennzahlen für → **Influencer**, um zu überprüfen, wie gut ihre Inhalte bei der → **Community** ankommen.

... ein Livestream?

Eine Liveübertragung in Echtzeit wie beim Fernsehen – nur eben auf → **Instagram**, → **YouTube** oder → **Twitch**. Einen interaktiven Livestream, bei dem die Zuschauer auch chatten oder Fragen stellen können, bezeichnet man als Webcast. Viele → **Influencer** gehen regelmäßig in verschiedenen Formaten live, um mehr Authentizität auszustrahlen und exklusivere Inhalte für ihre → **Follower** anbieten zu können.

... eine Markierung?

In den meisten sozialen Netzwerken kann man in einem Beitrag einen anderen User markieren: weil er auf einem Bild auftaucht oder etwas mit dem Inhalt zu tun hat. Manchmal nutzen → **Influencer** diese Funktion auch, um mehr Aufmerksamkeit für ihre Inhalte in anderen bekannten und größeren Kanälen zu gewinnen. Neben Personen-Markierungen, die man auch Erwähnungen nennt, sind Standort-Markierungen möglich, die anzeigen, wo das Bild oder Video aufgenommen wurde.

... ein Meme?

Was wäre die Popkultur des 21. Jahrhunderts ohne Memes? Auf jeden Fall sehr viel weniger unterhaltsam. Unter einem Meme versteht man einen kreativen Inhalt, der sich – manchmal → **viral** – im Internet verbreitet. In der Regel greift ein Meme auf humoristische Art und Weise, manchmal auch zynisch-sarkastisch ein aktuelles oder gesellschaftskritisches Thema auf. Es gibt sie in Bild-, Video-, Text- oder Audioform.

... Meta?

Der neue Name der Facebook Inc., also des Mutterkonzerns von Apps wie → **Facebook**, → **Instagram**, WhatsApp und anderen Unternehmen, die inzwischen zum Konzern gehören. Gegründet wurde die Firma im Jahr 2004 von Mark Zuckerberg, umbenannt wurde sie erst im Oktober 2021. Mit dem neuen Namen will sich der Konzern für die Zukunft und das sogenannte Web 4.0 aufstellen – ein Metaverse. Darunter versteht man einen virtuellen Raum, der mithilfe technischer Hilfsmittel wie etwa VR-Brillen in die physische Realität übergeht.

... OnlyFans?

Flapsig könnte man OnlyFans als → **Instagram** mit Porno definieren, faktisch ist es inzwischen allerdings sehr viel mehr als das. Mit der App können Fans gegen eine Einmalgebühr oder im Abo Webinhalte wie Fotos und Videos sehen. Die → **Creator** können mit ihren Inhalten also direkt über die User Geld verdienen. Die App wird überwiegend von Sexarbeiterinnen und Sexarbeitern verwendet, die hinter ihrer Paywall erotische Inhalte anbieten. Selten nutzen auch Musiker und Sportler OnlyFans, um ihre Inhalte direkt und exklusiv an die Fans zu vertreiben.

... ein Post?

Eben jener Inhalt, den man in den Social Media veröffentlicht – sei es ein Bild, Text oder Video. Auch ein Kommentar kann ein Post sein. Das Wort leitet sich vom englischen Verb *to post* ab, was ganz ursprünglich mal »mit der Post versenden« bedeutete. Im deutschsprachigen Raum verwendet man inzwischen auch das Verb »posten«. Mehrere Posts, die sich aufeinander beziehen, nennt man Thread (englisch für »Gesprächsfaden«).

... ein Reel?

Eine neue Funktion von → **Instagram**, bei der diesmal Konkurrent → **TikTok** Pate stand. Die Clips dürfen maximal 60 Sekunden lang sein, können nur hochkant aufgenommen und mit Musik oder anderen Spezialeffekten unterlegt werden. Instagram führte die Funktion erst im August 2020 ein – mittlerweile sollen sie aber schon 20 Prozent der Nutzungszeit der App ausmachen.

... Reddit?

Reddit ist in gewisser Weise auch eine Art Social Network: Auf der Website können registrierte Benutzer Inhalte einstellen. Das kann ein → **Link** sein, ein Video, ein Bild oder → **Meme**, aber auch eine Umfrage oder ein Textbeitrag. Andere Benutzer können diese dann als positiv oder negativ bewerten und auf den jeweiligen Subreddit, so nennt man die Inhalte, antworten. Reddit wurde 2005 von Steve Huffman, Alexis Ohanian und Aaron Swartz gegründet und gehört seit Ende Oktober 2006 zum Condé Nast Verlag. Die Seite ist bekannt dafür, der Ursprung → **viraler** Trends und Memes zu sein.

... ein Repost?

Unter einem Repost versteht man das abermalige Veröffentlichen eines bereits erstellten → **Posts** zu einem späteren Zeitpunkt. Sehr beliebt ist die Funktion bei sogenannten Throwbacks, in denen sich die User in der Regel an einen früheren Moment zurückerinnern und dafür einfach den alten Post noch einmal posten. Beliebte → **Hashtags** hierfür sind #repost, #rp oder #tb sowie #throwback und #throwbacktuesday.

... ein Selfie?

Ein Selbstporträt, das man selbst fotografiert. Dazu streckt man das eigene Smartphone möglichst weit vom Körper weg und drückt den Auslöser. Keine Geringere als Paris Hilton, Tochter und Millionenerbin der gleichnamigen Hotelkette, behauptet von sich, die Erfinderin des Selfies zu sein. Sie etablierte diese Fototechnik schon, als Handys noch keine Innenkamera hatten und man sozusagen blind und auf gut Glück fotografieren musste.

... ein Shitstorm?

Übersetzt heißt Shitstorm so viel wie »Scheiße-Sturm«. Der Begriff bezeichnet das Phänomen, wenn sich eine Person im Internet einen Fauxpas erlaubt und anschließend von Hunderten Usern kritisiert wird. Dieser Sturm an Kritik kann für manche Menschen sehr belastend sein, da User aufgrund der vermeintlichen Anonymität im Internet häufig viel vulgärer und unverschämter kritisieren, als sie es im realen Leben tun würden.

... ein Swipe-up?

Ein früher sehr beliebtes Feature in den → **Instagram-Storys**. Damals konnte man zu einer Story einen → **Link** setzen, den die User aufrufen konnten, wenn sie das unter Drittel des Bildschirms mit dem Daumen nach oben wischten, was auf Englisch eben *swipe up* heißt. Der Begriff ist noch immer präsent, auch wenn → **Instagram** den Swipe-up im Dezember 2021 durch den Link-Sticker ersetzte, bei dem man einfach nur noch auf das Symbol tippen muss, um den Link zu öffnen.

... TikTok?

Die im September 2016 herausgebrachte App des chinesischen Unternehmens ByteDance ist mittlerweile die am häufigsten heruntergeladene Social-Media-Anwendung der Welt. Dort kann man kurze Videos drehen, bei denen man zu einem Lied oder einem Audiomitschnitt tanzt, lippensynchron singt oder einfach kocht, bastelt oder etwas anderes Witziges unternimmt. Da nach einem angeschauten Kurzvideo mit nur einem Fingerwisch das nächste folgt, zieht die App ihre Nutzer besonders in ihren Bann, und viele vergessen auf der Plattform die Zeit. In der Volksrepublik China läuft die App unter dem Namen Douyin. Im August 2018 übernahm ByteDance den Konkurrenten musical.ly mit ähnlicher Funktion und ersetzte die App global durch TikTok. Inzwischen hat TikTok weltweit rund 1,6 Milliarden aktive Nutzer. Im Januar 2022 wurde die App weltweit 25,7 Millionen Mal über den Google Play Store heruntergeladen, im Apple Store rund 12,33 Millionen Mal. Die App ist umstritten hinsichtlich Daten- und Jugendschutz sowie Spionage und Zensur zugunsten der chinesischen Regierung.

… ein Tutorial?

Im Grunde ist ein Tutorial nichts anderes als eine Schritt-für-Schritt-Anleitung im Videoformat. Sehr beliebt ist das Genre bei → **Beauty-Influencern**, Do-it-yourself-Vloggern aus dem Bastel- und Handwerksbereich sowie in Food-Kanälen, die zeigen, wie Gerichte zubereitet werden. Manchmal erklären Tutorials aber auch Gebrauchsanleitungen oder erläutern ein Thema oder einen Sachverhalt. Das englische Lehnwort stammt aus dem Lateinischen und leitet sich von dem Verb *tueri*, was so viel wie »beschützen«, »bewahren«, oder »pflegen« bedeuten kann. Mit einem Tutorium beschreibt man gemeinhin auch eine vertiefende Lernveranstaltung, was dem eigentlichen Sinn dieses Videoformats wohl am nächsten kommt.

... *Twitch?*

Das → **Livestream**-Portal ist seit dem 6. Juni 2011 online und wird vor allem von Gamern genutzt, um Videospiele live zu streamen und mit Zuschauern im Chat in Interaktion zu treten. Twitch gehört seit 2014 zu Amazon, das die Streaming-Plattform für umgerechnet rund 942,4 Millionen Euro übernahm. Monatlich nutzen den Dienst rund 140 Millionen aktive User, 73 Prozent der User sind unter 35 Jahre alt.

... *Twitter?*

Der Kurznachrichten-Messenger gehört bereits seit 2006 zu den Playern im Social-Media-Business. Der Dienst mit einem kleinen blauen Vogel als Logo hat sich dem Microblogging verschrieben. Ursprünglich konnte jeder User nur einen → **Post**, auch Tweet genannt, mit maximal 140 Zeichen verfassen. Seit November 2017 dürfen sie doppelt so lang, nämlich 280 Zeichen lang sein. Ein Tweet ist standardmäßig öffentlich, also auch für unangemeldete Leser sichtbar. Er kann mit → **Hashtags**, URL-Links sowie mit einem @-Zeichen auf andere Nutzerprofile verweisen, Bilder und Standorte enthalten. Außerdem können andere Nutzer einen Tweet noch einmal posten oder zitieren, das nennt man Retweet. Da im Gegensatz zu anderen Social-Media-Plattformen hier Textposts statt Bildern oder Videos im Vordergrund stehen, hat Twitter sich als eine beliebte Plattform für Journalisten und Meinungsbildende etabliert.

... *ein Username?*

Es ist der Nutzername, mit dem ein User oder → **Influencer** in den Social Media sichtbar ist. Er entspricht meist nicht dem Klarnamen, also dem wirklichen Vor- und Nachnamen des Nutzers. Oftmals handelt es sich um Wortspiele, die sich aus dem echten Namen zusammensetzen. Den Usernamen verwendet man etwa auch, um jemanden in einem Beitrag zu markieren. Dann wird vor den Usernamen meistens ein @-Zeichen gesetzt.

… unter dem Begriff viral zu verstehen?

Etwas geht viral – davon hat wahrscheinlich jeder schon mal im Zusammenhang mit Social Media gelesen. Man versteht darunter einen → **Post**, egal ob Bild, Text oder Video, der im Netz binnen kürzester Zeit so viel Aufmerksamkeit generiert, dass er in verschiedenster Weise aufgegriffen wird. Der Inhalt verbreitet sich so schnell wie ein Virus. Virale Posts werden oft mit anderen geteilt, haben in der Regel viele → **Likes** und Aufrufe.

… ein Vlog?

Ein Vlog ist die Videoform eines → **Blogs**. Das heißt, auch hier wird in regelmäßigen Abständen durch den Vlogger ein neues Video zu einem bestimmten Thema oder dem eigenen Alltag bereitgestellt. Auf → **YouTube** wird diese Darstellungsform von besonders vielen bekannten → **Influencern** genutzt. Durch die regelmäßigen Veröffentlichungen lassen sich mehr → **Follower** generieren. Das hängt mit dem → **Algorithmus** von YouTube zusammen.

… YouTube beziehungsweise ein YouTube-Kanal oder -Channel?

Was wäre das Internet ohne YouTube? Die Videoplattform wurde im Jahr 2005 gegründet. Das erste Video wurde vom deutschen Mitgründer und ehemaligen PayPal-Mitarbeiter Jawed Karim damals unter dem Titel »Me at the zoo« gepostet. Es hat inzwischen mehr als 236 Millionen Aufrufe. Seit 2006 gehört YouTube zu Googles Mutterkonzern Alphabet. Das Portal ermöglicht es seinen Usern, kostenlos Videoclips zu sehen, zu bewerten und zu kommentieren sowie selbst hochzuladen. Der Jahresumsatz belief sich 2021 auf umgerechnet etwa 28,1 Milliarden Euro. Die meisten Einnahmen werden durch das Abspielen von Werbespots generiert, womit auch die → **Creator** auf YouTube Geld verdienen können. Alle Videos, die ein Creator veröffentlicht, werden auf seinem YouTube-Kanal gesammelt, sodass sie auch außerhalb der Suchfunktion leicht auffindbar sind. Einen YouTube-Kanal, manchmal auch YouTube-Channel genannt, kann man abonnieren. Die Zahl der → **Abonnenten** bestimmt maßgeblich den Erfolg und die Popularität eines YouTubers, wie die → **Influencer** auf der Plattform auch genannt werden.

Abbildungsverzeichnis

Kapitel 3

Kapitel 6

Endnoten

1 Eggert, Ingo: »Creator«, in *Brandeins,* 24. Jahrgang, Heft 03, März 2022, S. 81

2 Bottech, Sven; Goldhammer; Klaus: »Influencer Marketing in der DACH Region«, März 2018. Online unter: https://www.goldmedia.com/produkt/study/marktstudie-influencer-marketing-in-der-region-dach/ (letzter Zugriff: 07.08.2022)

3 Eggert, Ingo: »Creator«, in *Brandeins,* 24. Jahrgang, Heft 03, März 2022, S. 81

4 *Fluter,* Frühjahr 2022, Nr. 82: »Soziale Medien«, Hrsg. Bundeszentrale für politische Bildung. Vorwort

5 Unbekannter Autor: »The Law of the People's Republic of China on Safeguarding National Security in the Hong Kong Special Administrative Region«, 2020 (letzter Zugriff: 07.08.2022)

6 Biddle, Sam, et al.: »Invisible Censorship«, 16.03.2020. Online unter: https://theintercept.com/2020/03/16/tiktok-app-moderators-users-discrimination/ (letzter Zugriff: 07.08.2022)

7 Statista: »Aus welchen Gründen nutzen Sie, wenn überhaupt, soziale Medien wie z. B. Facebook, Instagram, Twitter, Youtube?«, Oktober 2018. Online unter: https://de.statista.com/statistik/daten/studie/935136/umfrage/gruende-fuer-die-nutzung-von-social-media-durch-junge-menschen-in-deutschland/ (letzter Zugriff: 07.08.2022)

8 Ryan, Fergus, et al.: »TikTok and WeChat. Curating and Controlling Global Information Flows«, September 2020, S. 5. Online unter: https://s3-ap-southeast-2.amazonaws.com/ad-aspi/2020-09/TikTok%20and%20WeChat.pdf?7BNJWaoHImPVE_6KKcBP1JRD5fRnAVTZ= (letzter Zugriff: 07.08.2022)

9 Pocket Hazel: »Ich habe einen Monat (fast) jedes Placement angenommen«, auf: YouTube, 23.10.2021. Online unter: https://youtu.be/H9q1M2vIL40 (letzter Zugriff: 07.08.2022)

10 Nieberg, Svea: »Fast 45.000 EURO die Woche: Influencerin verkauft ihre Fürze im Glas«. 15.12.2021. Online unter: https://www.tag24.de/thema/kurioses/fast-45-000-euro-die-woche-influencerin-verkauft-ihre-fuerze-im-glas-2248319 (letzter Zugriff: 07.08.2022)

11 Horton, Donald; Wohl, Richard: »Mass Communication and Para-social Interaction; Observations on Intimacy at a Distance«, August 1956. Online unter: https://pubmed.ncbi.nlm.nih.gov/13359569/ (letzter Zugriff: 07.08.2022)

12 Hartmann, Thilo: »Schlüsselwerke der Medienwirkungsforschung«, 06.11.2015. Online unter: https://link.springer.com/chapter/10.1007/978-3-658-09923-7_7 (letzter Zugriff: 07.08.2022)

13 Juhnke, Karl: »Das Lexikon der Filmbegriffe – parasoziale Interaktion«. Online unter: https://filmlexikon.uni-kiel.de/doku.php/p:parasozialeinteraktion-926 (letzter Zugriff: 15.07.2022)

14 Unbekannter Autor: »Vor 25 Jahren trennten sich Take That: ein Schock für die Fans«, 13.02.2021. Online unter: https://www.rnd.de/kultur/vor-25-jahren-trennten-sich-take-that-ein-schock-fur-die-fans-IMGS3E4ZZPGZEDOIMEJOUWYBEI.html (letzter Zugriff: 07.08.2022)

15 Erb, Hans-Peter: »Mein Freund der Influencer: Parasoziale Beziehungen«, Juni 2021. Online unter: https://open.spotify.com/episode/1NyvbXpVJaHIiTthQ3vIpb?si=7abadacof20a4235 (letzter Zugriff: 07.08.2022)

16 @zdf37grad, auf: Instagram: »Sind parasoziale Beziehungen gefährlich?«, 23.07.2022. Online unter: https://www.instagram.com/p/CgWEo4AKSYo/ (letzter Zugriff: 07.08.2022)

17 Deutscher Nachhaltigkeitspreis: »Stiftung DNP erkennt Fynn Kliemann den NEA-Sonderpreis von 2020 ab«, 06.05.2022. Online unter: https://www.nachhaltigkeitspreis.de/en/news-de/news/stiftung-dnp-erkennt-fynn-kliemann-den-nea-sonderpreis-von-2020-ab/ (letzter Zugriff: 07.08.2022)

18 Bauer, Isabella-Alessa: »Interview mit Fynn Kliemann. Maskenmacher kritisiert Trigema-Chef Grupp: ›Sollte sich an Krise nicht bereichern‹«, in: *Focus,* 17.04.2020. Online unter: https://www.focus.de/finanzen/news/unternehmen/helfen-zum-fairen-preis-youtuber-fynn-kliemann-kritisiert-trigema-chef-grupp-sollte-sich-an-krise-nicht-bereichern_id_11887899.html (letzter Zugriff: 07.08.2022)

19 *ZDF Magazin Royale:* »Fynn Kliemann: SCHEISSE bauen (DIY)«, 06.05.2022. Online unter: https://www.zdf.de/comedy/zdf-magazin-royale/zdf-magazin-royale-vom-6-mai-2022-100.html (letzter Zugriff: 07.08.2022)

20 Erb, Hans-Peter: »Mein Freund der Influencer: Parasoziale Beziehungen«, Juni 2021. Online unter: https://open.spotify.com/episode/1NyvbXpVJaHIiTthQ3vIpb?si=7abadacof20a4235 (letzter Zugriff: 07.08.2022)

21 Bbr: »Ärzte stellen lebenserhaltende Maßnahmen bei Archie ein«, in: *Der Spiegel,* 06.08.2022. Online unter: https://www.spiegel.de/panorama/archie-battersbee-maschinen-bei-zwoelfjaehrigem-komapatienten-abgeschaltet-a-8a802213-1ef9-457b-a5f0-6b2ef99aa535 (letzter Zugriff: 09.08.2022)

22 tmk/dpa: »Eltern verklagen TikTok nach Tod ihrer Töchter bei ›Blackout Challenge‹«, in: *Der Spiegel,* 08.07.2022. Online unter: https://www.spiegel.de/netzwelt/apps/tiktok-eltern-verklagen-tiktok-nach-tod-ihrer-toechter-bei-blackout-challenge-a-39772312-6437-4737-9c42-d008f80ff307 (letzter Zugriff: 07.08.2022)

23 »Guardian's Guide«, auf: TikTok. Online unter: https://www.tiktok.com/safety/en/guardians-guide/ (letzter Zugriff: 30.07.2022)

24 »TikTok for Younger Users«, auf: TikTok Newsroom, 13.12.2019. Online unter: https://newsroom.tiktok.com/en-us/tiktok-for-younger-users (letzter Zugriff: 30.07.2022)

25 »Leitfaden für Erziehungsberechtigte«, auf: TikTok. Online unter: https://www.tiktok.com/safety/de-de/guardians-guide/ (letzter Zugriff: 30.07.2022)

26 Wray, Meaghan: »›Corona Challenge‹: TikTok Star Films Herself Licking Airplane Toilet Seat«, in: *Global News,* 23.03.2020. Online unter: https://globalnews.ca/news/6718358/tiktok-toilet-seat-lick-coronavirus/ (letzter Zugriff: 30.07.2022)

27 Dr. Phil: »›I Was Really Annoyed That Coronavirus Was Getting More Publicity Than Me‹, Says Woman Who Licked …«, auf: YouTube, 26.03.2020. Online unter: https://youtu.be/_PH2kQ_ggTE (letzter Zugriff: 30.07.2022)

28 Burke, Minyvonne: »Missouri Man Charged with Licking Items at Walmart to Mock Coronavirus Fears«, in: *NBC News,* 25.03.2020. Online unter: https://www.nbcnews.com/news/us-news/missouri-man-arrested-licking-items-walmart-mock-coronavirus-fears-n1168901 (letzter Zugriff: 30.07.2022)

29 Statista: »Gemeldete Infektionen und Todesfälle in Zusammenhang mit dem Coronavirus (COVID-19) in den USA seit Januar 2020«, Juli 2022. Online unter: https://de.statista.com/statistik/daten/studie/1103602/umfrage/entwicklung-der-fallzahlen-des-coronavirus-in-den-usa/ (letzter Zugriff: 30.07.2022)

30 Statista: »Weltweite Zahl der Todesfälle in Zusammenhang mit dem Coronavirus (COVID-19) seit Januar 2020«, August 2022. Online unter: https://de.statista.com/statistik/daten/studie/1103240/umfrage/entwicklung-der-weltweiten-todesfaelle-aufgrund-des-coronavirus/ (letzter Zugriff: 07.08.2022)

31 Tesema, Martha: »Everything You Need to Know About the Internet's New Obsession with Eating Tide Pods«, auf: *Mashable*, 28.12.2017. Online unter: https://mashable.com/article/tide-pod-twitter-explained#uO9Qceme3iq4 (letzter Zugriff: 30.07.2022)

32 DelMonico, Dylan: »So Help Me God, I'm Going To Eat One Of Those Multicolored Detergent Pods«, in: *The Onion*, 15.08.2012. Online unter: https://www.theonion.com/so-help-me-god-i-m-going-to-eat-one-of-those-multicolo-1819585017 (letzter Zugriff: 30.07.2022)

33 Ariel Colorwaschmittel Pods, 53 Wl. Online unter: https://www.dm.de/ariel-colorwaschmittel-pods-p8006540182680.html (letzter Zugriff: 30.07.2022)

34 Bever, Lindsay: »Teens Are Daring Each Other to eat Tide Pods. We Don't Need to Tell You That's a Bad Idea«, in: *The Washington Post*, 17.01.2018. Online unter: https://www.washingtonpost.com/news/to-your-health/wp/2018/01/13/teens-are-daring-each-other-to-eat-tide-pods-we-dont-need-to-tell-you-thats-a-bad-idea/ (letzter Zugriff: 30.07.2022)

35 Remke, Michael: »Sie riskieren ihr Leben für ein paar Klicks im Internet«, in: *Welt*, 23.01.2018. Online unter: https://www.welt.de/vermischtes/article172756135/Tide-Pod-Challenge-Sie-riskieren-ihr-Leben-fuer-ein-paar-Klicks-im-Internet.html (letzter Zugriff: 31.07.2022).

36 @tide, auf: Twitter, 12.01.2018. Online unter: https://twitter.com/tide/status/951940660499755008 (letzter Zugriff: 30.07.2022)

37 »Bird Box – Schließe deine Augen«, auf: Netflix, 2018. Online unter: https://www.netflix.com/de/title/80196789 (letzter Zugriff: 30.07.2022)

38 O'Kane, Caitlin: »Teen Who Crashed Car While Blindfolded Was Doing the ›Bird Box challenge‹«, in: *CBS News*, 12.01.2019. Online unter: https://www.cbsnews.com/news/bird-box-challange-utah-who-crashed-car-while-driving-blindfolded-was-doing-challenge-netflix-movie/ (letzter Zugriff: 30.07.2022)

39 @Netflix, auf: Twitter, 02.01.2019. Online unter: https://twitter.com/netflix/status/1080525103593512962? (letzter Zugriff: 30.07.2022)

40 @georg.doppler, auf: Instagram, 23.06.2020. Online unter: https://www.instagram.com/p/CBxx94JjW2E/ (letzter Zugriff: 30.07.2022)

41 Unbekannter Autor: »Wie schwer ist eine Kuh?«, auf: *Nau.ch*, 09.06.2020. Online unter: https://www.nau.ch/lifestyle/unterhaltung/wie-schwer-ist-eine-kuh-65720199 (letzter Zugriff: 30.07.2022)

42 Alex: »Eiswürfel in Vagina. Neue TikTok-Challenge kann zum Risiko werden!«, 22.02.2022. Online unter: https://www.eis.de/magazin/koerper/eiswuerfel-in-vagina (letzter Zugriff: 30.07.2022)

43 Hilton, Zoe Dr.; Brion-Meisels, Gretchen; Graham, Richard Dr.: *Erforschung wirksamer Präventionserziehung als Antwort auf gefährliche Online-Challenges*, November 2011. Hrsg. Paesidio Safeguarding, S. 11–18

44 @blondminh, auf: TikTok, 29.06.2022. Online unter: https://www.tiktok.com/@blondminh/video/7114684636176895237 (letzter Zugriff: 30.07.2022)

45 Hilton, Zoe Dr.; Brion-Meisels, Gretchen; Graham, Richard Dr.: *Erforschung wirksamer Präventionserziehung als Antwort auf gefährliche Online-Challenges*, November 2021. Hrsg. Paesidio Safeguarding, S. 4

46 Unbekannter Autor: »Better Internet for Kids«, bulletin, 18.06.2019. Online unter: https://mailchi.mp/eun/bik-bulletin-june-2019-online-challenges (letzter Zugriff: 30.07.2022)

47 Hilton, Zoe Dr.; Brion-Meisels, Gretchen; Graham, Richard Dr.: *Erforschung wirksamer Präventionserziehung als Antwort auf gefährliche Online-Challenges*, November 2021. Hrsg. Paesidio Safeguarding, S. 19

48 Hilton, Zoe Dr.; Brion-Meisels, Gretchen; Graham, Richard Dr.: *Erforschung wirksamer Präventionserziehung als Antwort auf gefährliche Online-Challenges*, November 2021 .Hrsg. Paesidio Safeguarding, S. 20 f.

49 Hilton, Zoe Dr.; Brion-Meisels, Gretchen; Graham, Richard Dr.: *Erforschung wirksamer Präventionserziehung als Antwort auf gefährliche Online-Challenges*, November 2021 .Hrsg. Paesidio Safeguarding, S. 38

50 »Ethische Standards für den Journalismus«, auf: *presserat.de*. Online unter: https://www.presserat.de/pressekodex.html (letzter Zugriff: 30.07.2022)

51 @tomboymani, auf: TikTok, 27.01.2021. Online unter: https://www.tiktok.com/@tomboymani/video/6922349592461724933 (letzter Zugriff: 30.07.2022)

52 Medizinische Hochschule Hannover: »Was ist das Tourette-Syndrom?«. Online unter: https://www.mhh.de/kliniken-und-spezialzentren/klinik-fuer-psychiatrie-sozialpsychiatrie-und-psychothe rapie/ambulante-behandlungsangebote/tic-stoerung/was-ist-das-tourette-syndrom-1 (letzter Zugriff: 30.07.2022)

53 Jargon, Julie: »Teen Girls Are Developing Tics. Doctors Say TikTok Could Be a Factor«, in: *Wall Street Journal*, 19.10.2021. Online unter: https://www.wsj.com/articles/teen-girls-are-developing-tics-doctors-say-tiktok-could-be-a-factor-11634389201 (letzter Zugriff: 30.07.2022)

54 Heyman, Isobel, et al.: »COVID-19 Related Increase in Childhood Tics and Tic-like Attacks«, in: *Archives of Disease in Childhood*, 2021. Online unter: https://adc.bmj.com/content/106/5/420 (letzter Zugriff: 30.07.2022)

55 Opis, Ricarda: »Hashtag ADHS: Wie sich Jugendliche auf Social Media selbst diagnostizieren«, in: *Der Standard*, 06.02.2022. Online unter: https://www.derstandard.de/story/2000132827005/hashtag-adhs-wie-sich-jugendliche-auf-social-media-selbst-diagnostizieren (letzter Zugriff: 30.07.2022)

56 Winkler, Sabine: »Tourette durch TikTok? Immer mehr Teenagerinnen leiden an Tics«, in: *Welt*, 06.11.2021. Online unter: https://www.welt.de/kmpkt/article234799808/TikTok-Loest-die-App-bei-Teenagerinnen-Tourette-aus.html (letzter Zugriff: 30.07.2022)

57 Paulus, Theresa, et al.: »Pandemic Tic-like Behaviors Following Social Media Consumption«, in: *Movement Disorders*, 24.09.2021. Online unter https://pubmed.ncbi.nlm.nih.gov/34558735/ (letzter Zugriff: 30.07.2022)

58 Stone, Jon: »Rise in Tics Is Caused by a Known Condition – and Its Not All Due to TikTok«, in: *The Conversation*, 27.07.2022. Online unter: https://theconversation.com/the-recent-rise-in-tics-is-caused-by-a-known-condition-and-its-not-all-due-to-tiktok-187465 (letzter Zugriff: 30.07.2022)

59 Gewitter im Kopf: »Tourette im Flughafen/Flugzeug – Kok* in der Sicherheitskontrolle?!«, auf: YouTube, 15.10.2019. Online unter: https://youtu.be/_GHLXCe_oIw (letzter Zugriff: 30.07.2022)

60 Winkler, Sabine: »Wie diese YouTuber es schaffen, Tourette zu normalisieren«, in: *Welt*, 07.01.2020. Online unter: https://www.welt.de/kmpkt/article204484496/Gewitter-im-Kopf-Wie-diese-YouTuber-es-schaffen-Tourette-zu-normalisieren.html (letzter Zugriff: 30.07.2022)

61 dillan white: »Ich habe auf einmal Tourette. wtf?«, auf: YouTube, 27.06.2021. Online unter: https://youtu.be/oe1BOGetMAw (letzter Zugriff: 30.07.2022)

62 dillan white: »Eure Fragen zu meinem Tourette«, auf: YouTube, 05.07.2021. Online unter: https://youtu.be/OfUz95Mu-zo (letzter Zugriff: 30.07.2022)

63 BPtK-Auswertung: »Monatelange Wartezeiten bei Psychotherapeut*innen«, 29.03.2021. Online unter: https://www.bptk.de/bptk-auswertung-monatelange-wartezeiten-bei-psychotherapeutinnen/ (letzter Zugriff: 30.07.2022)

64 Suhr, Frauke: »Cybermobbing nimmt zu«, in: Statista, 03.12.2020. Online unter: https://de.statista.com/infografik/23679/von-cybermobbing-betroffene-schueler-in-deutschland/ (letzter Zugriff: 30.07.2022)

65 Hankele-Gauß, Madeleine: »Cybermobbing verschärft sich im Coronajahr 2020 – Studie Cyberlife III«, 03.12.2020. Online unter: https://www.lmz-bw.de/aktuelles/aktuelle-meldungen/detailseite/cybermobbing-verschaerft-sich-im-coronajahr-2020-studie-cyberlife-iii/# (letzter Zugriff: 30.07.2022)

66 LIONTTV: »Bring dich um«, auf: YouTube, 19.08.2015. Online unter: https://youtu.be/wYBonbToYn4 (letzter Zugriff: 30.07.2022)

67 Wissenschaftliche Dienste Deutscher Bundestag: »Kurzinformation Straftatbestand Cybermobbing«, 14.10.2016. Online unter: https://www.bundestag.de/resource/blob/483622/32b7fb4bb887873dabcbb2b085be08dc/WD-7-154-16-pdf-data.pdf (letzter Zugriff: 30.07.2022)

68 Bundesministerium der Justiz: »Gesetz zur Verbesserung der Rechtsdurchsetzung in sozialen Netzwerken (Netzwerkdurchsetzungsgesetz – NetzDG)«. Online unter: https://www.gesetze-im-internet.de/netzdg/BJNR335210017.html (letzter Zugriff: 30.07.2022)

69 Kopatzki, Julia: »Ist doch nur Internet«, in: *Fluter*, 31.03.2022. Online unter: https://www.fluter.de/wer-ermittelt-gegen-hass-im-internet (letzter Zugriff: 30.07.2022)

70 *ZDF Magazin Royale*: 404: »Polizei not found«, 27.05.2022. Online unter: https://www.zdf.de/comedy/zdf-magazin-royale/zdf-magazin-royale-vom-27-mai-2022-100.html (letzter Zugriff: 30.07.2022)

71 *37 Grad*: »Cybermobbing: Lijana wehrt sich gegen die virtuelle Gewalt | 37 Grad«, auf: YouTube, 17.11.2021. Online unter: https://youtu.be/8jLIWeZH25I (letzter Zugriff: 30.07.2022)

72 Ferreri, Laura, et al.: »Dopamine Modulates the Reward Experiences Elicited by Music«, 22.01.2019. Online unter: https://www.pnas.org/doi/10.1073/pnas.1811878116 (letzter Zugriff: 07.08.2022)

73 @kimkardashian, auf: Instagram. Online unter: https://www.instagram.com/kimkardashian/ (letzter Zugriff: 31.07.2022)

74 *Forbes*: »Kim Kardashian. Real Time Net Worth«. Online unter: https://www.forbes.com/profile/kim-kardashian-west/?sh=4d0d7d0b41d6 (letzter Zugriff: 31.07.2022)

75 Wang, Jen: »›I've Chosen Myself‹: Inside Kim Kardashian's New World«, in: *Vogue*, 09.02.2022. Online unter: https://www.vogue.com/article/kim-kardashian-cover-march-2022

76 Wang, Jen: »›I've Chosen Myself‹: Inside Kim Kardashian's New World«, in: *Vogue*, 09.02.2022. Online unter: https://www.vogue.com/article/kim-kardashian-cover-march-2022

77 @deutschrap_stories, auf: Instagram, 23.10.2021. Online unter: https://www.instagram.com/p/CVYwS3BF40I/? (letzter Zugriff: 07.08.2022)

78 »Die Schönheits-OPs der YouTuber«, in: *Bravo*, 20.01.2020. Online unter: https://www.bravo.de/shirin-david-384465.html (letzter Zugriff: 07.08.2022)

79 DGÄPC: »Zahlen, Fakten und Trends der Ästhetisch-Plastischen Chirurgie«, 2020, S. 6. Online unter: https://www.dgaepc.de/wp-content/uploads/2020/09/DGA%CC%88PC_Statistik-2019-2020_101120.pdf (letzter Zugriff: 07.08.2022)

80 Walker, Candice, et al.: »Effects of Social Media Use on Desire for Cosmetic Surgery Among Young Women«, 30.04.2019. Online unter: https://link.springer.com/article/10.1007/s12144-019-00282-1 (letzter Zugriff: 30.07.2022)

81 Team Harrison: »Große Behandlung beim Zahnarzt«, auf: YouTube, 17.11.2021. Online unter: https://youtu.be/aKZHwX8CZLg (letzter Zugriff: 27.08.2022)

82 Lenaglams: »Meine gesunden zähne abschleifen mit 18...... LENAGLAMS«, auf: YouTube, 06.03.2022. Online unter: https://youtu.be/l1zrJNPIflY (letzter Zugriff: 30.07.2022)

83 ISAPS Global Statistics. Online unter: https://www.isaps.org/medical-professionals/isaps-global-statistics/ (letzter Zugriff: 30.07.2022)

84 ISAPS Pressemitteilung. 2019. Online unter: https://www.isaps.org/wp-content/uploads/2020/12/ISAPS-Global-Survey-2019-Press-Release-German.pdf (letzter Zugriff: 07.08.2022)

85 Mofid, Mark, et al.: »Report on Mortality from Gluteal Fat Grafting: Recommendations from the ASERF Task Force«, 01.07.2017. Online unter: https://pubmed.ncbi.nlm.nih.gov/28369293/ (letzter Zugriff: 07.08.2022)

86 Stegemann, Jana: »Tod nach Po-Vergrößerung«, in: *Süddeutsche Zeitung*, 28.09.2021. Online unter: https://www.sueddeutsche.de/panorama/duesseldorf-schoenheitsoperation-po-vergroesserung-todesfall-prozess-1.5424652 (letzter Zugriff: 07.08.2022)

87 *reporter*: »Gefährliche Werbung: Schönheits-OP für das perfekte Selfie? | reporter«, auf: YouTube, 29.01.2020. Online unter: https://www.youtube.com/watch?v=zVZTK9Gmsjw (letzter Zugriff: 30.07.2022)

88 Victorian Cosmetic Institute: »Why I stopped filling faces...«, auf: YouTube, 03.05.2020. Online unter: https://www.youtube.com/watch?v=8kg16UM3YnE (letzter Zugriff: 08.08.2022)

89 ISAPS Global Statistics. Online unter: https://www.isaps.org/medical-professionals/isaps-global-statistics/ (letzter Zugriff: 30.07.2022)

90 DGÄPC: »DGÄPC Statistik 2020: Mehr minimalinvasive Eingriffe aufgrund von Homeoffice?«, 16.12.2020. Online unter: https://www.dgaepc.de/dgaepc-statistik-2020-mehr-minimalinvasive-eingriffe-aufgrund-von-homeoffice/ (letzter Zugriff: 08.08.2022)

91 Guizzo, Francesca, et al.: »Instagram Sexualization: When Posts Make You Feel Dissatisfied and Wanting to Change Your Body«, S. 62–67, Dezember 2021. Online unter: https://www.sciencedirect.com/science/article/abs/pii/S1740144521000942#! (letzter Zugriff: 30.07.2022)

92 Bundesministerium der Justiz: »Gesetz über die Werbung auf dem Gebiet des Heilwesens (Heilmittelwerbegesetz – HWG) § 11«. Online unter: https://www.gesetze-im-internet.de/heilmwerbg/__11.html (letzter Zugriff: 31.07.2022)

93 AAFPRS: »AAFPRS Announces Annual Survey Results: A Look at How Covid-19 Disrupted Facial Plastic Surgery & Aesthetics«, 01.02.2021. Online unter: https://www.aafprs.org/Media/Press_Releases/New%20Stats%20AAFPRS%20Annual%20Survey.aspx?WebsiteKey=5d3e122f-6cba-47ca-a903-c75cb1c94f61 (letzter Zugriff: 08.08.2022)

94 Ward, Brittany, et al.: »Nasal Distortion in Short-Distance Photographs: The Selfie Effect«, 19.07.2018. Online unter: https://www.liebertpub.com/doi/full/10.1001/jamafacial.2018.0009 (letzter Zugriff: 08.08.2022)

95 Brachat, Markus: »Schluss mit ›Huge Titty Babsi‹«, in: *Bild*, 20.05.2022. Online unter: https://www.bild.de/unterhaltung/leute/leute/shirin-david-passte-in-kein-oberteil-mehr-brust-op-bei-rapperin-80155606.bild.html (letzter Zugriff: 08.08.2022)

96 North Data: »Smarte Recherche«. Online unter: https://www.northdata.de/ (letzter Zugriff: 08.08.2022)

97 Secret Lips: »Anwendung«. Online unter: https://www.secretlips.de/pages/anwendung (letzter Zugriff: 31.07.2022)

98 Nindo Charts: Rabatt-Codes Secret Lips. Online unter: https://nindo.de/coupons?brand=Secret+Lips (letzter Zugriff: 29.07.2022)

99 Trustpilot: Bewertungen zu Secret Lips. Online unter: https://at.trustpilot.com/review/www.secretlips.de?page=20 (letzter Zugriff: 31.07.2022)

100 *reporter*: »Instagram Trend: So gefährlich ist der Dermaroller Beauty Hype I reporter«, auf: YouTube, 26.08.2020. Online unter: https://youtu.be/UhOB3RsOYZs (letzter Zugriff: 08.08.2022)

101 Secret Lips: »Lip Boosting Serum«. Online unter: https://www.secretlips.de/products/hyaluron-serum-lippen (letzter Zugriff: 31.07.2022)

102 @xskincare, auf: Instagram. Online unter: https://www.instagram.com/xskincare/?hl=de (letzter Zugriff: 08.08.2022)

103 @xskincare: »Ne sorry, teurer Nagellack ist nicht automatisch gesünder/besser«, auf: Instagram, 10.07.2022. Online unter: https://www.instagram.com/p/Cf1014kqXfR/?hl=de (letzter Zugriff: 30.07.2022)

104 @xskincare, auf: Instagram. Online unter: https://www.instagram.com/xskincare/?hl=de (abgerufen 08.08.2022)

105 Marvin: »Influencer werben für mein FAKE-PRODUKT«, auf: YouTube, 09.05.2021. Online unter: https://youtu.be/BpdgOzFO7wE (letzter Zugriff: 30.07.2022)

106 Marlena Stell: »My Truth Regarding the Beauty Community«, auf: YouTube, 28.08.2018. Online unter: https://youtu.be/fBNZrvGLmyQ (letzter Zugriff: 30.07.2022)

107 @kjbennettbeauty: »The (Ugly) Truth About Beauty Influencers Exposed«, auf Instagram, 28.08.2018. Online unter: https://www.instagram.com/p/BnBcIHngBhy/? (letzter Zugriff: 08.08.2022)

108 @jamescharles, auf: Twitter, 29.08.2018. Online unter: https://twitter.com/jamescharles/status/1034624830140604416 (letzter Zugriff: 08.08.2022)

109 Bundesministerium der Justiz, »Gesetz gegen den unlauteren Wettbewerb (UWG) § 6 Vergleichende Werbung«. Online unter: https://www.gesetze-im-internet.de/uwg_2004/__6.html (letzter Zugriff: 31.07.2022)

110 offen un' ehrlich: »Bibi liebt dieses Bleaching! SMILE SECRET geprüft: CHINA SCHROTT und FAKE LICHT?!«, auf: YouTube, 25.10.2020. Online unter: https://youtu.be/bvS5Vyj3Ykk (letzter Zugriff: 08.08.2022)

111 North Data: »Unternehmensprofil Smile Secret GmbH und Co. KG«. Online unter: https://www.northdata.de/Smile+Secret+GmbH+%26+Co.+KG,+Nordstemmen/Amtsgericht+Hildesheim+HRA+202206 (letzter Zugriff: 08.08.2022)

112 @matthiasmckinnon, auf: TikTok. Online unter: https://www.tiktok.com/@matthiasmckinnon?lang=de-DE (letzter Zugriff: 27.08.2022)

113 @matthiasmckinnon, auf: TikTok, 14.03.2022. Online unter: https://www.tiktok.com/@matthiasmckinnon/video/7075058556550024490?is_copy_url=1&is_from_webapp=v1&lang=de-DE (letzter Zugriff: 27.08.2022)

114 Siewe, J., et al.: »Injuries and Overuse Syndromes in Competitive and Elite Bodybuilding«, Oktober 2014. Online unter: https://pubmed.ncbi.nlm.nih.gov/24886919/ (letzter Zugriff: 08.08.2022)

115 Azesberger, Alexander: »Führt Kraftsport bei asymptomatischen Sportlern zu unerkannten Schulterpathologien?«, August 2021. Online unter: https://epub.jku.at/obvulihs/download/pdf/6542507?originalFilename=true (letzter Zugriff: 31.07.2022)

116 Kevin Wolter: »Wieder Brust abgerissen bei 200! Das wars jetzt«, auf: YouTube, 02.04.2022. Online unter: https://youtu.be/o-ZuubGk4tI (letzter Zugriff: 31.07.2022)

117 *deep und deutlich*: »Kevin Wolter: Ohne Anabolika kein Erfolg im Bodybuilding | deep und deutlich«, auf: YouTube, 27.09.2021. Online unter: https://youtu.be/3LPkZUbegBw (letzter Zugriff: 31.07.2022)

118 @lisadelpiero, auf: Instagram, 30.04.2021. Online unter: https://www.instagram.com/p/COTAhoZFQ4p/ (letzter Zugriff: 31.07.2022)

119 Gymondo: »#BOOTYBYLISA«. Online unter: https://bootybylisa.gymondo.fitness/lisa/ (letzter Zugriff: 15.05.2022)

120 Gymondo: »Booty Next Level by Lisa«. Online unter: https://www.gymondo.com/de/programs/338-booty-next-level-by-lisa/ (letzter Zugriff: Mai 2022)

121 Coach Stef: »Muskelaufbau zuhause möglich? So weit kommst du ohne Geräte!«, auf: YouTube, 23.09.2020. Online unter: https://youtu.be/E28Rbn1t7Ds (letzter Zugriff: 31.07.2022)

122 Schoenfeld, Brad, et al.: »Resistance Training Recommendations to Maximize Muscle Hypertrophy in an Athletic Population: Position Stand of the IUSCA«, S. 22. 2021. Online unter: https://journal.iusca.org/index.php/Journal/article/view/81/140 (letzter Zugriff: 31.07.2022)

123 Zittlau, Nathalie: »10 Gründe, warum sich Frauen im Gym unwohl fühlen«, 14.09.2019. Online unter: https://www.fitforfun.de/news/die-haeufigsten-gruende-warum-sich-frauen-im-gym-unwohl-fuehlen-381715.html (letzter Zugriff: 31.07.2022)

124 vzbv: »Regulierung von Influencermarketing«, 10.03.2020. Online unter: https://www.vzbv.de/sites/default/files/downloads/2020/03/16/20-03-10_vzbv_stn_influencerregelung.pdf (letzter Zugriff: 31.07.2022)

125 Décret n° 2017-738, 04.05.2017. Online unter: https://www.legifrance.gouv.fr/jorf/id/JORFTEXT000034580217 (letzter Zugriff: 08.08.2022)

126 Simon, Violetta: »Wirklich schön«, in: *Süddeutsche Zeitung*, 03.07.2022. Online unter: https://www.sueddeutsche.de/panorama/werbung-retusche-norwegen-gesetz-1.5613521 (letzter Zugriff: 31.07.2022)

127 Pilgrim, Katharina; Bohnet-Joschko, Sabine: »Selling Health and Happiness How Influencers Communicate on Instagram About Dieting and Exercise: Mixed Methods Research«, 06.08.2019. Online unter: https://bmcpublichealth.biomedcentral.com/articles/10.1186/s12889-019-7387-8 (letzter Zugriff: 30.07.2022)

128 Apple App Store: Abs Booth Six Pack Abs Photo. Online unter: https://apps.apple.com/de/app/abs-booth-six-pack-abs-photo/id1238762798 (letzter Zugriff: 15.05.2022)

129 Gill, Rosalind: »Changing the Perfect Picture: Smartphones, Social Media and Appearance Pressures«, 2021. Online unter: https://www.city.ac.uk/__data/assets/pdf_file/0005/597209/Parliament-Report-web.pdf (letzter Zugriff: 30.07.2022)

130 AGF: »AGF GenZ Videostudie«, Juli 2020. Online unter: https://www.agf.de/fileadmin/agf/bewegtbildforschung/downloads/AGF_GenZ_Videostudie_-_Praesentation_Ergebnisse.pdf (letzter Zugriff: 31.07.2022)

131 Duplaga, Mariusz: »The Use of Fitness Influencers' Websites by Young Adult Women: A Cross-Sectional Study«, 01.09.2020. Online unter: https://www.ncbi.nlm.nih.gov/pmc/articles/PMC7503997/ (letzter Zugriff: 08.08.2022)

132 Eggert, Ingo: »Creator«, in: *Brandeins*, 24. Jahrgang, März 2022, S. 80

133 Shamsian, Jacob: »A Fitness Influencer Who Some Say Is a ›Scammer‹ Still Hasn't Issued Full Refunds For Nutrition Programs Weeks After Followers Called Her Out«, in: *Insider*, 19.05.2019. Online unter: https://www.insider.com/brittany-dawn-fitness-influencer-scam-partial-refunds-2019-3 (letzter Zugriff: 31.07.2022)

134 Sabbagh, Christina: »Study Scrutinizes Credibility of Weight Management Blogs By Most Popular Influencers on Social Media«, 29.04.2019. Online unter: https://www.eurekalert.org/news-releases/747060 (letzter Zugriff: 08.08.2022)

135 bethenny: »Tyson Beckford Demonstrates His Beckford Bar with Shirtless Push-Ups«, auf: YouTube, 19.11.2013. Online unter: https://www.youtube.com/watch?v=V79ehPwzaIQ (letzter Zugriff: 31.07.2022)

136 Alan Roberts: »Instagram ›Fitness‹ | Gimmick Equipment | V Shred and Pizza | Dangerous Advice«, auf: YouTube, 21.03.2019. Online unter: https://youtu.be/uuGHLihoXFI

137 Reif, Pamela: »帕梅拉 - 8分钟天鹅颈直角肩 拉伸+淡化颈纹无器械«, auf: Bilibili, 08.08.2020. Online unter: https://www.bilibili.com/video/BV1MT4y1772p?spm_id_from=333.999.0.0 (letzter Zugriff: 08.08.2022)

138 foodwatch: »Goldener Windbeutel 2021: Wie Verbraucher:innen mit Klima- und Umweltlügen getäuscht werden«, 18.11.2021. Online unter: https://www.foodwatch.org/de/pressemitteilungen/2021/goldener-windbeutel-2021-wie-verbraucherinnen-mit-klima-und-umweltluegen-getaeuscht-werden/ (letzter Zugriff: 31.07.2022)

139 dm: »Naturally PAM Schokolade«. Online unter: https://www.dm.de/naturally-pam-schokolade-bitterschokolade-70-prozent-kakao-mit-kokosbluetenzucker-p4260697370084.html (letzter Zugriff: 10.05.2022) sowie
dm: »dmBio Schokolade«. Online unter: https://www.dm.de/dmbio-schokolade-feine-bitter-70-prozent-kakao-naturland-p4058172411380.html (letzter Zugriff: 31.07.2022)

140 Nährwerterechner.de: »Kokosblütenzucker«. Online unter: https://www.naehrwertrechner.de/naehrwerte/S111001/Kokosbl%C3%BCtenzucker (letzter Zugriff: 10.05.2022)

141 Nährwerterechner.de: »Zucker weiß«. Online unter: https://www.naehrwertrechner.de/naehrwerte/S111000/Zucker+wei%C3%9F (letzter Zugriff: 10.05.2022)

142 The University of Sydney: »Glycemic Index Research and GI News«. Online unter: https://glycemicindex.com/gi-search/?food_name=coconut+sugar&product_category=&country=&gi=&gi_filter=&serving_size_(g)=&serving_size_(g)_filter=&carbs_per_serve_(g)=&carbs_per_serve_(g)_filter=&gl=&gl_filter= (letzter Zugriff: 08.08.2022)

143 The University of Sydney: »Glycemic Index Research and GI News«. Online unter: https://glycemicindex.com/gi-search/?food_name=Sucrose,+Cane%20Sugar&product_category=&country=&gi=&gi_filter=&serving_size_(g)=&serving_size_(g)_filter=&carbs_per_serve_(g)=&carbs_per_serve_(g)_filter=&gl=&gl_filter= (letzter Zugriff: 08.08.2022)

144 Hinsch, Birgit; Baier, Heike: »Darum ist Kokosblütenzucker nicht gesünder als Haushaltszucker«, 09.12.2021. Online unter: https://www.oekotest.de/essen-trinken/Darum-ist-Kokosbluetenzucker-nicht-gesuender-als-Haushaltszucker_11786_1.html (letzter Zugriff: 08.08.2022)

145 BMEL: »Deutschland, wie es isst – der BMEL-Ernährungsreport 2021«. Online unter: https://www.bmel.de/DE/themen/ernaehrung/ernaehrungsreport2021.html (letzter Zugriff: 30.07.2022)

146 Statistisches Bundesamt: »Nahrungsergänzungsmittel boomen: Produktion im Jahr 2020 um 11,0 % höher als im Vorjahr«, 08.06.2021. Online unter: https://www.destatis.de/DE/Presse/Pressemitteilungen/Zahl-der-Woche/2021/PD21_23_p002.html (letzter Zugriff: 30.07.2022)

147 Polter, Laura: »Nahrungsergänzung: Überdosierung vermeiden«, 11.03.2022. Online unter: https://www.ndr.de/ratgeber/verbraucher/Nahrungsergaenzung-Gefahr-durch-Ueberdosierung,nahrungsergaenzungsmittel104.html (letzter Zugriff: 30.07.2022)

148 Europäische Union: »Verordnung (EG) Nr. 1924/2006 des europäischen Parlaments und des Rates«, 18.01.2007. Online unter: https://eur-lex.europa.eu/LexUriServ/LexUriServ.do?uri=OJ:L:2007:012:0003:0018:DE:PDF (letzter Zugriff: 30.07.2022)

149 Shape Republic: »Booty Pump Booster«. Online unter: https://www.shape-republic.com/products/booster-240g-peach-passionfruit?variant=31818291675191 (letzter Zugriff: 11.05.2022)

150 Winkler, Sabine: »Neues Hypegetränk – das macht Proffee mit deinem Körper«, in: *Welt*, 19.04.2021. Online unter: https://www.welt.de/kmpkt/article230172215/TikTok-Trend-Proffee-Wie-gesund-ist-das-Getraenk.html (letzter Zugriff: 08.08.2022)

151 Stephanie Buttermore: »I Lost My Period: Why It's Unhealthy & How To Get It Back«, auf: YouTube, 23.05.2019. Online unter: https://youtu.be/d_qxQtdRTds (letzter Zugriff: 31.07.2022)

152 Frauenärzte im Netz: »Hypothalamische Ovarialinsuffizienz«. Online unter: https://www.frauenaerzte-im-netz.de/erkrankungen/stoerungen-der-eierstockfunktion/hypothalamische-ovarialinsuffizienz/ (letzter Zugriff: 15.05.2022)

153 Stephanie Buttermore: »I Lost My Period: Why It's Unhealthy & How To Get It Back«, auf: YouTube, 23.05.2019. Online unter: https://youtu.be/d_qxQtdRTds (letzter Zugriff: 31.07.2022)

154 Stephanie Buttermore: »How 1 Year Of Weight Gain Changed My Life Forever (All In Results!)«, auf: YouTube, 11.06.2020. Online unter: https://youtu.be/N9z5xqAP7ek (letzter Zugriff: 08.08.2022)

155 Stephanie Buttermore: »10.000 Calorie Challenge Destroyed! | Girl Scientist Vs Food | Epic Cheat Day«, auf: YouTube, 03.03.2017. Online unter: https://youtu.be/EPI5cuq3NPU (letzter Zugriff: 31.07.2022)

156 Lockhart, Marisa: »The Effects of Instagram Fitness Accounts on Body Image and Mental Health in Adolescent Females. ResearchGate«, April 2019. Online unter: https://researchgate.net/publication/332751350_The_effects_of_Instagram_fitness_accounts_on_body_image_and_mental_health_in_adolescent_females (letzter Zugriff: 31.07.2022)

157 SWR: »Sophia Thiel spricht Klartext über Essstörungen und Bodyshaming«, 08.04.2022. Online unter: https://www.ardmediathek.de/video/omg-mit-jana-ina/sophia-thiel-spricht-klartext/swr/Y3JpZDovL3N3ci5kZS9hZXgvbzE2NDI4MzU (letzter Zugriff: 30.07.2022)

158 Winkler, Sabine: »Social Media war für mich ein Stressor – aber den meisten Druck mache ich mir bis heute selbst!«, in: *Welt*, 11.07.2022. Online unter: https://www.welt.de/kmpkt/article239718111/Sophia-Thiel-und-Paula-Lambert-im-Interview-ueber-Achtsamkeit.html (letzter Zugriff: 08.08.2022)

159 Sophia Thiel: »Schmale Taille + großer Po! | Intensives Beintraining mit Dom«, auf: YouTube, 27.03.2022. Online unter: https://youtu.be/-7Z41InQrPI (letzter Zugriff: 31.07.2022)

160 Horwitz, Jeff: »The Facebook Whistleblower, Frances Haugen, Says She Wants to Fix the Company, Not Harm It«, 03.10.2021. Online unter: https://www.wsj.com/articles/facebook-whistleblower-frances-haugen-says-she-wants-to-fix-the-company-not-harm-it-11633304122 (letzter Zugriff: 31.07.2022)

161 We Are Social: »Digital 2022: Report: 72,6 Millionen Deutsche nutzen Social Media«, 10.02.2022. Online unter: https://wearesocial.com/de/blog/2022/02/digital-2022-report-726-millionen-deutsche-nutzen-social-media/ (letzter Zugriff: 31.07.2022)

162 Mamiseelen: »Clara wird Meerjungfrau Wasserrutsche! 1 Tag im Schwimmbad | Familienleben VLOG | Mamiseelen«, auf: YouTube, 04.11.2018. Online unter: https://youtu.be/ul-8dxBfiro (letzter Zugriff: 31.07.2022)

163 Team Harrison: »Mia kann allein schwimmen Team Harrison«, auf: YouTube, 10.03.2021. Online unter: https://youtu.be/FaLBtpEU4fY (letzter Zugriff: 31.07.2022)

164 Glocker, Melanie, et al.: »Baby Schema Modulates the Brain Reward System in Nulliparous Women«, 02.06.2009. Online unter: https://www.pnas.org/doi/full/10.1073/pnas.0811620106 (letzter Zugriff: 31.07.2022)

165 Bundesministerium der Justiz: »Gesetz betreffend das Urheberrecht an Werken der bildenden Künste und der Photographie § 22«. Online unter: https://www.gesetze-im-internet.de/kunsturhg/__22.html (letzter Zugriff: 31.07.2022)

166 Mamiseelen: »Unfall in der Schule Johann muss ins Krankenhaus! Ich mache mir große Sorgen | Vlog | Mamiseelen«, auf: YouTube, 19.06.2019. Online unter: https://youtu.be/vwiwiOLImh4 (letzter Zugriff: 31.07.2022)

167 Team Harrison, auf: YouTube, 11.05.2019. Ehemalig online unter: https://youtu.be/TozMoCBY_is (letzter Zugriff: 31.07.2022)

168 MrWissen2go: »Das Geschäft mit Kinder-Influencern auf YouTube | MrWissen2go EXKLUSIV«, auf: YouTube, 23.10.2019. Online unter: https://youtu.be/EmZ9meLKQWA (letzter Zugriff: 31.07.2022)

169 MrWissen2go: »Wie Influencer ihre Kinder bloßstellen (feat. Alicia Joe)«, auf: YouTube, 06.11.2021. Online unter: https://youtu.be/8kESpELLv_U (letzter Zugriff: 31.07.2022)

170 MrWissen2go: »Wie Influencer ihre Kinder bloßstellen (feat. Alicia Joe)«, auf: YouTube, 06.11.2021. Online unter: https://youtu.be/8kESpELLv_U (letzter Zugriff: 31.07.2022)

171 Jugendschutz.net: »Report: Kinder als YouTube-Stars«, März 2019. Online unter: https://www.jugendschutz.net/fileadmin/daten/publikationen/praxisinfos_reports/report_kinder_als_youtube_stars.pdf (letzter Zugriff: 31.07.2022)

172 YouTube-Hilfe: »Richtlinien zum Schutz von Kindern«. Online unter: https://support.google.com/youtube/answer/2801999?hl=de#zippy=%2Cinhalte-mit-minderj%C3%A4hrigen (letzter Zugriff: 31.07.2022)

173 ANKAT: »Töpfchen Training mit 14 Monaten! | 12.08.2019 | ☆ ANKAT ☆ «, auf: YouTube, 16.08.2019. Online unter: https://youtu.be/_sL7d3png7I?t=329 (letzter Zugriff: 31.07.2022)

174 Isabeau, auf: YouTube, 17.09.2017. Ehemals online unter: https://youtu.be/Fb4vvfSB7Vo (letzter Zugriff: 31.07.2022)

175 Mamiseelen: »Johann bekommt einen Fernseher Neues Kinderzimmer! Küchenmaschine Haul | XXL Vlog | Mamiseelen«, auf: YouTube, 02.11.2018. Online unter: https://youtu.be/PcFpKgMsNSY (letzter Zugriff: 31.07.2022)

176 Oswald, Bernd: »Geld verdienen im Netz: Wie die Creator Economy funktioniert«, 20.10.2021. Online unter: https://www.br.de/nachrichten/netzwelt/geld-verdienen-im-netz-wie-die-creator-economy-funktioniert,SmN3QjZ (letzter Zugriff: 31.07.2022)

177 Mamiseelen, auf: YouTube. Online unter: https://www.youtube.com/c/Mamiseelen/videos?view=0&sort=p&flow=grid (letzter Zugriff: 31.07.2022)

178 Jindaouis, auf: YouTube. Online unter: https://www.youtube.com/c/Jindaouis/videos?view=0&sort=dd&flow=grid (letzter Zugriff: 29.05.2022)

179 Statistisches Bundesamt: »Verdienste 2021: Durchschnittlich 4100 Euro brutto im Monat«, 2022. Online unter: https://www.destatis.de/DE/Themen/Arbeit/Verdienste/Verdienste-Verdienstunterschiede/verdienste-branchen.html (letzter Zugriff: 31.07.2022)

180 Dagi Bee, auf: YouTube. Online unter: https://www.youtube.com/c/dagibee/videos (letzter Zugriff: 29.05.2022)

181 Bundesministerium der Justiz: »Gesetz zum Schutze der arbeitenden Jugend (Jugendarbeitsschutzgesetz – JArbSchG)«. Online unter: https://www.gesetze-im-internet.de/jarbschg/BJNR009650976.html (letzter Zugriff: 31.07.2022)

182 Mamiseelen: »Morgenroutine mit 3 Kindern für die Schule Kindergarten startet | Mama Papa Vlog | Mamiseelen«, auf: YouTube, 02.09.2020. Online unter: https://youtu.be/ehonzR6hUQ8 (letzter Zugriff: 31.07.2022)

183 Anne Wünsche: »Unsere Vormittag-Routine unter der Woche +DM Haul«, auf: YouTube, 18.12.2019. Online unter: https://youtu.be/7gLt2r LP_ZU (letzter Zugriff: 31.07.2022)

184 Jugendschutz.net: »Report: Kinder als YouTube-Stars«, März 2019. Online unter: https://www.jugendschutz.net/fileadmin/daten/publikationen/praxisinfos_reports/report_kinder_als_youtube_stars.pdf (letzter Zugriff: 31.07.2022)

185 Przybilla, Olaf: »Gesangseinlage war Kinderarbeit«, in: *Süddeutsche Zeitung*, 12.02.2021. Online unter: https://www.sueddeutsche.de/bayern/angelo-kelly-sohn-auftritt-urteil-1.5204155 (letzter Zugriff: 31.07.2022)

186 Jugendschutz.net: »Report: Kinder als YouTube-Stars«, März 2019. Online unter: https://www.jugendschutz.net/fileadmin/daten/publikationen/praxisinfos_reports/report_kinder_als_youtube_stars.pdf (letzter Zugriff: 31.07.2022)

187 Alicia Joe: »Mamiblogger hinter den Kulissen: Skandal um Jordan Cheyenne«, auf: YouTube, 28.09.2021. Online unter: https://youtu.be/_dNlkn Rr1A8 (letzter Zugriff: 31.07.2022)

188 Jugendschutz.net: »Report: Kinder als YouTube-Stars«, März 2019, S. 4. Online unter: https://www.jugendschutz.net/fileadmin/daten/publikationen/praxisinfos_reports/report_kinder_als_youtube_stars.pdf (letzter Zugriff: 31.07.2022)

189 Jugendschutz.net: »Report: Kinder als YouTube-Stars«, März 2019, S. 5. Online unter: https://www.jugendschutz.net/fileadmin/daten/publikationen/praxisinfos_reports/report_kinder_als_youtube_stars.pdf (letzter Zugriff: 31.07.2022)

190 Buchner, Benedikt; Joe, Alicia: »Kinder auf dem digitalen Präsentierteller«, in: *FAZ*, 01.06.2022. Online unter: https://www.faz.net/aktuell/feuilleton/medien/was-elternblogger-anrichten-kinder-auf-dem-digitalen-praesentierteller-18071183.html (letzter Zugriff: 31.07.2022)

191 STRG_F: »Exklusive Datenrecherche: Wie Pädosexuelle Bilder klauen | STRG_F«, auf: YouTube, 27.04.2021. Online unter: https://youtu.be/kq7FFAf94X8 (letzter Zugriff: 31.07.2022)

192 Bundesministerium der Justiz: »Strafgesetzbuch (StGB) § 184b Verbreitung, Erwerb und Besitz kinderpornographischer Inhalte«. Online unter: https://www.gesetze-im-internet.de/stgb/__184b.html (letzter Zugriff: 31.07.2022)

193 Hertreiter, Laura: »Phänomen Instamom«, in: *Süddeutsche Zeitung*, 23.05.2018. Online unter https://www.sueddeutsche.de/leben/instagram-star-pawlu-phaenomen-instamom-1.3930998? (letzter Zugriff: 05.06.2022)

194 Beker, Brenda, et al.: »Social Media As Social Support in Pregnancy and the Postpartum«, in: *Sexual & Reproductive Healthcare*. Vol. 17, Oktober 2018, S. 31–34. Online unter: https://www.sciencedirect.com/science/article/pii/S1877575617302604?via%3Dihub (letzter Zugriff: 31.07.2022)

195 @juliaknoernschild, auf: Instagram, 13.05.2022. Online unter: https://www.instagram.com/p/CdfBCAyKYa5/?hl=de (letzter Zugriff: 31.07.2022)

196 Haug, Kristin: »Business in der Baby-Nische«, in: *Der Spiegel*, 31.10.2017. Online unter: https://www.spiegel.de/karriere/wie-eltern-sich-mit-instagram-und-blogs-jobs-schaffen-a-1171666.html (letzter Zugriff: 09.07.2022)

197 Blum-Ross, Alicia; Livingstone, Sonia: »›Sharenting‹, parent blogging, and the boundaries of the digital self«, 17.04.2017. Online unter: https://www.tandfonline.com/doi/abs/10.1080/15405702.2016.1223300?journalCode=hppc20 (letzter Zugriff: 31.07.2022)

198 DKhw: »Sechs Tipps für den Umgang mit Kinderfotos«. Online unter: https://www.dkhw.de/schwerpunkte/medienkompetenz/angebote-fuer-eltern/tipps-fuer-den-umgang-mit-kinderfotos-in-der-digitalen-welt/ (letzter Zugriff: 31.07.2022)

199 YouTube-Richtlinien: »Richtlinien zum Schutz von Kindern«. Online unter: https://support.google.com/youtube/answer/2801999?hl=de (letzter Zugriff: Juni 2022)

200 Diebel, Toyah: »Dein Kind auch nicht«. Online unter: https://deinkindauchnicht.org/ (letzter Zugriff: 31.07.2022)

201 Haug, Kristin: »Business in der Baby-Nische«, in: *Der Spiegel*, 31.10.2017. Online unter: https://www.spiegel.de/karriere/wie-eltern-sich-mit-instagram-und-blogs-jobs-schaffen-a-1171666.html (letzter Zugriff: 09.07.2022)

202 @querindenwesten: »Originalton – Quer in den Westen«, auf: TikTok. Online unter: https://www.tiktok.com/@querindenwesten/video/7116441836389944582?is_copy_url=1&is_from_webapp=v1&lang=de-DE (letzter Zugriff: 31.07.2022)

203 data.ai: »State of Mobile 2022«. Online unter: https://www.data.ai/en/go/state-of-mobile-2022 (letzter Zugriff: 14.08.2022)

204 Feierabend, Sabine, et al.: »KIM-Studie 2016 Kindheit, Internet, Medien«. Online unter: https://www.mpfs.de/fileadmin/files/Studien/KIM/2016/KIM_2016_Web-PDF.pdf (letzter Zugriff: 31.07.2022)

205 @alles_ava: »Gummy Food vs Real Fod Ekel Fisch Essen!? Geschichten und Spielzeug Familienkanal«, auf: YouTube, 02.07.2017. Online unter: https://youtu.be/_AxwKd4COUw (letzter Zugriff: 30.07.2022)

206 @alles_ava: »5 Schritte Challenge im DM 5 steps forward challenge … bis zum Baby Brei?? Alles Ava«, auf: YouTube, 17.07.2022. Online unter: https://youtu.be/_BhItfY6AHc?t=8 (letzter Zugriff: 30.07.2022)

207 @alles_ava, auf: Instagram. Online unter: https://www.instagram.com/alles_ava/?hl=de (letzter Zugriff: 31.07.2022)

208 Instagram-Blog: »Wir machen Instagram sicherer für die jüngsten Mitglieder unserer Community«, 17.03.2020. Online unter: https://about.instagram.com/de-de/blog/announcements/continuing-to-make-instagram-safer-for-the-youngest-members-of-our-community (letzter Zugriff: 31.07.2022)

209 @kimandnorth, auf: TikTok. Online unter: https://www.tiktok.com/@kimandnorth?lang=de-DE (letzter Zugriff: 31.07.2022).

210 Alicia Joe: »Kinderinfluencer: Zu jung, zu fame, zu freizügig?«, auf: YouTube, 13.06.2021. Online unter: https://youtu.be/bKo55_gAXdg?t=388 (letzter Zugriff: 31.07.2022)

211 Bundesministerium der Justiz: *Telemediengesetz (TMG)*. Online unter: https://www.gesetze-im-internet.de/tmg/__5.html (letzter Zugriff: 31.07.2022)

212 Statista: »Umsatz in der Herstellung von Spielwaren in Deutschland in den Jahren 2009 bis 2020«, März 2022. Online unter: https://de.statista.com/statistik/daten/studie/236752/umfrage/umsatz-in-der-herstellung-von-spielwaren/ (letzter Zugriff: 30.07.2022)

213 Statista: »Umsatz des weltweiten Spielzeugmarktes von 2016 bis 2021«, 2022. Online unter: https://de.statista.com/statistik/daten/studie/3553/umfrage/umsatz-auf-dem-weltweiten-spielzeugmarkt/# (letzter Zugriff: 31.07.2022)

214 @mosseri, auf: Twitter, 19.03.2021. Online unter: https://twitter.com/mosseri/status/1372691059348631555 (letzter Zugriff: 31.07.2022)

215 Mosseri, Adam: »Pausing ›Instagram Kids‹ and Building Parental Supervision Tools«, 07.09.2021. Online unter: https://about.instagram.com/blog/announcements/pausing-instagram-kids (letzter Zugriff: 31.07.2022)

216 Meta: »Education Hub«. Online unter: https://familycenter.instagram.com/education/ (letzter Zugriff: 31.07.2022)

217 Feierabend, Sabine et. al.: »KIM-Studie 2018 Kindheit, Internet, Medien. Medienpädagogischer Forschungsverbund Südwest (mpfs)«. Online unter: https://www.mpfs.de/fileadmin/files/Studien/KIM/2018/KIM-Studie_2018_web.pdf (letzter Zugriff: 31.07.2022)

218 Zhong, Raymond; Freankel, Sheera: »A Third of TikTok's U.S. Users May Be 14 or Under, Raising Safety Questions«, in: *New York Times*, 17.09.2020. Online unter: nytimes.com/2020/08/14/technology/tiktok-underage-users-ftc.html (letzter Zugriff: 31.07.2022)

219 Bundesministerium der Justiz: *Grundgesetz für die Bundesrepublik Deutschland*. Online unter: https://www.gesetze-im-internet.de/gg/art_25.html# (letzter Zugriff: 31.07.2022)

220 Raab, Klaus: »Miley würde sogar gern viel, viel öfter mit der Kamera reden«, in: *Brandeins*, 02/2019. Online unter: https://www.brandeins.de/magazine/brand-eins-wirtschaftsmagazin/2019/marketing/kinder-influencer-miley-wuerde-sogar-gern-viel-viel-oefter-mit-der-kamera-reden (letzter Zugriff: 31.07.2022)

221 Kinderrechtskonvention der UN. Online unter: https://www.unicef.de/informieren/ueber-uns/fuer-kinderrechte/un-kinderrechtskonvention (letzter Zugriff: 31.07.2022)

222 Dreyer, Stephan, et al.: »Zwischen Spielzeug, Kamera und YouTube. Dossier Deutsches Kinderhilfswerk«. Online unter: https://www.dkhw.de/fileadmin/Redaktion/1_Unsere_Arbeit/1_Schwerpunkte/6_Medienkompetenz/6.14_Kinder-Influencer/Dossier_KinderinfluencerInnen.pdf (letzter Zugriff: 31.07.2022)

223 AFP-Meldung: »›Kid Influencers‹ Regulated Under New French Law«, auf: France24, 10.06.2020. Online unter: https://www.france24.com/en/20201006-kid-influencers-regulated-under-new-french-law (letzter Zugriff: 31.07.2022)

224 Alruwaily, Amaal, et al.: »Child Social Media Influencers and Unhealthy Food Product Placement«, in: *Pediatrics*, 01.11.2020, Volume 146, Issue 5. Online unter: https://publications.aap.org/pediatrics/article/146/5/e20194057/75307/Child-Social-Media-Influencers-and-Unhealthy-Food? (letzter Zugriff: 07.08.2022)

225 Ryan's World: »MCDONALD'S HAMBURGER MAKER & McDonald's Cash Register Toys for Kids«, auf: YouTube, 28.12.2016. Online unter: https://youtu.be/o2Pxmbruf6s (letzter Zugriff: 30.07.2022)

226 Johann Loop: »Mein EIGENES McDonalds zuhause | Cola für Kinder??!! | Johann Loop«, auf: YouTube, 23.08.2020. Online unter: https://youtu.be/ReM_gf4ewb8 (letzter Zugriff: 31.07.2022)

227 Clarielle: »Korean Candy Challenge | mit kleiner Schwester Elisa | Clarielle«, auf: YouTube, 08.11.2020. Online unter: https://youtu.be/OP4_q34stew (letzter Zugriff: 31.07.2022)

228 amazonPartnerNet: »Anlage Vergütungskatalog EU«. Online unter: https://partnernet.amazon.de/help/node/topic/GRXPHT8U84RAYDXZ (letzter Zugriff: 31.07.2022)

229 Amazon-Produktseite: »Posca PC-1MR 18 Pen-Set – In limitierter Auflage Kunststoff-Box – Extra Schwarz und Weiß«. Online unter: https://www.amazon.de/gp/product/B00OG9QZAK/ref=as_li_qf_asin_il_tl?ie=UTF8&tag=mamiseelen-21&creative=6742&linkCode=as2&creativeASIN=B00OG9QZAK&linkId=d99b7b0690ec882ec2fa9a2fe770ad48 (letzter Zugriff: 31.07.2022)

230 Marshall, Lisa: »Unboxing Videos Fueling Kids' Tantrums, Breeding Consumerism«, in: *CU Boulder Today*, 03.12.2019. Online unter: https://www.colorado.edu/today/2019/12/03/unboxing-videos-fueling-kids-tantrums-breeding-consumerism (letzter Zugriff: 31.07.2022)

231 Brooks, Ruby; Christidis, Rebecca; Carah, Nicholas, et al.: »Turning Users Into ›Unofficial Brand Ambassadors‹: Marketing of Unhealthy Food and Non-alcoholic Beverages on TikTok«, in: *BMJ Global Health*, 2022. Online unter: https://gh.bmj.com/content/7/6/e009112 (letzter Zugriff: 31.07.2022)

232 Dreyer, Stephan, et al.: »Zwischen Spielzeug, Kamera und YouTube. Dossier Deutsches Kinderhilfswerk«. Online unter: https://www.dkhw.de/fileadmin/Redaktion/1_Unsere_Arbeit/1_Schwerpunkte/6_Medienkompetenz/6.14_Kinder-Influencer/Dossier_KinderinfluencerInnen.pdf (letzter Zugriff: 31.07.2022)

233 Clevver News: »Millie Bobby Brown Talks STRUGGLES Of Being A Child Star!«, auf: YouTube, 01.04.2020. Online unter: https://youtu.be/IiUwJy9fyhw (letzter Zugriff: 31.07.2022)

234 CBS Mornings: »What Are the Psychological Effects of Being a ›Kid Influencer‹?«, auf: YouTube, 23.08.2019. Online unter: https://youtu.be/p2gXFATeKKU (letzter Zugriff: 31.07.2022)

235 Tamir, Diana, I.; et al.: »Disclosing Information About the Self is Intrinsically Rewarding«, 22.05.2012. Online unter: https://www.ncbi.nlm.nih.gov/pmc/articles/PMC3361411/ (letzter Zugriff: 31.07.2022)

236 Addiction Center: »What is Social Media Addiction?«. Online unter: https://www.addictioncenter.com/drugs/social-media-addiction/ (letzter Zugriff: 31.07.2022)

237 Richard, Eduard, et al.: »Instagram-Algorithmus: Wer gesehen werden will, muss Haut zeigen«, 17.06.2020. Online unter: https://algorithmwatch.org/de/haut-zeigen-auf-instagram/ (letzter Zugriff: 31.07.2022)

238 @cocobasics, auf: Instagram. Online unter: https://www.instagram.com/cocobasics/?hl=de (letzter Zugriff: 31.07.2022)

239 Alicia Joe: »Kinderinfluencer: Zu jung, zu fame, zu freizügig?«, auf: YouTube, 13.06.2021. Online unter: https://youtu.be/bK055_gAXdg?t=1398 (letzter Zugriff: 31.07.2022)

240 The Dad Challenge Podcast: »Bombshell Truths About the Dangers Family Vlogging || The Families Know and Do Nothing!!!«, auf: YouTube, 04.12.2020. Online unter: https://youtu.be/YxuL4Yx4hNI?t=518 (letzter Zugriff: 31.07.2022)

241 Mavie Noelle: »Girl Talk ! Periode, Jungs, Probleme, Beziehungen | MaVie Noelle«, auf: YouTube, 15.06.2022. Online unter: https://youtu.be/JWPgDEYQluE (letzter Zugriff: 31.07.2022)

242 @iliaa_iliaswelt, auf: TikTok. Online unter: https://www.tiktok.com/@iliaa_iliaswelt?lang=de-DE (letzter Zugriff: 31.07.2022)

243 follow me.reports: »So manipulieren Pädokriminelle auf YouTube Kinder | #DarkTube«, auf: YouTube, 23.10.2019. Online unter: https://youtu.be/vlQNfsqcB1Q (letzter Zugriff: 31.07.2022)

244 *Akte*: »Würde Ihr Kind auf einen Internet-Kriminellen reinfallen? Akte hat den Test gemacht! | Akte | SAT.1«, auf: YouTube, 25.02.2020. Online unter: https://youtu.be/gpj1ZQlTXbc (letzter Zugriff: 31.07.2022)

245 Statista: »Anzahl der Urlaubsreisen der Deutschen in den Jahren von 2005 bis 2021«, März 2022. Online unter: https://de.statista.com/statistik/daten/studie/151947/umfrage/anzahl-der-urlaubsreisen-in-deutschland-seit-2005/ (letzter Zugriff: 07.08.2022)

246 TUI Deutschland: »Capture The Moment – Folge 1 mit Fotograf und Instagrammer @Hannes_Becker«, auf: YouTube, 28.09.2016. Online unter: https://youtu.be/1dOxRZmXrJw (letzter Zugriff: 31.07.2022)

247 Südtiroler Landesverwaltung: »Sommertreffen von LR Frick mit Grödner Touristikern«. Online unter: https://provincia.bz.it/arbeit-wirtschaft/wirtschaft/news.asp?news_action=4&news_article_id=36920# (letzter Zugriff: 31.07.2022)

248 Landesinstitut für Statistik ASTAT: »Tourismus – Dezember 2021«. Online unter: https://astat.provinz.bz.it/de/aktuelles-publikationen-info.asp?news_action=4&news_article_id=663726 (letzter Zugriff: 31.07.2022)

249 Schofields Insurance: »Holiday Destination Chosen Based on How ›Instagrammable‹ the Holiday Pics Will Be«, 03.04.2017. Online unter: https://www.schofields.ltd.uk/blog/5123/two-fifths-of-millennials-choose-their-holiday-destination-based-on-how-instagrammable-the-holiday-pics-will-be/ (letzter Zugriff: 31.07.2022)

250 GfK Insights: »Influencer Marketing tickt in der Touristik anders«, 15.02.2018. Online unter: https://www.gfk.com/de/insights/influencer-marketing-tickt-in-der-touristik-anders (letzter Zugriff: 31.07.2022)

251 JuhnPartner: »Influencer in Dubai: Steuerpflicht in Deutschland?«, 27.08.2021. Online unter: https://www.juhn.com/fachwissen/internationales-steuerrecht/influencer-in-dubai/ (letzter Zugriff: 31.07.2022)

252 Sami Slimani: »10 GELD-FEHLER, die JEDER in seinen 20ern VERMEIDEN sollte!«, auf: YouTube, 14.03.2021. Online unter: https://youtu.be/uRq2eLn9bow (letzter Zugriff: 31.07.2022)

253 Sami Slimani: »Gerüchte über mich... WAHR oder FALSCH!? | Sami Slimani«, auf: YouTube, 25.10.2020. Online unter: https://youtu.be/hAmLTMbXzJE?t=75 (letzter Zugriff 31.07.2022)

254 EmiratesSetup: »Influencer in Dubai«. Online unter: https://www.emiratessetup.de/influencer-dubai#:~:text=Anforderungen%20f%C3%BCr%20die%20Influencer%20 (letzter Zugriff: 31.07.2022)

255 Geisler, Astrid; Venohr, Sasha: »Erschießt mich hier!«, in: *Zeit*, 21.07.2021. Online unter: https://www.zeit.de/politik/ausland/2021-07/dubai-prinzessin-latifa-al-maktum-flucht-pegasus-ueberwachung-smartphone (letzter Zugriff: 31.07.2022)

256 JuhnPartner: »Influencer in Dubai: Steuerpflicht in Deutschland?«, 27.08.2021. Online unter: https://www.juhn.com/fachwissen/internationales-steuerrecht/influencer-in-dubai/ (letzter Zugriff: 31.07.2022)

257 Klimatabelle Dubai. Online unter: https://de.climate-data.org/asien/vereinigte-arabische-emirate/dubai/dubai-705/#climate-table (letzter Zugriff: 31.07.2022)

258 Das Wetter und Klima für Deutschland im August. Online unter: https://de.climate-data.org/europa/deutschland-232/c/august-8/ (letzter Zugriff: 31.07.2022)

259 Labellda: »Unser Alltag«, auf: YouTube, 06.06.2021. Online unter: https://youtu.be/f83ZWwYk5cc (letzter Zugriff 31.07.2022)

260 Dubia.de: »Vom Fischerdorf zur Megacity«. Online unter: https://www.dubai.de/wissenswertes/geschichte/ (letzter Zugriff 31.07.2022)

261 World Population Review: »Dubai Population 2022«. Online unter: https://worldpopulationreview.com/world-cities/dubai-population (letzter Zugriff: 31.07.2022).

262 Human Rights Watch: »UAE: Repression on All Fronts«, 29.01.2015. Online unter: https://www.hrw.org/news/2015/01/29/uae-repression-all-fronts (letzter Zugriff: 31.07.2022)

263 Human Rights Watch: »Migrant Workers' Rights on Saadiyat Island in the United Arab Emirates«, 10.02.2015. Online unter: https://www.hrw.org/report/2015/02/10/migrant-workers-rights-saadiyat-island-united-arab-emirates/2015-progress-report (letzter Zugriff: 31.07.2022)

264 Stockrahm, Sven: »Wenn der Mensch ohne Klimaanlage stirbt«, in: *Zeit*, 27.10.2015. Online unter: https://www.zeit.de/wissen/umwelt/2015-10/klimawandel-persischer-golf-hitze-unbewohnbar-studie?utm_referrer=https%3A%2F%2Fwww.youtube.com%2F (letzter Zugriff: 31.07.2022)

265 @olafscholz, auf: Instagram, 12.06.2021. Online unter: https://www.instagram.com/p/CQBtHbSKivW (letzter Zugriff: 31.07.2022)

266 @paulreiffer, auf: Twitter, 08.07.2019. Online unter: https://twitter.com/paulreiffer/status/1148258022759813121 (letzter Zugriff: 31.07.2022)

267 @nastasia.life, auf: Instagram, 30.07.2019. Online unter: https://www.instagram.com/p/BojBmrXhZBq/ (letzter Zugriff: 31.07.2022)

268 @yvonnepferrer, auf: Instagram, 04.06.2020. Online unter: https://www.instagram.com/p/CBBZjvUjKZ4/ (letzter Zugriff: 31.07.2022)

269 BBC Newsround: »Iceland Is Fed Up of Disrespectful Instagrammers Ruining Nature«, auf: BBC Newsround, 25.06.2019. Online unter: https://www.bbc.co.uk/newsround/48755008 (letzter Zugriff: 31.07.2022)

270 Christian Schaffer: »10 Reasons Why Van Life SUCKS«, auf: YouTube, 13.03.2022. Online unter: https://www.youtube.com/watch?v=t4QQTfIvzv4&t=801s&ab_channel=ChristianSchaffer (letzter Zugriff: 31.07.2022)

271 Passport Diary, auf: YouTube. Online unter: https://www.youtube.com/c/PassportDiary (letzter Zugriff: 31.07.2022)

272 Neate, Rupert: »America's Trailer Parks: The Residents May Be Poor But the Owners Are Getting Rich«, in: *The Guardian*, 03.05.2015. Online unter: https://www.theguardian.com/lifeandstyle/2015/may/03/owning-trailer-parks-mobile-home-university-investment (letzter Zugriff: 31.07.2022)

273 @nomadgonewrong, auf: TikTok. Online unter: https://www.tiktok.com/@nomadgonewrong (letzter Zugriff: 31.07.2022)

274 Scott, Natasha: »Relocate and Rebuild My Life«. Online unter: https://www.gofundme.com/f/relocate-and-rebuild-my-life (letzter Zugriff: 31.07.2022)

275 @nomadgonewrong, auf: TikTok, 19.06.2000. Online unter: https://www.tiktok.com/@nomadgonewrong/video/7110773901835308334 (letzter Zugriff: 31.07.2022)

276 BDAE: »Als digitaler Nomade im Ausland arbeiten: Freiheit mit Verpflichtungen«, Juli 2019. Online unter: https://www.bdae.com/journal/1518-als-digitaler-nomade-im-ausland-arbeiten-freiheit-mit-verpflichtungen (letzter Zugriff: 31.07.2022)

277 Life to Go: »Eure Weltreise Fragen – unsere Antworten«. Online unter: https://life-to-go.com/weltreise-fragen-und-antworten/#fragenweltreiseansich (letzter Zugriff: 31.07.2022)

278 Häfner, Christian; Spieß, Dennis: »Die steuer- und bürokratiefreie Firma für Digitale Nomaden und ortsunabhängige Unternehmer«, 14.05.2022. Online unter: https://lsww.de/kanada-llp (letzter Zugriff: 31.07.2022)

279 Die Bundesregierung: »Verlust der deutschen Staatsangehörigkeit«. Online unter: https://www.bundesregierung.de/breg-de/suche/verlust-der-deutschen-staatsangehoerigkeit-460580 (letzter Zugriff: 31.07.2022)

280 Bundesagentur für Arbeit: »Corona-Krise: FAQ zur Grundsicherung für Arbeitsuchende (Arbeitslosengeld II)«. Online unter: https://www.arbeitsagentur.de/corona-faq-grundsicherung-arbeitslosengeld-2 (letzter Zugriff: 31.07.2022)

281 @sebastian_schieren, auf: Instagram, 06.05.2021. Online unter: https://www.instagram.com/p/COio7ychl2j/ (letzter Zugriff: 31.07.2022)

282 CarWiki: »Peugeot Boxer Kfz Steuer | + CO2 Ausstoßwerte nach NEFZ & WLTP | alle Motoren & Baureihen«. Online unter: https://carwiki.de/peugeot-boxer-kfz-steuer (letzter Zugriff: 27.08.2022)

283 MyClimate.org. Online unter: https://co2.myclimate.org/de/portfolios?calculation_id=5054679 (letzter Zugriff: 27.08.2022)

284 Atmosfair: »Klimaverträgliches Jahresbudget«. Online unter: https://www.atmosfair.de/de/gruenreisen/persoenliches_klimabudget/ (letzter Zugriff: 31.07.2022)

285 Life to Go, auf: YouTube. Online unter: https://www.youtube.com/c/Lifetogo (letzter Zugriff: 31.07.2022)

286 MyClimate.org. Online unter: https://co2.myclimate.org/de/offset_further_emissions (letzter Zugriff: 31.07.2022)

287 Statista: »Energiebedingte CO2-Emissionen pro Kopf weltweit nach ausgewählten Ländern im Jahr 2019«, September 2021. Online unter: https://de.statista.com/statistik/daten/studie/167877/umfrage/co-emissionen-nach-laendern-je-einwohner/ (letzter Zugriff: 31.07.2022)

288 Umweltbundesamt: »Klimaneutral leben – Persönliche CO_2-Bilanz im Blick«, 19.09.2019. Online unter: https://www.umweltbundesamt.de/klimaneutral-leben-persoenliche-co2-bilanz-im-blick (letzter Zugriff: 31.07.2022)

289 Leave No Trace: »Social Media Guidance«, 08.09.2020. Online unter: https://lnt.org/social-media-guidance/ (letzter Zugriff: 31.07.2022)

290 Atmosfair: »Was macht atmosfair?«. Online unter: https://www.atmosfair.de/de/ueber_uns/was_macht_atmosfair/ (letzter Zugriff: 31.07.2022)

291 Tajfel, Henri; Turner, John C.: »The Social Identity Theory of Intergroup Behavior«, in: Austin, William G.; Worchel, Stephen (Hrsg.): *Psychology of Intergroup Relations*, 2. Auflage, Nelson-Hall, Chicago 1986

292 Y-Kollektiv: »Ein Monatsgehalt für ein Outfit: Der Hype um Luxus-Brands wie Balenciaga, Rick Owens und Co.«, auf: YouTube, 30.09.2021. Online unter: https://youtu.be/c7RPaZkWKQc (letzter Zugriff: 30.07.2022)

293 Winkler, Sabine: »Der nächste Coup der deutschen Hochstaplerin Anna Sorokin«, in: *Welt*, 24.03.2022. Online unter: https://www.welt.de/kmpkt/article237726333/Anna-Sorokin-Die-Hochstaplerin-will-nun-als-Kuenstlerin-durchstarten.html (letzter Zugriff: 30.07.2022)

294 @theannadelvey, auf: Instagram. Online unter: https://www.instagram.com/theannadelvey/?hl=de (letzter Zugriff: 30.07.2022)

295 Andreeva, Nellie: »Shonda Rhimes Sets Netflix Series Based On Anna Delvey«, auf: Deadline, 08.06.2018. Online unter: https://deadline.com/2018/06/shonda-rhimes-netflix-seriesanna-delvey-1202406702/ (letzter Zugriff: 31.07.2022)

296 Bushido: »Capital Bra feat. Luciano & Eno – Roli Glitzer Glitzer«, auf: YouTube, 19.10.2018. Online unter: https://youtu.be/WfxEDqw4fNE (letzter Zugriff: 30.07.2022)

297 Breuninger & Stockx. Online unter: https://www.breuninger.com/de/marken/gucci/blouson-mit-galonstreifen/1001215176/p/? /; https://www.breuninger.com/de/marken/gucci/sweatpants/1001277168/p/? /; https://stockx.com/gucci-ny-yankees-logo-gg-cap-beige (letzter Zugriff: 30.07.2022)

298 @capital_bra, auf: Instagram, 20.01.2022. Online unter: https://www.instagram.com/p/CY9DK8CJuEC/?hl=de (letzter Zugriff: 31.07.2022)

299 Statista: »Umsatz und operativer Gewinn von Gucci weltweit in den Jahren 2011 bis 2021«, Februar 2022. Online unter: https://de.statista.com/statistik/daten/studie/240371/umfrage/kennzahlen-von-gucci/ (letzter Zugriff: 31.07.2022)

300 LYSTInsights: »The Lyst Index: Fashion's Hottest Brands and Products Q2 2022«. Online unter: https://www.lyst.com/data/the-lyst-index/q222/ (letzter Zugriff: 31.07.2022)

301 @learicheri, auf: TikTok, 12.04.2022. Online unter: https://www.tiktok.com/@learicheri/video/7085777420002823429?_t=8UHQX8mYvav&_r=1

302 Klarna: »Von Schulden bis Bonität: Was ist dran an den Mythen über Klarna«, 10.05.2022. Online unter: https://www.klarna.com/de/blog/was-ist-dran-an-den-mythen-uber-klarna/ (letzter Zugriff: 31.07.2022)
303 adf: »Immer mehr Jugendliche sind mit Konsumschulden verschuldet«. Online unter: https://www.adf-inkasso.de/newsletter/immer-mehr-jugendliche-sind-mit-konsumschulden-verschuldet.htm (letzter Zugriff: 31.07.2022)
304 Boniversum Creditreform: »Schuldneratlas 2021 Deutschland: Überschuldung von Verbrauchern«, November 2021. Online unter: https://www.creditreform.de/fileadmin/user_upload/Creditreform_Bremen/Dokumente/SchuldnerAtlas/2021/Schuldneratlas_2021_v2.pdf (letzter Zugriff: 10.08.2022)
305 Beisch, Nathalie; Schäfer, Carmen: »Ergebnisse der ARD/ZDF-Onlinestudie 2020 Internetnutzung mit großer Dynamik: Medien, Kommunikation, Social Media«, 01.11.2020, S. 466. Online unter: https://www.ard-zdf-onlinestudie.de/files/2020/0920_Beisch_Schaefer.pdf (letzter Zugriff: 31.07.2022)
306 Kollbrunner, Timo: »Schuften für Shein – Wo die Billigmode der Generation TikTok genäht wird«, November 2021. Online unter: https://stories.publiceye.ch/shein/ (letzter Zugriff: 31.07.2022)
307 @queen_lahhh, auf: TikTok, 08.06.2022. Online unter: https://www.tiktok.com/@queen_lahhh/video/7106924793378770219 (letzter Zugriff: 31.07.2022)
308 @shein_official, auf: TikTok, 15.06.2022. Online unter: https://www.tiktok.com/@shein_official/video/7109514318797999362 (letzter Zugriff: 31.07.2022)
309 @elitaions, auf: Instagram, 18.07.2021. Online unter: https://www.instagram.com/p/CRdoDaorh-_/ (letzter Zugriff: 31.07.2022)
310 offen un'ehrlich: »SHEIN klaut (547.316) Designs?! Christian Solmecke reagiert & Statement von SHEIN!«, auf: YouTube, 14.08.2021. Online unter: https://youtu.be/gCjLBZ6q4ls?t=211 (letzter Zugriff: 31.07.2022)
311 Think of the Pandas: »Is Shein Sustainable? An Unbiased View«, 13.05.2022. Online unter: https://thinkofthepandas.com/2022/02/01/is-shein-sustainable-an-unbiased-view/ (letzter Zugriff: 31.07.2022)
312 Statista: »Fastest Growing Fashion Retailer Websites in the United States in 2021, Based on Average Monthly Visits Growth«, Dezember 2021. Online unter: https://www.statista.com/statistics/1212263/fastest-growing-fast-fashion-retailers-websites-in-the-us/ (letzter Zugriff: 31.07.2022)

313 Statista: »Umsatzstärkste Online-Shops im Fashion-Markt weltweit 2021«, 2022. Online unter: https://de.statista.com/prognosen/860284/top-online-shops-weltweit-fashion-ecommercedb# (letzter Zugriff: 31.07.2022)

314 Sara Desideria: »Alles nur 2€ oder 5€ SHEIN Try On Haul Sommer l deutsch«, auf: YouTube, 27.06.2021. Online unter: https://www.youtube.com/watch?v=eRrHFkCUVgo&ab_channel=SaraDesideria (letzter Zugriff: 31.07.2022)

315 Simplicissimus: »Exposed: Wie Influencer sich an SHEIN verkaufen«, auf: YouTube, 08.12.2021. Online unter: https://youtu.be/pBiNayftkpE (letzter Zugriff: 31.07.2022)

316 BibisBeautyPalace: »Wir eröffnen ein GRATIS Shopping-Center in unserem Haus | Bibi«, auf: YouTube, 22.11.2020. Online unter: https://youtu.be/NHlwayabC4I (letzter Zugriff: 31.07.2022).

317 Shein: »Shein Together | Ein globales Streaming Event«. Online unter: https://de.shein.com/campaign/sheintogether (letzter Zugriff: 31.07.2022)

318 Later: »How Reels Have Impacted Feed Post Performance«, 15.06.2022. Online unter: https://later.com/blog/instagram-reels-engagement/ (letzter Zugriff: 31.07.2022)

319 @illumitati, auf: Instagram,23.07.2022. Online unter: https://www.instagram.com/p/CgVLB1Dj3Ow/?hl=de (letzter Zugriff: 31.07.2022)

320 Bruening, Tati: »Make Instagram Instagram Again«, auf: Change.org. Online unter: https://www.change.org/p/make-instagram-instagram-again-saveinstagram (letzter Zugriff: 31.07.2022)

321 Newton, Casey: »Instagram Walks Back Its Changes«, 28.07.2022. Online unter: https://www.platformer.news/p/-instagram-walks-back-its-changes (letzter Zugriff: 31.07.2022)

322 Gill, Rosalind: »Changing the Perfect Picture: Smartphones, Social Media and Appearance Pressures. Parliament Report«, 2021. Online unter: https://www.city.ac.uk/__data/assets/pdf_file/0005/597209/Parliament-Report-web.pdf (letzter Zugriff: 31.07.2022)

323 Alicia Joe: »Ich teste neue asiatische DÜNNER-MACH APP für VIDEOS«, auf: YouTube, 30.07.2020. Online unter: https://youtu.be/yQgpbGefix4?t=193 (letzter Zugriff: 31.07.2022)

324 @kimkardashian, auf: Instagram, 11.02.2022. Online unter: https://www.instagram.com/p/CZ2OLfavHTU/ (letzter Zugriff: 31.07.2022)

325 u/Lewy-G: »I Was Stood Taking a Photo of My Girlfriend in the Sea, Then Realised So Was Every Other Instagram Boyfriend«. Online unter: https://www.reddit.com/r/funny/comments/92tw8e/i_was_stood_taking_a_photo_of_my_girlfriend_in/ (letzter Zugriff: 31.07.2022)

326 @boyfriends_of_instagram, auf: Instagram. Online unter: https://www.instagram.com/boyfriends_of_insta/ (letzter Zugriff: 31.07.2022)

327 СГК: »Сибирская генерирующая компания (СГК)«, auf: VK, 10.06.2019. Online unter: https://vk.com/wall-69565444_11367 (letzter Zugriff: 31.07.2022)

328 Buxton Police SNT, auf: Facebook, 25.03.2020. Online unter: https://www.facebook.com/BuxtonSNT/photos/a.524220694707722/854389511690837/?type=3 (letzter Zugriff: 31.07.2022)

329 @positravelity, auf: Instagram, 02.04.2019. Online unter: https://www.instagram.com/p/BvwamQAFoLm/ (letzter Zugriff 31.07.2022)

330 Bansal, Agam; Garg, Chandan; Pakhare, Abhijith; Gupta, Samiksha: »Selfies: A Boon or Bane?«, in: *Journal of Family Medicine and Primary Care*, Juli/August 2018. Online unter: https://www.ncbi.nlm.nih.gov/pmc/articles/PMC6131996/ (letzter Zugriff: 31.07.2022)

331 @bodoschaefer, auf: Instagram, 24.07.2022. Online unter: https://www.instagram.com/p/CgZCfhuKfbM/?hl=de (letzter Zugriff: 31.07.2022)

332 @bodoschaefer, auf: Instagram, 20.07.2022. Online unter: https://www.instagram.com/p/CgOpQrtKGoH/?hl=de (letzter Zugriff: 31.07.2022)

333 Bodo Schäfer Akademie: »Bodo Schäfer Live«. Online unter: https://shop.bodoschaefer-akademie.de/collections/kat-2 (letzter Zugriff: 23.07.2022)

334 Antonoff, Alexandra: »Bodo Schäfers Weg führt nicht alle zum Reichtum«, in: *Welt*, 27.05.2000. Online unter: https://www.welt.de/print-welt/article515951/Bodo-Schaefers-Weg-fuehrt-nicht-alle-zum-Reichtum.html (letzter Zugriff: 31.07.2022)

335 svg: »Rätselhafte Pleite der von Bodo Schäfer gegründeten Seminarfirma«, in: *Training aktuell*, 07, Juli 2000. Online unter: https://www.managerseminare.de/ta_Artikel/Raetselhafte-Pleite-der-von-Bodo-Schaefer-gegruendeten-Seminarfirma,79736 (letzter Zugriff: 31.07.2022)

336 Harald_Schmidt_SAT1: »Die Harald Schmidt Show – 0803 – 2000-09-08 – Bodo Schäfer, Tobias Moretti«, auf: Dailymotion. Online unter: https://dai.ly/x22520e (letzter Zugriff: 31.07.2022)

337 Gerbert, Frank: »Krise? Einfach mehr verdienen!«, in: *Focus*, Nr. 34, 2002. Online unter: https://www.focus.de/kultur/leben/krise-einfach-mehr-verdienen-modernes-leben_id_2022440.html (letzter Zugriff: 31.07.2022)

338 Schwertfeger, Bärbel: *Die Bluff-Gesellschaft: Ein Streifzug durch die Welt der Karriere*, Wiley, Weinheim, 2002, S. 121

339 Bundesministerium der Justiz: »Einkommensteuergesetz (EStG)«. Online unter: https://www.gesetze-im-internet.de/estg/__18.html (letzter Zugriff: 31.07.2022)

340 Y-Kollektiv: »Dating-Coach: Würdest du seinen Methoden vertrauen? | Y-Kollektiv«, auf: YouTube, 20.12.2021. Online unter: https://youtu.be/9ZlC4YTtqNo?t=32 (letzter Zugriff 31.07.2022)

341 Y-Kollektiv: »Dating-Coach: Würdest du seinen Methoden vertrauen? | Y-Kollektiv«, auf: YouTube, 20.12.2021. Online unter: https://youtu.be/9ZlC4YTtqNo?t=32 (letzter Zugriff 31.07.2022)

342 Bundesministerium der Justiz: »Gesetz über den Beruf der Psychotherapeutin und des Psychotherapeuten * (Psychotherapeutengesetz – PsychThG)«. Online unter: https://www.gesetze-im-internet.de/psychthg_2020/__1.html (letzter Zugriff: 31.07.2022)

343 @zeinamates, auf: TikTok, 16.07.2022. Online unter: https://www.tiktok.com/@zeinamates/video/7120750022479695110?_t=8UORNGAvZxO&_r=1 (letzter Zugriff: 31.07.2022)

344 @jeffgarant, auf: TikTok, 18.04.2022. Online unter: https://www.tiktok.com/@jeffagrant/video/7087704429843074346?_t=8UOS17euIVS&_r=1 (letzter Zugriff: 31.07.2022)

345 Apple Store: »Co-Star Personalized Astrology«. Online unter: https://apps.apple.com/de/app/co-star-personalized-astrology/id1264782561 (letzter Zugriff: 31.07.2022)

346 Y-Kollektiv: »Abzocke in WhatsApp-Gruppen: Die Masche von esoterischen Schneeballsystemen | Y-Kollektiv«, auf: YouTube, 21.10.2021. Online unter: https://youtu.be/6oze4Xd9ndI (letzter Zugriff: 31.07.2022)

347 Bundesministerium der Justiz: »Gesetz gegen den unlauteren Wettbewerb (UWG)«. Online unter: https://www.gesetze-im-internet.de/uwg_2004/__16.html (letzter Zugriff: 31.07.2022)

348 @bibisbeautypalace, auf: Instagram, 12.03.2022. Online unter: https://www.instagram.com/p/CbAA2tSAPpo/ (letzter Zugriff: 31.07.2022)

349 North Data: »Unternehmensprofil Nuwena GmbH, Heidelberg«. Online unter: https://www.northdata.de/nuwena+GmbH,+Heidelberg/Amtsgericht+Mannheim+HRB+721834 (letzter Zugriff: 31.07.2022)

350 Shein: »BIBI x SHEIN«. Online unter: https://de.shein.com/campaign/sheinxbibi (letzter Zugriff: 31.07.2022)

351 offen un' ehrlich: »Bibi liebt dieses Bleaching! SMILE SECRET geprüft: CHINA SCHROTT und FAKE LICHT?!«, auf: YouTube, 25.10.2020. Online unter: https://youtu.be/bvS5Vyj3Ykk (letzter Zugriff: 08.08.2022)

352 offen un' ehrlich: »Dieser TEE macht Bibi REICH! (und uns arm) TEEHÄNDLER reagiert (lustig) auf Bibis teuren Tee!« , auf: YouTube, 26.01.2020. Online unter: https://youtu.be/eQxytNXGR-g (letzter Zugriff: 31.07.2022)

353 offen un' ehrlich: »FAKE AIRPODS für 70€?! BIBI und JULIAN zocken uns (mal wieder) ab!«, auf: YouTube, 11.06.2020. Online unter: https://youtu.be/7ylL4n7DBVM (letzter Zugriff: 31.07.2022)

354 CC Entertainment: »Bibi Coinmaster Werbung 2019«, auf: YouTube. Online unter: https://www.youtube.com/shorts/iGS7aAjp9Ps (letzter Zugriff 30.07.2022)

355 Alicia Joe: »Was Bibi & Julians Trennung über unsere Gesellschaft aussagt«, auf: YouTube, 09.06.2022. Online unter: https://youtu.be/7I05KgX-z5U?t=210 (letzter Zugriff: 31.07.2022)

356 ViscaBarca: »Drogen, Schulden & Schwester Video | Wieso mein Leben die Hölle ist«, auf: YouTube, 24.02.2019. Online unter: https://youtu.be/TGbdisfQjMc (letzter Zugriff: 31.07.2022)

357 Rinas, Anton: *Realtalk. Trug, Schein und Schulden. Mein Leben als Influencer: von ViscaBarca.* Community Editions 2019

358 Kesse van, Patrick, et al.: »1. Popular YouTube Channels Produced a Vast Amount of Content, Much of It in Languages Other Than English«, 15.06.2019. Online unter: https://www.pewresearch.org/internet/2019/07/25/popular-youtube-channels-produced-a-vast-amount-of-content-much-of-it-in-languages-other-than-english/ (letzter Zugriff: 31.07.2022)

359 JANAklar: »Finanzielle Unabhängigkeit und Zukunftsängste«, auf: YouTube, 20.09.2019. Online unter: https://youtu.be/LYOW51K3W88 (letzter Zugriff: 31.07.2022)

360 Unbekannter Autor: »Heidi Klum stellt Kommentarfunktion auf Instagram aus: Ist DAS der Grund?«, in: *Bild*, 02.04.2021. Online unter: https://www.bild.de/unterhaltung/leute/leute/heidi-klum-stellt-kommentarfunktion-auf-instagram-aus-ist-das-der-grund-75939492.bild.html (letzter Zugriff: 30.07.2022)

361 @katjakrasavice, auf: Onlyfans. Online unter: https://onlyfans.com/katjakrasavice (letzter Zugriff: 30.07.2022)

362 Late Night Berlin: »Shirin David, was ist ein Bubble Butt? | Kinder fragen Rapper | Late Night Berlin | ProSieben«, auf: YouTube, 14.04.2021. Online unter: https://youtu.be/u6KrOW8joNM (letzter Zugriff: 30.07.2022)

363 Müller, Katharina: »Was bedeutet ›Hoe‹? Bedeutung und Verwendung«, auf: Netzwelt, 02.03.2021. Online unter: https://www.netzwelt.de/abkuerzung/186592-bedeutet-hoe-bedeutung-verwendung.html (letzter Zugriff: 14.08.2022)

364 Leeroy Matata: »Katja über Beziehungen, Klicks kaufen, Tierskandal, Geld | Beauty-OPs«, auf: YouTube, 04.03.2022. Online unter: https://youtu.be/3QQY348OA9c?list=TLGGvkZEjdkVKXgyOTA3MjAyMg (letzter Zugriff: 30.07.2022)

365 Zeitler, Stefan: »Eklat: Hat YouTube-Star Tod eines Angehörigen für Promo genutzt? Nordbayern«. Online unter: https://www.nordbayern.de/panorama/eklat-hat-youtube-star-tod-eines-angehorigen-fur-promo-genutzt-1.10939124 (letzter Zugriff: 30.07.2022)

366 Kanal-Statistik »Gewitter im Kopf«. Online unter: https://socialblade.com/youtube/channel/UCh2Nc3OwjSwuXrUdFNXqFbQ/monthly (letzter Zugriff: Juli 2022)

367 »Gewitter im Kopf – Leben mit Tourette«, auf: YouTube. Online unter: https://www.youtube.com/c/gewitterimkopf/videos (letzter Zugriff: 30.07.2022)

368 Buchanan, Kathrin, et al.: »Brief Exposure to Social Media During the COVID-19 Pandemic: Doom-scrolling Has Negative Emotional Consequences, But Kindness-scrolling Does Not«, auf: PLOS ONE, 13.10.2021. Online unter: https://journals.plos.org/plosone/article?id=10.1371/journal.pone.0257728 (letzter Zugriff: 30.07.2022)

369 3nach9: »Meeresbiologe Robert Marc Lehmann über Zoos // 3nach9«, auf: YouTube, 24.04.2021. Online unter: https://youtu.be/x-bdL3ajKLo (letzter Zugriff: 30.07.2022)

370 »Robert Marc Lehmann – Mission Erde«, auf: YouTube. Online unter: https://www.youtube.com/channel/UCPzVjl-zc4pQlkqoVKLa-Tw/featured (letzter Zugriff: 30.07.2022)

371 @louisadellert, auf: Instagram. Online unter: https://www.instagram.com/louisadellert/ (letzter Zugriff 30.07.2022)

372 @louisadellert: »I have cellulite, just like almost every other woman on the planet«, Instagram, 17.07.2022. Online unter: https://www.instagram.com/p/CgGplreIMq-/ (letzter Zugriff: 30.07.2022)

373 Niggemeier, Stefan: »Blinde sorgen sich um Zukunft der Farbe«. Online unter: http://www.stefan-niggemeier.de/blog/422/blinde-sorgen-sich-um-zukunft-der-farbe/ (letzter Zugriff: 30.07.2022)